四维医学模式理论

王佐广 著

科学技术文献出版社
SCIENTIFIC AND TECHNICAL DOCUMENTATION PRESS
·北京·

图书在版编目（CIP）数据

四维医学模式理论 / 王佐广著. —北京：科学技术文献出版社，2017.7
（2018.3重印）

ISBN 978-7-5189-2994-8

Ⅰ.①四… Ⅱ.①王… Ⅲ.①基础医学—研究 Ⅳ.①R3

中国版本图书馆 CIP 数据核字（2017）第 163861 号

四维医学模式理论

策划编辑：周国臻　责任编辑：戴　妍　责任校对：张吲哚　责任出版：张志平

出　版　者　科学技术文献出版社
地　　　址　北京市复兴路15号　　邮编　100038
编　务　部　（010）58882938，58882087（传真）
发　行　部　（010）58882868，58882874（传真）
邮　购　部　（010）58882873
官 方 网 址　www.stdp.com.cn
发　行　者　科学技术文献出版社发行　全国各地新华书店经销
印　刷　者　虎彩印艺股份有限公司
版　　　次　2017 年 7 月第 1 版　2018 年 3 月第 2 次印刷
开　　　本　710×1000　1/16
字　　　数　275千
印　　　张　18
书　　　号　ISBN 978-7-5189-2994-8
定　　　价　78.00元

前　言

　　疾病和健康是每一个人都非常关心的问题。但是，目前对于疾病尤其是多因素、多基因复杂疾病的早期诊断、个体化治疗和精准预防还没有根本性的方案，其主要原因在于对这类疾病的发病机制没有深入阐明。因此，面对还不完全清楚的复杂疾病，我们没有根本性的解决办法。虽然医学史上已经出现了多种医学模式试图解决这方面的问题，也确实解决了一些问题，但是如何从理论上解释这类复杂疾病，已有的医学模式显得无能为力。正如上海中医药大学教授、中国科学院上海药物研究所研究员陈凯先院士所言，以线性思维和还原分析为特点的西方医学在阐明复杂生命系统的整体行为特征和系统活动规律方面遇到严重困难。在寻找治疗多因素导致的严重复杂慢病（如肿瘤、神经退行性疾病、代谢性疾病等）和病毒感染性疾病（如艾滋病、肝炎等）的有效药物方面，至今进展迟缓，因此迫切需要发展新的思路和方法。

　　人，源于大自然，存在于大自然，并最终回归大自然。人体与外界环境不断地进行物质、能量和信息的交换，并相互影响、相互适应和相互改变，因而人体是一个开放的体系。同时，人要生存则必须维持机体自身的结构和功能的稳定及平衡状态。由于人体能自动进行稳态和平衡的调控，因而人体是一个相对独立的自稳态系统。但是，在强大的自然界面前，人体显得非常渺小，对于外界环境的影响显得非常的无能为力，从而可能引发人体的稳态失衡和疾病的出现。另外，遗传物质是人体区别其他生物和非生物的基本物质，是人体维持其正常结构和功能的基础。功能稳定的遗传物质可以维持人体的基本功能并延续至后代，而异常的遗传物质则可能会导致机体生理结构和功能的异常，从而引起人体的稳态失衡和疾病。

但是，值得注意的是，具有同样的祖先、生存在同一个城市、呼吸着同样的空气、吃着同样的食品、有着相同的某种基因变异等（也就是说有类似的环境因素和遗传因素）的人们，并没有都同样地罹患某种疾病；与此类似，不一样的祖先、生存在不一样的城市、呼吸着不一样的空气、吃着不一样的食品、不存在同样的某种基因变异等（也就是说环境因素和遗传因素并不相同）的人们，却患着同样的疾病，这是为什么呢？

同时，针对人们经常会提出的"我会不会得×病啊"的问题，作为医生的我们不应该再给出"您患病的可能性很大"或"您患病的可能性不大"，也不能对患者讲"您属于高危人群"或"您属于低危人群"等没有太大价值的回答。要知道，这种说法对于人群而言是个概率事件。但是，对于每个具体的人而言，他们所需要的并不是一个事件的发生概率，他们需要的是一个"是"与"非"的回答。令人遗憾的是立足于目前现行的各种医学模式，这种概率论的说法显然是无法给出准确可靠的结果的。其主要原因在于，我们对疾病的认知模式还不支持对多因素、多基因复杂疾病给予准确的解释，又如何能对是否患病给出准确的回答呢？其结果便是我们对一些多因素、多基因复杂疾病如原发性高血压的理解与100多年前没有本质上的差别。

伟大的科学家爱因斯坦说过，一个问题要解决，用原来产生这个问题的思维模式去解决是完全不可能的。因此，为了更准确地认识和理解对人类生命和健康具有重大影响的疾病，我们需要一种新的思维模式，并期望它能突破传统线性的、确定的、有序的科学思维，将思维模式扩展到非线性、不确定和无序的领域，从而为解决旧医学模式无法解决的多因素、多基因复杂疾病提供理论基础。这就是笔者在本书中提出的四维医学模式，即"环境因素－遗传因素－稳态维持因素－时间因素"四维模式。

该模式基于：人体不但暴露于各种外在环境因素，而且体内也会出现遗传物质异常的现象，同时，人体还存在着维持人体正常功能和结构的稳态维持系统。在理想的条件下，正常的机体没有受到任何来自于机体内外的遗传因素和环境因素的影响。此时，机体的稳态维持系统将会对自身的内环境稳态进行精准和完美的调节，以维持人体正常的结构和功能，使得人体维持健康状态而不会患病。但是，事实上，我们生存的环境并非如此理想。因此，在现实非理想的条件下，各种各样的环境因素和遗传因素会影响到机体的稳态（理论上任何微小的遗传因素和环境因素必然会引起机体的异常，但是并不会必然地导致疾病）。这主要分为如下3种情况：如果遗传和／或环境因素的（损伤性或非损伤性）作用相对或绝对强于稳态维持系统的作用，则机体无法维持机体自身所需要的稳态，机体会出现疾病甚至死亡；如果遗传和／或环境因素的（损伤性或非损伤性）作用等于稳态维持系统的作用，则机体勉强维持机体自身所需要的稳态并处于疾病前期，任何进一步的不利因素都可能会导致机体进入疾病状态；如果遗传和／或环境因素的（损伤性或非损伤性）作用相对或绝对弱于稳态维持系统，则机体能维持机体自身所需要的稳态，机体处于健康状态。

因此，稳态维持因素是机体存在的根本性因素，而其他外来的或内生的因素则是干扰因素。如果稳态维持因素足够强大且没有明显的异常，那么干扰因素不可能会引起疾病。但是，事实上，干扰因素有时候很强大，而且机体的稳态维持系统既不完美，也容易出现异常。这是造成人们生老病死的根本性原因。

由于该模式克服了旧医学模式所存在的缺陷，并结合了各种新的科学理论，综合了作者多年的基础研究成果和临床经验，因而与目前的各种医学模式相比，可以更完美地从理论上解释多因素、多基因复杂疾病，当然也可以很好地解释单因素、单基因简单疾病。如果能按照这种模式进行医学研究和临床实践，可以更科学、更全面和更准确地认知疾病，从而推进对多因素、多基因复杂疾病的早期诊断、个体化治疗、精准预防和可靠预测。

本书适合于具有一定医学基础和对哲学基本知识有一定了解的大学生、研究生、临床医师和科研工作者阅读。

本书出版受国家自然科学基金（编号：81370229，81270216）、北京市自然科学基金（编号：7102045）、北京市卫生系统高层次卫生技术人才培养计划（编号：2014-3-040）资金资助。

目　录

第一篇　医学基础理论

第二篇　四维医学模式基础理论

第三篇　四维医学模式的应用

第一篇

医学基础理论

第一章　疾病概论

一、疾病的定义

疾病主要由环境危险因素和／或人体内遗传物质的质、量或"时空"存在异常等的作用引发或诱发生命的正常生理机能发生不利于机体的有害改变，从而引起人体代谢、功能、结构、空间、大小等的变化，临床上主要表现为症状、体征和行为等的异常，称为疾病。换言之，疾病是机体在一定的条件下，受病因损害作用后，因自稳调节紊乱而出现的异常的生命活动现象[1]。

与疾病相对应的是健康，世界卫生组织（WHO）对健康（Health）的定义是生理、心理与社会的整体健全状态，没有疾病并不意味着健康。从不同角度考查，可以给出疾病不同的定义。最常用的定义是"对人体正常形态与功能的偏离"。现代医学对人体的各种生物参数（包括智能）都进行了测量，其数值大体上服从统计学中的正态分布规律，即可以计算出一个均值和95%健康个体的所在范围，习惯上称这个范围为"正常"范围。超出这个范围（过高或过低）便是"不正常"，疾病便属于不正常的范围。在许多情况下，这一定义是适用的，如伤寒可以表现为一定时间内体温和血液中"伤寒血凝素"（抗体）的增高。但是，正常人的个体差异和生物变异很大，有时这一定义就不适用了。如正常人心脏的大小有一定范围，许多疾病可以造成心脏扩大，但对于运动员来说，超过正常大小的心脏伴有心动过缓（慢至每分钟40次左右）并非病态，这种偏离正常值属于个体差异。在精神方面，智商大大超过同龄人的是天才，而不是患者。也有人从功能或适应能力来定义疾病，认为功能受损和与环境的协调能力遭到破坏才是疾病的表现，这样可以避免把正常人的个体差异和生物变异误划为疾病。如缺氧时才出现症状的镰状细胞贫血，就表现为适应能力的缺陷。对许多精神患者，特别需要考察其与环境的协调能力。但是适应功能的不良并不一定是疾病，如一个长期缺乏体力活动的脑力工作者不能适应常人能够胜任的体力活动，稍有劳累就腰酸背痛，这不是疾病[2]。

除疾病与健康外，亚健康是另一种人体处于健康和疾病之间的状态。处于亚健康状态的人不能达到健康的标准，表现为一定时间的活力下降、功能和适应能力减退的现象。处于亚健康状态的人，如果及时进行疏导，会走出亚健康阴影，如果任其发展，则会转成疾病。另外，我们认为，还存在一个"疾病前期（Pre-clinical stage）"的状态。在疾病前期，患者已经出现了疾病的部分病理和生理的异常表现，但是尚未达到疾病的诊断标准。随着时间的推移或者机体损伤的积累，将会出现疾病的一系列表现并达到疾病的诊断标准，从而发展为疾病。也可能由于有效的预防和保健措施，在没有达到疾病的标准前就已经恢复健康状态。亚临床疾病（Sub-clinical disease），又称"无症状疾病（Non-symptom disease）"，即没有临床症状和体征，但是临床检测证明存在着生理性代偿或病理性反应的生命状态。疾病前期与亚临床疾病有一定程度的相似性，但是，我们认为既然还没有达到诊断标准并诊断为疾病，那么称为亚临床或无症状"疾病"则不够准确[3-4]。

传统的疾病定义存在着很大的缺陷，如与上述疾病最常用的定义"对人体正常形态与功能的偏离"相比，其存在着以下几个方面的问题：①人体正常的形态与功能标准如何界定？比如肥胖的常用标准是体质指数（Body mass index，BMI）[体质指数（BMI）= 个体的体重（千克）/ 身高（米）的平方（kg/m^2），该指数是衡量人体胖瘦程度的常用指标之一，根据世界卫生组织公布的标准：BMI 的正常范围是 18.5 ～ 24.9，BMI ≥ 25 为超重；BMI ≥ 30 为肥胖。而我国常用的 BMI 标准为：BMI 的正常范围是 18.5 ～ 22.9，BMI ≥ 24 为超重；BMI ≥ 28 为肥胖]。由于体质指数是按体重与身高的关系计算的，对于骨骼较粗和肌肉比较发达者就无法依据这一标准进行诊断，必须参考其他检测方法，如体脂百分比、腰髋周径比值、皮肤褶厚度测定等。那么对于这些部位被认为是异常的标准又由什么来确定呢？如此循环下去，永远找不到标准答案。因此，所谓的"正常"形态与功能标准的确定是一个很困难的问题。这个问题不能解决则疾病的定义就不可能准确。而设定了错误的标准就可能导致真正正常的形态和功能"被"异常化了。②如果是形态与功能在向有利于机体的方向偏离，那么是疾病吗？比如经过肌肉锻炼后，骨骼肌细胞肥大，肌肉发达，是疾病吗？爱因斯坦的脑容量高于正常人，智商也高于正常人很多，是疾病吗？③某个体血液中某种成分的含量明显高于"正常"范围，但是其形态与功能均未出现异常，那么这个个体算是存在疾病吗？由于传统的定义对这些问题没有提示也无法解决这些问题，因此，对疾病的定义就不完善。这个问题的存在其根本原因就在于对医学认识方面存在着很大的缺陷，因而导致在医学实践中也存在着很大的问题。

中医学认为，健康是生命的生克属性和谐状态；疾病是生命的生克属性的不和谐状态。生命是属性结构的运动、变化；疾病也是一种属性结构的运动、变化。疾病是一种与健康相对、相反、相通、相变的生命属性结构的运动、变化[5]。中医对疾病的定义具有很大的优势，即这个定义既表达出了生命中的不和谐状态。同时，也表达出了疾病的动态的运动和变化的特征。这里的生、克可以理解为对机体稳态的调节和控制。一个必须明确的问题就是不和谐的判断标准是什么？什么情况叫不和谐？如果不能准确定义"和谐"，那么将会人为导致其后的一系列不和谐问题，出现"被"和谐和"被"不和谐的情况。因此，中医对疾病的定义也存在问题。

二、疾病的病因

（一）病因的定义

凡能导致人体发生疾病的原因，称为病因，又称作"致病因素""病原"（古作"病源"）、"病邪"。从公共卫生和预防医学的角度讲，病因一般被称为危险因素，是指使疾病发生概率升高的因素，这里的危险是指不利事件发生的概率。疾病病因作用于人体之后，导致机体的生理平衡状态被破坏，产生了形态、结构、功能和代谢的失调、障碍或损害。换言之，病因是指能破坏人体生理动态平衡而引起疾病的特定因素。

病因包括致病原因和条件两方面的因素，两者在疾病发生中所起的作用不尽相同。致病原因是指那些能引起疾病，并且赋予该疾病特征性的各种因素。条件则是指除致病原因外，与病因同时存在的、促进疾病发生和发展的相关因素。

（二）病因的分类

西医和中医本质上是两种不同的医学体系，在病因的分类上也存在着明显的差别。另外，由于科学技术手段和分析方法及实际工作中存在着具体的困难，存在着一些"被"病因化和"被"非病因化的情况，如一些因素不是病因而被错误地认为是病因，反之亦然。下面对这些情况分别进行阐述。

1. 西医分类

根据病因性质的不同，西医将病因分为如下几类[6]：

①遗传性因素：包括基因、染色体及遗传物质的质、量及"时空"存在的异常等。

②营养性因素：营养过剩和营养缺乏均可引起疾病。长期摄入过多热量可以引起肥胖，摄入过多的某些维生素，特别是维生素A和维生素D，也可引起中毒。营养缺乏可以由营养物质摄入不足或消化、吸收不良所引起，也可以是需要增加而供应相对不足的结果。例如，生长发育旺盛的儿童和少年，孕妇和甲状腺功能亢进或长期发热的患者等，营养需要或营养物质的消耗显著增加，若不相应地增加供应量，就可能出现营养缺乏。此外，其他营养素如水和无机物包括钠、钾、钙、镁、磷、氯，以及微量元素如氟、锌、铜、钼、锰、硒、碘、铬、钴等的缺乏都可以成为疾病的原因，而其中许多物质如水、钠、钾、钙、镁、铁、铜、氟、硒等过多，也可引起疾病。

③免疫性因素：免疫反应过强、免疫缺陷或自身免疫反应等免疫性因素均可能对机体造成损伤。

④生物性因素：包括病原体、感染动植物等。

⑤化学性因素：包括天然有毒动植物、化学（工）制品、化学物质、微量元素、重金属等。

⑥物理性因素：包括气象、地理（位置、地形、地质）、水质、大气污染、电离辐射、噪声、震动、牵引力、光、热等。

⑦社会、心理因素：包括社会/人口（人口密度、居室、流动、都市化、交通、战争、灾害）、经济（收入、财产）、家庭（构成、婚姻、家庭沟通）、饮食习惯、嗜好兴趣（烟、酒、茶、运动、消遣）、心理压力、情绪改变、教育文化、医疗保健、职业（种类、场所、条件、福利、劳保设施）、政治、宗教、风俗习惯等。

⑧年龄因素：年龄增长引起的正常退化和老年性疾病引起的退化之间很难划出一条清楚的界限。由于老年病多属慢性退行性变化，有时生理变化与病理变化的界限很难区分。不少老年性疾病的初期进程缓慢，容易与一般生理性老年变化相互混淆。例如，甲状腺功能减退或亢进，初期症状很不明显，常常要经过一段时期才被发现，帕金森综合征的早期，可表现为体态屈曲，行动缓慢，肢体发僵，常易被误认为衰老的表现而被漏诊。

2．中医分类

《黄帝内经》将病因分为阴阳两类："生于阳者，得之风雨寒暑"；"生于阴者，得之饮食、居处、阴阳、喜怒"。汉代张仲景在《金匮要略》中，把病因分为三类："经络受邪入脏腑，为内所因"；"四肢九窍，血脉相传，壅塞不通，为外皮肤所中"；"房室、金刃、虫兽所伤"。宋代陈无择提出"三因学说"：外所因、内所因、不内外因[7]。

由于病因种类繁多，现代中医对病因的分类，是将致病因素与发病途径结合起来进行的，分为如下四大类[8]：

①外感病因：六淫、疠气（戾气、疫气）。

②内伤病因：七情（喜、怒、忧、思、悲、恐、惊）、饮食失宜（不节、不洁、偏嗜）、劳逸失度（过劳、过逸）。

③病理产物：痰饮、瘀血、结石。

④其他病因：外伤、诸虫、药邪、医过、先天因素等。

3．假性病因

由于对疾病的认识不足、分析研究方法不够科学和先进、临床研究中对病例的选择存在着缺陷等原因，存在着将一些非病因或者相关因素确认为病因的情况，这些病因即所谓的假性病因。在多因素、多基因疾病的病因学研究中，这种情况很见见。例如，是由于吸烟引起的肺癌还是说肺癌患者对吸烟有较强的欲望？虽然研究结果发现肺癌确实与吸烟相关，但是却存在着将因果关系搞颠倒了的可能。再如，同型半胱氨酸到底是原发性高血压（EH）的病因还是高血压发病后的结果？或者是一种无明确相关的代谢异常？这都需要进一步的深入研究才能确认。另外，同样由于上述原因，可能导致将一些真正的病因确认为非病因，这会对疾病研究和临床诊断、治疗造成很大的不良影响。

假性病因的出现除由于上述原因外，偏倚也是导致假性病因的重要原因。偏倚一般是由于研究中（从设计到执行的各环节）的系统误差及解释结果的片面性造成的，使研究结果与其真实值出现了某些差值。因为它是由系统误差所造成，加大样本并不能使之减少。一旦造成事实，则无法消除其影响。因此，必须认识偏倚，从设计开始，在整个研究过程中均要加以控制。病因研究中的偏倚有 10 种以上，它们可以归纳为选择性偏倚、信息（测量、观察）性偏倚及混杂（混淆）性偏倚[9]。

（1）选择性偏倚 [10-11]

在选择研究对象时，试验组和对照组的设立（纳入标准）不正确，使得这两组人在开始时即存在处理因素以外的重大差异，从而产生偏倚。常见的主要有：

1）就诊机会偏倚

由于疾病严重程度不同、就医条件不同、人群对某一疾病的了解和认识程度不同等原因使得患不同种类疾病的人（或有某种特性者）的住院率和就诊率不同。从医院选取对照时，如果没有注意到这一点，就可能引起偏倚。

2）现患病例及新发病例偏倚

此种偏倚易出现在病程较短的严重致死性疾病患者中，如心肌梗死，部分病例在送达医院得到救治前已死亡，如果只以存活的现患病例为对象，研究某因素的致病作用，必然产生偏倚。这些死亡病例通常未计入心肌梗死总发患者数中，以至于所报道的患病数少于实际的发病数。又如，在病例对照研究中，研究人员会有意或无意地排除（或加入）某些病例，也可出现偏倚，如研究吸烟与肺癌的关系时，对照组包括了慢性支气管炎和冠心病，由于此二病均与吸烟有关，所以吸烟与肺癌的优势比（Odds ratio，OR）降低，甚至看不出吸烟对肺癌的致病效应。患病后改变生活习惯也可以使得使用病例对照方法探讨疾病病因时出现偏倚，如患肺癌后戒烟，患高血压后减少食盐摄入量、低脂饮食、增加体力活动等，都可在病例对照研究中使这些因素的病因作用被抵消。

3）检出信号偏倚（Detection signal bias）

如果某因素能引起或促进某症候（与所研究疾病的体征或症状类似）的出现，使患者因此而去就医，这就提高了该病的检出机会，使人误以为某因素与该病有因果联系。这种虚假联系造成的偏倚称为检出信号（或检出症候）偏倚。例如，有研究发现子宫内膜癌与绝经期服用雌激素有关。这个研究结果是因为绝经期妇女服用雌激素会引起不规则子宫出血，因此而就医，得到检查子宫内膜的机会较多，从而增加了发现子宫内膜癌的机会。相反，不服用雌激素的子宫内膜癌患者常无明显症状，检查子宫内膜的机会少，则发现子宫内膜癌的概率低。如果以刮宫或子宫切除作为诊断子宫内膜癌的诊断时，绝经期服用雌激素的 OR 值为 1.7，而以子宫出血就诊者的 OR 值为 9.8，二者相差悬殊。显然，是患者因子宫出血就诊提高了绝经期服用雌激素与子宫内膜癌的 OR。此类偏倚即检出信号偏倚。

4）无应答偏倚（Non-response bias）

即研究对象对研究内容产生不同的反应而造成的偏倚。例如，用通信方式调查吸烟情况时，不吸烟者与吸烟者的应答率有时候相差非常大。无应答者的暴露或患病状况与应答者可能不同。如果无应答者比例较高，则使以有应答者为对象的研究结果可能存在比较严重的偏倚。所以在研究报告中必须如实说明应答率，并评价其对结果可能造成的影响。事实上，与一部分人无应答相反的情况是另有一部分人特别乐意接受调查或测试。这些人往往是比较关心自身健康或自己觉得有某种疾病而想得到检查机会的人。但是，这类人的临床特征或生活方式等并不能代表目标人群。由此造成的偏倚称为志愿者偏倚。

总之，无论什么原因使观察组与对照组成员不是来自同一总体，即可造成除研究因素以外的有关因素在两组中分布不均衡，从而造成研究样本的选择偏倚。

（2）信息（测量、观察）性偏倚

1）衡量偏倚（Measurement bias）或信息偏倚（Information bias）

对观察组和对照组进行观察或测量时存在频度和／或强度的差异，而使最终判断结果时出现偏倚。使用非盲法观察时，由于观察者知道谁在观察组，谁在对照组，更容易出现此种偏倚。

2）回忆偏倚（Recall bias）

在病例对照研究中，如癌的病因学研究，往往需要被观察者回忆过去甚至很久远的一些情况，此时，回忆的准确性会受到影响。一般情况下，病例组可能回忆得比较仔细（特别是当怀疑某因素与某病有关时，如吸烟、被动吸烟与某些癌，口服避孕药与下肢血栓性静脉炎，口服雌激素与子宫内膜癌等），而对照组回忆则可能就不那么仔细，尤其如果研究者为了结果准确多次提醒病例组是否有这些因素时，可能会出现诱导效应，更容易出现偏倚——寻因性偏倚。有时某种症状或状态的存在会诱导产生或加强其与某种因素的联系，如前述在子宫内膜癌的研究中，得出该癌与口服雌激素有联系的结论即属此类偏倚，称为疑因性偏倚（Exposure suspicion bias）。

3）疑诊偏倚（Diagnostic suspicion bias）

当观察者已知被观察者的某些情况时，在研究时会自觉或不自觉地侧重询问、检查有关情况。例如，对口服避孕药的妇女，观察者就会仔细检查其有无下肢血栓性静脉炎，而对有下肢血栓性静脉炎的妇女则会仔细询问其口服避孕药的历史，这就非常可能得出二者有联系的结论，但实际上可能是疑诊偏倚所致。

4）沾染偏倚（Contamination bias）

对照组成员有意或无意应用了试验组的措施。例如，在进行通过使用低钠盐研究减少钠摄入与高血压的关系时，对照组成员可能因为接受宣传后认为低钠盐可以预防高血压，因而不再延习以前的食盐摄入习惯，相反还购买并食用低钠盐，从而使得研究结果出现偏倚，即沾染性偏倚。试验组成员有意或无意接受了研究因素以外的措施，而使结果有利于试验组，称为干扰。干扰与沾染最容易在非盲法观察的条件下发生。

（3）混杂（混淆）性偏倚

混杂（混淆）因子存在时，在分析结果时可能错误地把某一因素当成某一结果的原因，即是存在混杂偏倚。混杂偏倚使研究结论不能反映事物之间真实的因果联系。这种偏倚的产生常常是因为研究者专业知识的局限，不了解混杂因素的存在；或者虽然知道，但忽略了其存在；也可能是知道混杂因素的存在，但是并没有办法明确。混杂偏倚常常在资料分析阶段显露出来。

（三）病因学说

病因学说，就是研究致病因素及其性质、致病特点和临床表现的系统性理论。病因学说在推动医学科学的发展方面曾起过非常重要的作用。由于疾病的出现不是无缘无故的，背后必然存在着相关的病因。因此，病因研究不仅对于阐明疾病的发病机制极为重要，而且对于疾病的诊断、治疗和预防而言也是必需的。

1. 西医的病因学说

历史上，西医主要出现过两类有关病因的学说，即单病因说（如恶魔理论、传染理论和病菌理论）和多病因说（如多因理论）[12-13]。

（1）单病因说

在单病因说思想的影响下，人们把病因归纳为：①生物因素，主要是各种病原微生物；②物理因素，如声、热、光、电、放射线等因素，这些因素超过人体正常耐受范围后均可致病，此外损伤也可以直接导致疾病；③化学因素，如工业废水、废气、固体废弃物，化学药品和各种化学物质等。

由于在医学实践中发现仅有上述病因因素常常不足以引起疾病，那么疾病的发生与否还与宿主因素（如性别、年龄、遗传因素、免疫等）和环境因素（如自然环境、社会环境等）及二者之间的相互作用有关呢？有学者对病因、宿主和环境这三种因素及其相互作用进行了探讨，并试图通过这三者之间的平衡紊乱解释疾病和健康的关系，如 Gordon，Ront（1982）和冈田搏（1982）等。

（2）多病因说

随着病因学知识的积累，人们认识到多种慢性病或非传染病，甚至于急性疾病和传染病的病因并不是单一的。例如，由于缺乏营养、居住拥挤、贫穷和遗传因素等使身体对结核杆菌的易感性增高，在这种情况下，暴露于结核杆菌环境，才受到感染，此后结核杆菌侵袭组织才发生结核病。与此类似，霍乱的发生也是由于霍乱弧菌的作用。这两种传染病的发生都不仅仅是细菌这一个因素所能引起的。至于其他许多疾病则情况更加复杂，远非 Koch 三原则所能概括。可以有许多因素共同作用而引起一种疾病（如吸烟、高血压、糖尿病、高胆固醇血症与冠心病），也可以一种因素与多种疾病有关（如 EB 病毒与传染性单核细胞增多症、鼻咽癌、非洲儿童恶性淋巴瘤；吸烟与肺癌等多种癌症、冠心病等）。随着人们认识的深入，逐步形成"多病因说"或"多因多果病因说"。

事实上，多病因说还可以根据病因在疾病的发展中所起的作用进行进一步区分，如充分病因和必需（必要）病因。某个（些）病因作用于人体后一定引起（或引发）某疾病，这些病因就是充分病因（Sufficient cause）。临床实际工作中，这种病因比较少见，其原因主要在于其暗含的意思是病因和疾病成了一回事，失去了因果关系的意义，概率论因果观抛弃的正是充分病因。我们认为充分病因主要是针对单因素疾病且还有其他的条件限制，如这种病因必须足够强大，才可能导致疾病。而如果不够强大，则可能不会导致疾病的出现。当缺乏某因素即不会引起该病，这个因素被称为必需（必要）病因（Necessary cause）。如没有结核杆菌就不会引起结核病，没有伤寒杆菌就不会引起伤寒，结核杆菌和伤寒杆菌就分别是结核病和伤寒的必需（必要）病因。必需（必要）病因的作用在时间上必须在疾病发生之前。

另外，有许多疾病（尤其是一些慢性非传染病），既未发现充分病因，又未发现必需（必要）病因。例如，肺癌患者大多数有吸烟史，但也有既不主动吸烟又无被动吸烟的患者；同时，主动吸烟（或被动吸烟）的人有些发生肺癌，但多数吸烟的人吸烟数十年却并未罹患肺癌。根据这些现象，我们可以推断吸烟既不是肺癌的必需（必要）病因，也不是其充分病因，它只不过是肺癌许多病因中的一个，是其充分病因集中的一员。但是，由于这些因素与疾病的发生呈正相关，并且可以增加疾病发生的风险，因此，从概率因果论的角度出发将这些因素称为"危险因子"（Risk factors）。事实上，一种危险因子（如吸烟）可能和许多种疾病有联系，而一种疾病（如冠心病）又可能与许多危险因子相关。流行病学目前已可以通过疾病模型计算某种危险因子在某种疾病发生中作用的大小，以及消除一种危险因子后可使该病的发生率下降多少。因此，如果要对一些疾病进行早期预防，危险因子可能是一项很有实际意义的概念。

2. 中医的病因学说

据《左传·昭公元年》记载，春秋时秦国著名医生医和为晋侯治病时提出：阴、阳、风、雨、晦、明六种天气现象的太过会导致人体发生疾病，从而摒弃鬼神病因论，使原始医学趋于科学。医和的"六气"病因论开创了中医外感病因学说的先河，是后世"六淫"病因论之滥觞[14]。

到战国时期，人们对病因认识更为宽广和深入，已经能从天气现象、个人生活环境、饮食劳作、生活习惯、精神情志、社会环境等方面多角度探索病因，由此形成了更为科学的病因学说。这种病因学说在战国诸子著作中也多有涉及。例如，《韩非子·扬权》云："夫香美脆味，厚酒肥肉，甘口而疾形"。[15]

《黄帝内经》对病因有更全面和更深入的论述。《灵枢·顺气一日分为四时》中有云："夫百病之所生者，必起于燥湿、寒暑、风雨、阴阳、喜怒、饮食、居处。"这概括了《黄帝内经》病因的主要内容，也就是说，《黄帝内经》所论述的病因内容主要有天气因素（风、寒、暑、湿、燥、火）、情志因素（怒、喜、忧、思、悲、恐、惊）和饮食起居（饮食、劳逸、房事、起居等）三大方面。同时，对于各种病因的致病特点，《黄帝内经》都做了不同程度的论述[16-18]。

（四）病因致病模式

1. 三角致病模式

三角致病模式（Epidemiological triangle）主要是环境、宿主与病原的互动模式，此模式主要适用于传染病（图 1.1）。缺陷是将宿主、病原及环境三位整合为一体，未考虑相互间的复杂性及交互作用[19]。

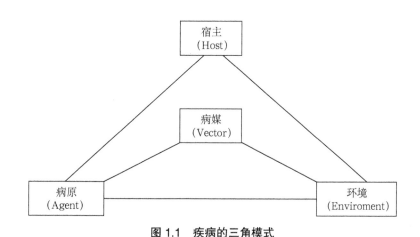

图 1.1 疾病的三角模式

改自：Gordis L. Epidemiology[M].2nd ed. Philadephia: W B Saunders，2000.

2. 网状致病模式

网状致病模式（Web of causation）是 Rothman 教授于 1976 年首次提出的。

该模式描述的是一种错综复杂的致病流程（图 1.2）。在此模式中，每一个关系网中的因素，只是疾病发生的"一个"原因，而非疾病的"唯一"原因。只要切断网中的任何一个关联线，就可以避免疾病的发生，并不一定要从直接的病原着手。该模式未能指出各因素之间的相对重要性，也未能指出各个因素的作用类型。

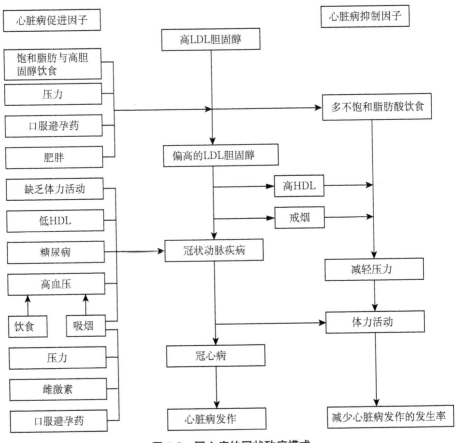

图 1.2　冠心病的网状致病模式

改自：王荣德，江东亮，陈为坚，等．公共卫生学 [M]．5 版．台北：台湾大学出版中心，2009.

　　该模式将相关的因子分成 4 类：必要且充分、必要但非充分、充分但非必要、既非必要也非充分。当某个因子必须存在，疾病才会发生，则称此因子为疾病的必要因子，但是，有该因子疾病并不一定会发生；某个因子存在时，疾病肯定会发生，则称此因子为疾病的充分因子，但是没有该因子疾病也会发生；必要且充分因子和疾病呈一对一的关系，亦即有该因子疾病必会发生，疾病发生一定要有该因子；而非必要也非充分因子，则表示有该因子不一定会发病，发病也不一定要有该因子。

充分因子几乎是不存在的，绝大多数的致病因子都是属于既非必要也非充分的，像抽烟对于肺癌，抽烟的人不一定会发生肺癌，肺癌也不一定要抽烟才会发生。这一类既非必要也非充分的因子，也被称为辅助因子（Contributory factor）[20]。

3.轮状致病模式

轮状致病模式（Epidemiological wheel）是 Mausne 教授于 1974 年首次提出的。该模式主要强调的是生态平衡与疾病。强调的是宿主在整个生态体系中，受到环境中各种因素的影响而发病。每一部分在致病的影响力上，会因疾病种类的不同，而占有不同的比例（图 1.3）。就遗传性疾病而言，基因轴心所占的分量较重；就传染性疾病而言，宿主免疫力和生物性环境因素所占的比例较大；就机动车事故伤害而言，宿主行为、物理性环境和社会性环境则较为重要。该模式的缺陷是未能描述各种因素在疾病发生中的作用方式，而且对机体是否对疾病做出了反应及做出了什么样的反应也没有做出明确解释[21]。

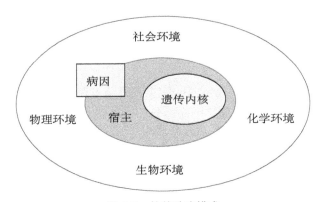

图 1.3　轮状致病模式

改自：王荣德，江东亮，陈为坚，等．公共卫生学 [M]．5 版．台北：台湾大学出版中心，2009.

4. 螺旋模式

螺旋致病模式（Epidemiological spiral）是中国台湾学者陈建仁于 1992 年首次提出的。该模式强调的是多重病因在多阶段致病进程中所扮演的互动角色，是一种多病因互动的多阶段进程。传染病和慢性病的发生，都需要经过或长或短的潜伏期或诱导期（图 1.4）。

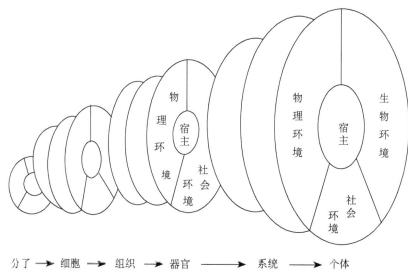

分子 ➝ 细胞 ➝ 组织 ➝ 器官 ────➝ 系统 ────➝ 个体

图 1.4　螺旋致病模式——多阶段多病因的进程（陈建仁，1992）

从病原开始侵入人体的特定分子或细胞开始，随着时间的推移逐渐侵害更多的细胞、组织、器官、系统，不断扩大病理变化的范围，导致临床症状和体征的出现，甚至造成全身性疾病。在病灶由小逐渐扩大的阶段性发展过程中，随时都会受到相同或不同的宿主与环境危险因子之间交互作用的影响。病灶越大，牵涉的危险因子可能越多。

该模式的最大优势是强调了疾病发展的动态过程，但是没有描述遗传因素及机体的反应在疾病发生中的作用 [22-23]。

三、疾病的分类

（一）西医分类

按照目前医学界的认识，人类疾病主要分为如下四类：病原性疾病；营养缺乏性疾病；遗传性疾病；生理性疾病。其中生理性疾病是指由于某些原因导致的机体的正常生理功能异常而最终引起的疾病，如血色素沉着症、缺铁性贫血等。也可以分为传染性疾病和非传染性疾病两类。

1. 传染性疾病

由于病原体如病毒、立克次氏体、细菌、原虫、蠕虫、节肢动物等（不包括真菌）均具有繁殖能力，可以在人群中从一个宿主通过一定途径传播到另一个宿主，使其产生同样的疾病，故称为可传染性疾病，简称传染病。此种疾病在人群中大量传播时则称为瘟疫。烈性传染病常可造成人员大量死亡。21世纪，发达国家的死因分析中传染病仅占1%以下，中国约为5%[24]。

2. 非传染性疾病

随着对传染病的逐渐控制，非传染性疾病对人类的危害显得更为明显，如人们熟知的肿瘤、冠心病、脑卒中等都属于这一类疾病。在中国大城市及发达国家中因这些疾病所致的死因处于前三位[25]。疾病可按病因分为以下几类。

（1）遗传病

由环境或遗传引起的受精卵形成前或形成过程中遗传物质发生改变所造成的疾病，称为遗传病。近亲或有血缘关系的夫妇也会生下遗传病患者。随着科技的发展，人类生存的自然环境和生物环境发生了很大的改变，转基因食品的使用越来越广泛，在食物种类和食物成分改变的压力下，人体是否会出现生理结构和功能的改变，并导致人类基因的改变而出现某些新的遗传疾病，甚至改变人类？目前还没有足够的证据。随着分子生物学技术的快速发展，对遗传病的诊断越来越容易，但是在治疗方面还缺乏根治性的手段。值得庆幸的是随着一些新的基因编辑手段如2013年诞生的CRISPR-Cas9技术的发展，遗传病的治疗也可能会发展起来。

（2）物理、化学损伤

损伤可以是急性的，如化学物质的中毒、烧伤等，其损害可以立即显示出来，病因十分清楚；也可以是慢性的，需经过多年，甚至下一代才表现出来，这时病因需经调查研究才能揭示。人类的慢性中毒可出现于天然状态下，如饮用水中含氟量过高，可造成斑釉，甚至影响骨质生长，形成氟骨症。许多药源性疾病也是一种化学损伤。有些化学物质的损害表现在下一代身上，如沙利度胺（反应停）造成的海豹怪胎（即短肢畸形）是一个著名的例子，妊娠早期服用雌激素类药物，可使下一代女孩在10多岁时发生阴道癌。

物理因素造成的冻伤、烧伤、电击伤、放射性损伤、高原病、潜水病及噪声对听觉、血压的不良影响等已为人们熟知。随着科学技术的发展，伴随着无线网络、电话、广播、电视、雷达的广泛应用，使现代人不分男女老幼，都在各种频率和强度的电磁波里生活，这是人类发展史上未曾接触过的新环境，它对人类的健康和繁衍有何影响，目前还不清楚。

（3）免疫源性疾病

免疫源性疾病指机体免疫功能紊乱所致的疾病，又可分为两大类：一是对外部或环境中某种抗原物质反应过强，如过敏性疾病；二是免疫系统对自身的组织或细胞产生不应有的免疫反应，称为"自身免疫"，如自身免疫性疾病。

（4）细胞异常生长

细胞异常生长是造成死亡较多的疾病之一。细胞的不正常生长称为增生。增生时细胞的形态并未改变，仍具有原来细胞的功能，如甲状腺细胞增生，引起甲状腺增大，分泌甲状腺素过多，出现甲状腺功能亢进。一般增生都由激素或慢性刺激引起。人体内正常细胞的增殖并非无限进行，到了有一定限度就通过某种机制停止增殖。增殖的调节机制减弱，就会出现细胞的增生；而这一调节机制完全丧失就会导致肿瘤的出现。

（5）内分泌代谢疾病

内分泌代谢疾病是指内分泌腺或内分泌组织本身的分泌功能和／或结构异常时发生的症候群，还包括激素来源异常、激素受体异常和激素或物质代谢异常引起的生理功能紊乱时所发生的症候群。主要包括先天性和后天性两大类。

（6）营养性疾病

因体内各种营养素过多或过少，或不平衡引起机体营养过剩或营养缺乏，以及营养代谢异常而引起的一类疾病，包括营养不良和过营养性疾病。这个问题在转基因食品日益扩大化生产和应用的条件下更显得突出。如何防止由于转基因食物的广泛应用、营养素成分的改变而引起的营养性疾病是目前医学界应该关注的问题。而由此引起的消化、内分泌、代谢异常、神经系统等的改变也应该是医学界十分重视的研究课题。

（7）精神失常性疾病

精神失常性疾病尤其是精神分裂症、抑郁症等很常见。研究发现这些疾病与人体内的遗传物质（基因）有直接的关系。患者能表现持久的自发性精神异常症状，属于人类遗传病范畴，很难根治。还有一些遗传病也表现为智力问题，如先天愚型、亨廷顿氏舞蹈症、苯丙酮尿症。传染病，尤其是梅毒的晚期，可侵犯大脑，产生精神症状。药物和一些化学物质（如铅、类固醇激素），也常常引起精神症状。精神症状还可由营养因素产生，如叶酸和维生素 B_{12} 缺乏引起的恶性贫血常伴有精神症状。焦虑和抑郁是最普遍的症状。

（8）老年性疾病

年龄增长引起的退化和老年性疾病引起的退化之间很难划出一条清楚的界限。老年人最常出现异常的部位是心脏、血管和关节等。老年人的抵抗力减退，容易发生感染、创伤等[26]。

（二）中医分类

八纲即阴、阳、表、里、寒、热、虚、实，是中医辨证论治的理论基础之一。八纲辨证，是将四诊得来的资料，根据人体正气的盛衰、病邪的性质、疾病所在的部位和深浅等情况进行综合分析，归纳为阴、阳、表、里、寒、热、虚、实八类证候。《内经》已经奠定了八纲辨证的基础。名医张仲景更具体地运用于伤寒与杂病的诊疗。《景岳全书》中有《阴阳》《六变辨》等篇，是对八纲更进一步地阐述和发展[27]。

疾病的临床表现是千变万化、错综复杂的。从八纲辨证来看，任何一种病症都可用阴阳确定类别、用寒热阐发性质、用表里反映其病位深浅、用虚实说明正邪盛衰的强弱。八纲是分析疾病共性的辨证方法，是各种辨证的总纲，在诊断疾病的过程中，有执简驭繁、提纲挈领的作用，适应于临床各科的辨证。具体来说，各科辨证是在八纲辨证的基础上进行的深化和细化[28-29]。

在八纲辨证中，阴阳、寒热、表里、虚实八类证候之间的关系，并非是彼此平行的。一般而言，表证、热证、实证隶属于阳证范畴；里证、寒证、虚证统属于阴证范畴。所以，八纲辨证中，阴阳两证又是概括其他六证的总纲。此外，八类证候也不是相互独立的，而是彼此错杂、互为交叉，体现出复杂的临床表现。

在一定的条件下，疾病的表里病位和虚实寒热性质往往可以发生不同程度的转化，如表邪入里、里邪出表、寒证化热、热证转寒、由实转虚、因虚致实等。当疾病发展到一定阶段时，还可以出现一些与病变性质相反的假象，如真寒假热、真热假寒、真虚假实、真实假虚等。所以，进行八纲辨证时不仅要熟悉八纲证候的各自特点，同时还应注意它们之间的相互联系[30]。

四、疾病的发病机制

不同的疾病，其具体的发病机制存在着很大的不同。但是几乎所有的疾病均遵守疾病发生发展过程中的一般规律，即各种疾病过程中一些普遍存在的、共同的基本规律。正是这些规律的相互交错、相互作用形成了不同疾病的共同发病机制。但是，每种具体疾病的发病机制随着疾病的具体特征不同而不同。

（一）西医理论

目前为止，西医对疾病发病机制的理解主要表现在如下 4 个方面。这几个规律描述了西医对疾病发病机制的概括和总结，具有一般性的普遍意义[31]。

1．自稳态调节紊乱

正常情况下，人体是一个相对稳定的、动态的系统。正常机体主要在神经和体液的调节下，在不断变动的内、外环境因素作用下，能够维持各器官系统机能和代谢的正常进行，维持内环境的相对动态稳定性，这就是自稳调节控制下的自稳态或称内环境稳定（Homeostasis）。这个系统的稳定与否决定了人体是否患病及其预后如何。正常机体的血压、心率、体温、代谢强度、腺体分泌、神经系统、免疫功能状态、内环境中各种有机物的含量和无机盐类的浓度、体液的 pH 等，往往有赖于两类互相拮抗而又互相协调的自稳调节作用而被控制在一个较小的范围内波动。这是整个机体的正常生命活动所必不可少的基本前提。在某些情况下，人体会受到一些损伤性因素的影响，当损伤性因素的强度超出机体的生理性调节能力时就会导致机体的稳态不能维持，即自稳态紊乱。影响系统稳定的原因既可能是外来的，也可能是遗传的；既可能是系统外的，也可能来源于系统自身的功能缺陷。在讨论机体自稳态调节紊乱导致疾病之前，我们应先讨论什么是稳态、影响内环境稳态的因素有哪些、机体的稳态调节机制等问题。

（1）内环境的稳态

人体是由各种各样的细胞组成的，其中细胞外液是人体细胞生存和活动的液体环境，称为机体的内环境。整体而言，细胞外液约占人体体重的20%，其中约 3/4 为组织液，分布在全身的各种组织间隙中，是血液与细胞进行物质交换的场所。细胞外液的 1/4 为血浆，分布在心血管管道系统中。血液由血浆与血细胞共同组成，在全身循环流动不息。

在正常生理情况下，内环境的各种物理、化学和生物性质是保持相对稳定的，称为内环境的稳态。器官、系统或生理指标（功能）的稳定标准或稳态是由机体的遗传因素决定的，也就是说是先天决定的，但是也在不断地受到环境因素及某些遗传变异的影响并可能出现一定范围的波动。例如，对于群体而言，血压的正常范围是收缩压为 90 ～ 140 mmHg，而舒张压则是 60 ～ 90 mmHg。内环境的稳态是细胞、组织和器官维持正常生理功能的必要条件，也是机体维持正常生命活动的必要条件。内环境稳态的维持有赖于各组织器官的结构和功能状态的相对稳定、机体各种调控机制的正常运行及血液的纽带作用。如果内环境稳态失衡就可能会导致疾病。

内环境的稳态并不是固定不变的静止状态，而是每时每刻都处于动态平衡状态。这主要表现为内环境的理化性质等只在很小的范围发生波动。例如，体温维持在 37 ℃左右，血浆 pH 维持在 7.35 ～ 7.45，钾离子的浓度波动于 3.5 ～ 5.5 mmol/L，收缩压波动于 90 ～ 140 mmHg 等。

（2）影响内环境稳态的因素

外因：外界环境影响因素，既包括有利的环境因素，也包括不利的环境因素。

内因：来自于机体自身的分子、细胞、组织、器官及系统的结构和功能性影响因素。这些因素既可能来自于遗传变异，也可能来自于机体自身；既可能是有利于机体稳态维持的，也可能是不利的。

在体内、外有利和不利因素的作用下，依赖于自然界的规则之力，机体维持着内环境的稳态，以利于机体生理功能的发挥。例如，血糖范围为 80 ～ 120 mg/dL；血浆渗透压在 37 ℃时为 770 kPa；含水量为 90% ～ 92 % 等。但是，稳态并不是一成不变的，而是动态的、有规律的波动，如人体的体温即是一种规律的动态变化，同一个人的体温在一日内也有变化，但差异不超过1℃。相对恒定的体温保证了酶催化反应的最适温度，为人体新陈代谢的正常进行提供了必要条件。

（3）内环境稳态的调节

正常情况下，为了维持内环境的稳定，机体会自动地进行稳态调节。各器官、各系统协调一致地正常进行工作。如果某个器官的功能出现障碍，会影响内环境稳态，而机体又无法完全代偿时就会引起内环境稳态失调，表现为疾病状态或疾病。例如，温度、酸碱度等的偏高或偏低，会影响酶的活性，使细胞代谢紊乱；尿素、钠、水等代谢废物在体内潴留过多会出现尿毒症、高血压等；营养不良、血液白蛋白降低、淋巴回流受阻、肾炎等都会引起组织水肿；大量出汗、腹泻时，体液过多丢失，引起乏力、低血压、心率加快、四肢发冷等脱水现象，出现微循环障碍和休克现象，血液中胆固醇和甘油三酯等明显升高，导致血脂异常等。

1）稳态调节机制

稳态调节主要涉及神经－体液－免疫三个方面的调节机制，与稳态调节直接相关的系统主要有循环、呼吸、消化、泌尿、内分泌等多个器官和系统。神经－体液－免疫调节是从分子水平、细胞水平、器官水平及整体水平研究神经系统、内分泌系统和免疫系统在结构和功能上的联系。越来越多的资料表明，神经系统、内分泌系统和免疫系统之间存在着双向信息传递和相互作用，而且它们之间的相互作用对机体在不同条件下稳态的维持起着决定性的作用。

近来，人们发现内源性代谢底物、中间产物和终产物等代谢分子不仅参与机体物质和能量代谢，还作为信号分子调节机体内环境稳态；不仅参与代谢紊乱的病理过程，影响代谢性疾病的发生发展[32]，还作为信号分子在机体的生理功能活动中发挥着非常重要的调节作用。因此，一些学者提出这些代谢分子具有代谢和信号分子的双重作用，可能是一种新的调节系统，即维持机体内稳态的第四大子系统——代谢分子调节系统，该系统与经典的神经、内分泌、免疫三大子系统不同，并与之共同组成机体内稳态的网络调节母系统，共同维持机体正常的生理活动，并在疾病的发生、发展和转归中发挥着重要的作用。

①神经调节：是机体功能的主要调节方式。其调节特点是反应速度快、作用持续时间短、作用部位准确，基本调节方式是反射。反射活动的结构基础是反射弧，由感受器、传入神经、反射中枢、传出神经和效应器 5 个部分组成。反射与反应最根本的区别在于反射活动需中枢神经系统参与。

②体液调节：发挥该调节作用的物质主要是激素。激素由内分泌细胞分泌后可以进入血液循环发挥长距离调节作用，也可以在局部的组织液内扩散，改变附近组织细胞的功能状态，这称为旁分泌。该调节的特点是作用缓慢、持续时间长、作用部位广泛。另外，体内也存在着神经－体液调节，即有些内分泌腺本身直接或间接地受到神经系统的调节。在这种情况下，体液调节是神经调节的一个传出环节，是反射传出道路的延伸。例如，当交感神经系统兴奋时，肾上腺髓质分泌的肾上腺素和去甲肾上腺素增加，共同参与机体的调节。

③自身调节：是指内、外环境变化时，组织、细胞不依赖于神经或体液调节而产生的适应性反应。例如，心室肌的收缩力随前负荷变化而变化，在一定限度内前负荷增加引起搏出量增加。心肌的收缩强度和速度是通过改变心肌的初长来实现的，其调节每搏输出量的特点是自身调节，故称为异长自身调节。全身血压在一定范围内变化时，肾血流量维持不变的特点是自身调节。

④代谢分子调节系统：近年来，快速发展的代谢组学（Metabolomics）通过定性和定量分析发现了大量的小分子代谢产物，这些代谢分子的发现在为临床疾病诊治提供新靶点的同时，还推进了代谢分子的新功能研究，并因此而产生了代谢分子调节系统的概念。例如，糖、脂肪、蛋白质是参与机体结构和功能代谢的 3 种非常重要的物质，通过分解和合成代谢过程为机体提供能量和结构组分；同时，这三大类物质还在代谢过程中产生代谢中间产物及终产物等分子，这些分子还能发挥多功能信号分子的作用；另外，这些代谢分子之间还能发生相互作用，形成具有网络调节模式的代谢分子调节系统[33]。其中蛋白质代谢分子的研究较为深入，已有研究证实，蛋白质代谢的中间产物，如同型半胱氨酸（Hcy）、胱硫醚和半胱氨酸、水解形成的活性多肽和活性氨基酸、单氨基酸代谢产物（如精氨酸、甲硫氨酸、亮氨酸等单氨

基酸）和代谢终末产物（牛磺酸、硫化氢、二氧化硫）等代谢产物分子均作为信号分子参与调节机体的生理与病理过程，因而对机体的内环境稳态具有非常重要的调节作用[34]。

Hcy 是一种目前已经研究得比较详细的一种非常重要的含硫氨基酸代谢产物。一些临床和流行病学研究已经发现和证实高同型半胱氨酸血症是动脉粥样硬化、急性心肌梗死、脑卒中、冠状动脉病变及与外周血管病变等心脑血管疾病发病的独立危险因子。同时，大量的基础研究也发现 Hcy 是多功能损伤因子，具有多个方面的作用。例如，在过渡金属离子存在的情况下易发生自身氧化，生成氧自由基，可降低细胞质膜流动性，并破坏细胞的完整性，导致细胞结构和功能的损伤；能诱导血管局部的炎症细胞释放多种炎症因子，使血管局部功能损伤；能导致内皮细胞和平滑肌细胞发生内质网应激，通过内质网内蛋白发生错误折叠而损害细胞功能；能刺激血管平滑肌细胞过度增殖并参与血管重塑；能通过干扰脂质代谢、促进内皮细胞分泌凝血物质，抑制抗凝血物质的表达，氧化产生同型半胱氨酸硫内酯，干扰细胞精氨酸 / 一氧化氮合酶 / 一氧化氮通路从而降低 NO 的生物利用度，致血管内皮功能失调；可以增强血小板功能，促进血栓形成；也可以激活基质金属蛋白酶，使内皮细胞与肌细胞间细胞外基质积聚增多，导致内皮细胞和肌细胞解偶联，血管平滑肌细胞增生，促进血管结构重塑；还可以诱导肾血管结构重构，肾小球及肾小管损害，使肾素分泌增加，促进钠水潴留等多种途径损伤细胞。因而与心血管损伤和修复关系密切[35]。

2）稳态调节过程

我们认为稳态调节过程是指机体对各种内部和 / 或外部因素所引起的内环境稳态异常而进行的被动调节和主动调控过程。系统的稳定主要是由稳态维持系统来完成。

人体是一个相对稳定的复杂系统，人体稳态维持系统是指在人体系统的稳态维持中发挥着重要作用的、具有稳态维持功能的一系列分子、细胞、组织、器官和系统等，是机体保持生存的基本性因素。如果机体没有稳态维持系统，则机体在任何外来和 / 或内部因素的影响下就会处于不稳定的混乱状态，必然无法保持相对稳定的生理结构和功能，其生存是无法想象的。从生理学的角度看，人体是一个大的系统，而这个大系统下还有很多个功能子系统，如循环系统、消化系统、呼吸系统、内分泌系统等。为了维持机体的正常生理功能，由机体的组织、器官和功能系统共同协作来完成体温、酸碱、水、电解质等的稳态维持。正是由于这些分子、细胞、组织、器官和系统的共同作用，机体才能维持正常的生理结构，这是发挥正常生理功能的前提条件。那么，机体是怎样进行稳态维持的呢？

如上所述，机体的稳态调节涉及多种机制。反射调节是人体稳态调节非常重要的机制之一，机体内很多反射调节是与自动调节系统极其相似的反馈调节，主要包括负反馈调节和正反馈调节两类。其中，负反馈调节的作用是反射产生的效应反过来减弱引起该反射的动因，从而使该反射的活动保持相对稳定。机体内负反馈调节是非常普遍的，它可使体内的生理活动具有相对稳定的特性。例如，在血压的调节过程中，当某种原因引起血压上升时，对血压敏感的感受器的传入冲动就增多，信息经传入神经传向中枢，通过心血管中枢的分析综合活动，控制信息沿传出神经传至效应装置，阻力血管扩张，结果导致血压下降，使血压上升受到限制；而血压下降的本身又会反过来减弱感受器所受的刺激，使传入冲动相对减少，这样血压就不会无限制地下降，从而使血压保持在一个相对稳定的水平上。另外，在人体内，激素的释放也存在着类似的方式。例如，正常情况下，下丘脑产生促性腺激素释放激素，作用于垂体前叶引起促性腺激素的释放，促性腺激素促进卵巢合成雌性激素。当体内雌性激素水平降低时，反馈性地促进下丘脑分泌促性腺激素释放激素和垂体分泌促性腺激素释放激素，刺激卵巢合成并释放雌性激素；雌性激素水平升高时又反馈性地抑制下丘脑分泌促性腺激素释放激素和垂体分泌促性腺激素释放激素。

由于人体生理功能的维持主要是靠负反馈调节进行的，那么，既然是负反馈调节，就必然会出现两类性质完全相反的调节作用。发挥这两种调节作用的具体物质则依据功能系统的不同而不同。例如，血压的维持主要是靠收缩血管和舒张血管的物质；血糖的升高主要靠升高血糖和降低血糖的物质；血液凝固主要受凝血因子和抗凝血因子两类物质的影响；交感神经兴奋时出现腹腔内脏及皮肤末梢血管收缩、心搏加强和加速、瞳孔散大、消化腺分泌减少、疲乏的肌肉工作能力增加等以保证人体紧张状态时的生理需要，而副交感神经兴奋时出现心率减慢、消化腺分泌增加、瞳孔缩小、膀胱收缩等反应以维持安静时的生理需要。人体在正常情况下，功能相反的交感和副交感神经处于相互平衡制约中。正是这两类作用相反的物质的对抗性作用，才保持了机体功能的稳定及负反馈系统正常功能的发挥。

除负反馈调节外，如果反射的效应反过来进一步加强引起该反射的动因，使反射中枢的活动更为加强，则称为正反馈调节。机体内的生理活动也有正反馈调节的例子，但较为少见。例如，排尿反射进行时，当膀胱收缩时尿流刺激了尿道的感受器，传入冲动进入中枢进一步加强中枢的活动，并通过传出神经使膀胱收缩更为加强；膀胱收缩加强使尿流刺激也加强，再加强中枢的活动，使排尿过程越来越强烈，直至尿液排完为止。分娩、射精、血液凝固等也是正反馈调节过程。所以，通过正反馈联系可使反射活动越来越强，直达最大效应。在病理情况下，正反馈调节现象较多见，即出现所谓的"恶性循环"。临床治疗中，常常使用药物或其他技术手段中断恶性循环，使机体恢复负反馈调节的主导作用，从而维持机体的相对稳定状态。

事实上，机体在进行反射活动时，所产生的效应往往不是一次就能达到适宜的程度，必须经过多次的反馈调节，才能达到最适效应。这里值得注意的一个问题是：机体对这种反馈调节方式有记忆功能吗？也就是说经过一次或者多次调节成功后，在随后的调节中，机体是否能以与前类似的方式进行调节，以增加调节的速度和达到节俭的目的？目前还没有这方面的研究。

（4）稳态失衡与疾病

疾病发生发展的基本环节就是病因通过其对机体的损害性作用而使体内自稳调节的某一个（些）方面发生紊乱。自稳调节任何一个方面的紊乱，不仅会使相应的机能或代谢活动发生障碍，而且往往会通过连锁反应，牵动其他环节，使自稳调节的其他方面也相继发生紊乱，从而引起更为广泛和严重的生命活动障碍。以糖代谢和血糖水平的调节为例，交感神经兴奋后，肾上腺素、胰高血糖素、糖皮质激素、腺垂体生长激素等可分别间接或直接地通过促进肝糖原分解和糖异生等途径使血糖升高；而迷走神经兴奋和胰岛素则可分别间接或直接地促进肝糖原合成，抑制糖异生及促进组织摄取利用糖而使血糖降低。正常血糖水平，有赖于上述两方面因素相反相成的作用而得以维持。当由于某些病因使胰岛素受损或使腺垂体功能亢进以致胰岛素分泌不足或生长素分泌过多时，均可使糖代谢发生紊乱，血糖水平显著增高。而糖代谢紊乱的进一步发展将导致脂类代谢自稳调节的紊乱，表现为脂肪酸的分解占优势而发生酮症酸中毒，说明酸碱平衡的自稳调节也发生紊乱。

在自稳态的维持中，反馈调节起着重要作用。例如，当糖皮质激素分泌过多时，可反馈地抑制下丘脑和腺垂体，从而使促肾上腺皮质激素释放激素（Rorticotropoin-releasing hormone, CRH）和促肾上腺皮质激素（Adrenocorticotropic hormone, ACTH）的分泌减少，这样就可使糖皮质激素的分泌降至正常水平。反之，当血浆中糖皮质激素减少时，上述的反馈抑制作用就有所减弱，CRH 和 ACTH 的分泌随即增加而使糖皮质激素在血浆中又升至正常水平。这样，上述反馈调节就能使正常人血浆糖皮质激素浓度维持在一个相对恒定的水平。当反馈调节发生障碍时，自稳态就会发生紊乱而引起一系列异常变化。例如，肾上腺 – 性腺综合征（Adrenogenital syndrome）患者可能因遗传缺陷而致肾上腺皮质 11– 羟化酶缺乏，因而皮质醇和皮质酮生成不足，故对 CRH 和 ACTH 的反馈抑制失效，腺垂体不断分泌更多的 ACTH，从而导致肾上腺皮质激素的生成增多，患者血液和组织中除 ACTH 外，17–酮类固醇、雄激素等也明显增多，后者可导致女性患者出现男性化体征。这些都是机体稳态失衡导致疾病的典型例子。

2. 因果转化

人体是一个非常复杂的系统，但是在各种自稳调节系统的控制下，各器官系统的机能和代谢活动互相依赖、互相制约，从而达到了极为完善的和谐状态。由此理解，当某一器官系统的一个部分受到病因的损害作用而发生功能代谢紊乱，局部或者某一自稳态不能维持时，就有可能通过连锁反应而引起该器官系统其他部分或者其他器官系统机能代谢的继发性改变，这就是疾病中的因果转化，即原始病因使机体某一部分发生损害后，这种损害又可以作为发病学原因（Pathogenetic cause）而引起另一些变化，而后者又可作为新的发病学原因而引起更新一级的变化。如此，原因和结果交替不已，疾病不断地发展变化起来。前述的糖尿病时糖代谢、脂类代谢和酸碱平衡相继发生紊乱，就是疾病时因果转化的一个例子。又如，原始病因机械暴力等短暂地作用于机体，可使组织受损，血管破裂而导致大出血，大出血使心输出量减少和动脉血压下降，血压下降可反射性地使交感神经兴奋，皮肤、腹腔内脏的小动脉、微动脉等因而收缩，这种血管收缩虽可引起外周组织缺氧，但却可减少出血，在一定时间内又可维持动脉血压于一定水平，故有利于心、脑和肌肉组织的动脉血液供应。外周组织（主要是皮肤和腹腔内脏）持续的缺血缺氧将导致大量血液淤积在毛细血管和微静脉内，其结果是回心血量锐减，心输出量进一步减少和动脉血压进一步降低，组织缺氧就更严重，于是就有更多的血液淤积在循环中，回心血量又随之进一步减少。可见，组织缺血缺氧，毛细血管和微静脉内大量血液的淤积，回心血量减少，动脉血压降低等几个环节互为因果，形成循环，而每一次因果循环都能使病情更加恶化，故这种循环称为恶性循环（Vicious circle）。实际上，严重外伤时机体内的因果转化情况还要复杂得多，上面所述，仅仅是一个基本的轮廓而已。

因此，认识疾病发展过程中的因果转化及在某些疾病、某些情况下可能出现的恶性循环，对于正确治疗疾病和防止疾病的恶化，具有重要意义。在上述严重外伤发展过程中，如能及时采取有效的止血措施和输血补液，就可以阻断上述连锁反应的发展，从而防止病情的恶化。如果恶性循环已经出现，则可通过输血补液，正确使用血管活性药物，纠正酸中毒等措施来打断恶性循环，使病情朝着有利于机体健康的方向发展。

另外，随着因果转化的不断向前推移，一些疾病就可以呈现出比较明显的阶段性。例如，在上述的严重外伤引起出血性休克的过程中，机体可经历休克初期（微循环缺血期）、休克期（微循环淤血期）和休克晚期（难治期）3期；严重大面积烧伤患者往往要经历休克、感染、肾功能不全等几个阶段；各种传染病则一般要经历潜伏期、前驱期、发病期和转归期等几个阶段；在伤寒病历时数周的发病期中，患者的临床表现、回肠病变和免疫反应等，每周都不相同。因此，具体分析疾病发病各阶段中的因果转化和可能出现的恶性循环，显然是正确认识和治疗疾病的重要基础。

3．损伤和抗损伤反应

分析许多疾病中因果转化的连锁反应，可以看出其中两类变化：其一是原始病因引起的及在以后连锁反应中继发出现的损伤性变化；其二则是对抗这些损伤的各种反应，包括各种生理性、防御适应性反应和代偿作用。损伤和抗损伤反应之间相互依存又相互斗争的复杂关系是推动很多疾病不断发展演变、因果连锁反应不断向前推移的基本动力。在前述机械暴力作用于机体的例子中，组织破坏、血管破裂、出血、缺氧等属于损伤性变化。而动脉压的初步下降所致的反射性交感神经兴奋及因而发生的血管收缩，由于可减少出血并在一定时间内有助于维持动脉血压于一定水平从而有利于心、脑的动脉血液供应，故属抗损伤反应。此外，同时发生的心率加快、心肌收缩增强可以增加心输出量，血液凝固过程加速又有利于止血，因而也属抗损伤反应。如果损伤较轻，则通过上述抗损伤反应和适当的及时治疗，机体便可恢复健康；相反，如果损伤严重，抗损伤反应不足以抗衡损伤性变化，又无适当的治疗，则患者可因创伤性或失血性休克而死亡。可见，损伤和抗损伤反应之间的对比往往影响着疾病的发展方向和转归。应当注意的是有些变化可以既有抗损伤意义又有损伤作用；而且，随着条件的改变和时间的推移，原来以抗损伤为主的变化可以转化为损伤性变化。例如，上述创伤时的血管收缩有抗损伤意义，但血管收缩同时也有使外周组织缺氧的损伤作用，而持续的组织缺血缺氧，将导致微循环障碍而使回心血量锐减，这就说明原来有抗损伤意义的血管收缩，此时已转化成为对机体有严重损伤作用的变化。

不同损害性因素所引起的抗损伤反应往往各有特点。例如，创伤时的反应已如上述，而在炎症性疾病时，机体的局部反应往往是渗出和增生，全身反应则可有发热、白细胞数目的变化等。然而，不同的损害也可引起某些共同的反应。例如，各种强烈因素如麻醉、感染、中毒、出血、创伤、烧伤、休克、过冷等，都能引起机体的应激反应（Stress reaction），即通过下丘脑-腺垂体引起肾上腺皮质激素大量分泌，从而使机体的防御适应能力在短期内有所加强。这是常见于各种急性危重疾病的一种非特异性损伤反应，对机体适应各种强烈因素的刺激起着重要作用。抗损伤反应的另一个重要特点是各种代偿和适应反应的启动。例如，一侧肾功能完全丧失后对侧健康肾可加强活动而维持正常的泌尿功能；组织缺氧时，糖酵解过程加强，氧合血红蛋白释放氧的能力和组织利用氧的能力增强；某些组织和细胞坏死后发生的再生等。

另外，虽然疾病时机体内发生的反应，主要是对抗损伤的，但是并不是所有疾病时的所有反应都是针对损伤的。例如，许多致病微生物引起的疾病，机体的反应不仅仅是针对微生物所造成的损伤，而且还存在针对微生物本身和／或其他代谢产物的十分重要的机体免疫反应。

虽然损伤和抗损伤之间的斗争，是许多疾病发生时的一个重要且常见的问题，但是，在一些疾病如红绿色盲、唇裂、腭裂、多指症、先天愚型、睾丸女性化（Testicular feminization）、先天性睾丸发育不全（Klinefelter's syndrome）及由遗传缺陷所引起的种种严重畸形的患者中，却并非如此。尽管这些疾病有明显的机能、代谢和形态结构上的异常变化，但在他们身上似乎还很难找出令人信服的损伤与抗损伤反应的斗争；即使有这种斗争，但能否作为决定疾病发展方向的主要矛盾，亦尚属疑问。我们认为出现这种现象的主要原因可能是因为机体对这种异常现象出现了耐受，或者机体对这种异常现象无法识别，将病态误认为是常态，因而没有出现对抗性反应。

总之，正确区分疾病过程中的损伤性变化和抗损伤性反应，有非常重要的意义。在临床实践中，原则上应当尽可能支持和保持抗损伤性反应而去除或减轻损伤性变化，但当抗损伤性反应转化为损伤性变化时，就应当去除或减轻这种变化。目前，抗休克治疗中常应用血管扩张药来改善组织的动脉血液灌流以减轻或消除组织缺氧，并且获得较好效果，其理论基础就在于此。

4. 局部与整体

任何局灶性疾病，如果持续发展并恶化到一定阶段，基本上都是整体疾病，都会出现局部表现和全身反应。在疾病过程中局部与整体相互影响、相互制约。例如，肺结核病的病变主要在肺，但一般都会出现发热、盗汗、乏力及血沉加快等全身反应。如果肺结核病变越重，全身反应也会越大；反之则肺部病变比较轻，全身反应也比较小。当机体抵抗力增强时，肺部病变可以局限化甚至痊愈；抵抗力下降时，肺部病变可以发展，甚至扩散到其他部位。因此，只有正确认识疾病局部与整体的关系，才能更准确地采取有效措施。

（二）中医理论

病变机制（病机）是疾病发生以后发展与传变的机制，又称"病理"，包括疾病形成后的基本属性及其传变的规律。基本病机包括：邪正盛衰、阴阳失调、气血失常、津液代谢失常四个方面。疾病的发生，是邪正斗争的结果，邪正斗争贯穿着整个疾病存在的过程。损伤与抗损伤、破坏与保护作用在动态地演绎着疾病的发生和发展。在邪正斗争过程中，如果正气受到损伤，阴阳平衡被破坏，并使脏腑、经络的功能失调，或使气血津液运行紊乱，就会产生全身或局部的多种多样的病理变化。因此，尽管疾病的种类繁多，临床表现错综复杂、千变万化，每种疾病或症状都有各自的病变机制，但从总体来说，都离不开邪正盛衰、阴阳失调、气血津液失常等病机变化的一般规律。其他则有内生五邪，包括：风气内动、寒从中生、湿浊内生、津伤化燥、火热内生；病位传变，包括：表里出入、六经传变、三焦传变、卫气营血传变、脏腑传变等；病性转化，包括：寒热转化、虚实转化等[36-37]。

　　病机理论的出现可以上溯到春秋时期。《史记·扁鹊仓公列传》所载虢中庶子及扁鹊关于虢太子之病机的论述，涉及正邪斗争及脏腑、经络、气血、阴阳的失调。表明对病机的认识已上升到理论高度，病机学说已具雏形。《史记》同一篇还记载有扁鹊论齐桓侯之病，每隔五日依次"在腠理""在血脉""在肠胃""在骨髓"。这是最早的疾病传变论述。到了战国时期，形成了比较丰富而系统的关于疾病发生、病理变化及其传变过程的病机学说。这一学说在《黄帝内经》中有集中的论述。关于疾病的发生，《黄帝内经》认识到是体虚与外邪共同作用的结果，邪气单方面并不一定致病，所谓"风雨寒热不得虚，邪不能独伤人"（《黄帝内经·灵枢·百病始生》卷十）；"邪之所凑，其气必虚"（《黄帝内经·素问·评热病论》卷九）。关于人体在病邪作用下发病后的病机，《黄帝内经》也作了大量的论述，构成这一时期病机认识的主体内容。《黄帝内经》对病机的认识不仅涉及人体疾病的一般病理，而且还深入到许多疾病或病证的具体发病机制。关于人体疾病的一般病理，《黄帝内经》详明地论述了人体脏腑、经络、气血的各种病变形式及外在症候表现，如五脏六腑的虚实寒热、气机失调、经络气血凝滞、厥逆、气血不足、气血逆乱、气滞、血菀等。关于各种疾病或病证的具体病机，《黄帝内经》深入地分析和描述了痹、厥、疟、风、伤寒、温病、两感、肾风、风水、酒风、消瘅、鼓胀、肠覃、石瘕、血枯、伏梁、息积、痈疽、瘰疬、阴阳交等数十种内、外科疾病和病证，这标志着中医对疾病的认识逐渐理论化和系统化。

　　下面对中医理论中的基本病机从邪正盛衰、阴阳失调、气血失常、津液代谢失常 4 个方面进行概括介绍。

1. 邪盛盛衰

　　疾病的形成关系到两个方面的因素，一是正气不足，二是邪气侵袭。但是，这两方面的因素在每种具体疾病中的作用还是有所侧重的。有时正气不足是发病的主要因素，有时邪气侵袭是发病的主要因素，由此形成虚和实两种不同性质的病证。《黄帝内经》对虚和实有明确的定义，如"邪气盛则实，精气夺则虚"。也就是说"实"是针对邪气而言的，"虚"是针对正气而言的（图 1.5）。

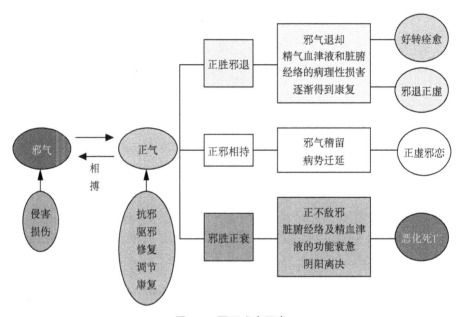

图 1.5　邪正盛衰示意

引自：中医百科. 邪正盛衰 [EB/OL].[2017-04-26]. https：//zhongyibaike.com/wiki/%E9%82%AA%E6%AD%A3%E7%9B%9B%E8%A1%B0.

2. 阴阳失调

传统观念认为，阴阳代表一切事物包括人体的最基本对立关系。它是自然界的客观规律，是万物运动变化的本源，是人类认识事物的基本法则。阴阳有四对关系：阴阳互体，阴阳化育，阴阳对立，阴阳同根。

阴阳失调，是指机体在疾病过程中，由于致病因素的作用，导致机体的阴阳消长失去相对的平衡，所出现的阴不制阳、阳不制阴的病理变化。阴阳失调又是脏腑、经络、气血等相互关系的失调，以及表里出入、上下升降等气机运动失常的概括。

气血津液失常，分为气失常、血失常和津液失常三个方面，每一方面又有不足和失调两类表现。其不足则形成虚证，如气虚、血虚、津液亏虚等；失调则主要表现为气血津液运行失常。

3. 气血失常

按照中医理论，气与血是人体内的两大类基本物质，在人体生命活动中占有很重要的地位，气对人体有推动调控作用、温煦凉润作用、防御作用、固摄作用及中介作用；血对人体有濡养作用及化神作用。

气血失常是指气或血的亏损和各自的生理功能异常，以及气血之间互根互用的关系失调等病理变化。气的失常主要包括气的生化不足、耗损过多或气的某些功能减退所导致的。气的运动失常，即形成气滞、气逆、气陷、气闭或气脱等病理状态。血的失常主要包括两个方面：一是血的生化不足或耗伤太过，或濡养功能减退，从而形成血虚的病理状态；二是血的运行失常，或为血行迟缓郁滞不畅，或为血行加速而不宁静，或为血液逆乱妄行，而表现为血瘀、血热、出血等病理变化。同时，气的虚衰或升降出入异常，会影响及血；同样，血的亏耗或功能失调，也影响及气。一般而言，气血互根互用关系失调的病机，主要有气滞血瘀、气虚血瘀、气不摄血、气随血脱、血随气逆、气血两虚、气血不荣经脉等方面。

《黄帝内经·素问·调经论》中有云："血气不和，百病乃变化而生。"因此，气血辨证，则能明辨病机；调整气血之间的关系，使其恢复协调平衡的状态，则是治疗疾病的常用法则之一。

4. 津液失常

津液，是机体一切正常水液的总称，包括各脏腑形体官窍的内在液体及其正常的分泌物。津液是构成人体和维持生命活动的基本物质之一。人体的津液代谢必须保持平衡，即进入体内的水液和排出体外的水液在数量上应保持相对的平衡，人体才能保持健康状态。津液失常是指津液的生成、输布、排泄所发生的紊乱或障碍现象。主要表现为津液的亏损不足和输布排泄障碍的病理变化。

人体发病即指邪气与正气交战，决定发病及疾病的发展变化，又称为"正邪纷争"。"邪气"泛指各种致病因素，"正气"指人体的自我修复调节能力、适应环境能力、抗病能力等。"正气不足"是发病的内在依据，即"邪之所凑，其气必虚""正气存内，邪不可干"。除此之外，体质、情志、地域、气候等，均与发病有密切关系。例如，《黄帝内经》中就提到，疾病的发生与人的体质有关，不同体质类型的人，其所易患疾病是不一样的。《黄帝内经·灵枢·阴阳二十五人》还将人的体质按五行分为五大类二十五小类，并指出了各种类型的人所易患之病及其发病时间。同时，生活环境与人的体质及疾病之间的联系在战国时也已被古人注意到。例如，《黄帝内经·素问·异法方宜论》对东、南、西、北、中五方的地理环境及其人们的饮食生活习性与各方人们的体质及其易生之病之间的关系进行了具体的分析和论述。同时，还重视疾病的发生与自然环境如四时更替、月相盈亏等天时的关系，认为人与天地相应，不仅人之生理机能随天时而变化，而且疾病的发生和变化也受其影响。另外，《黄帝内经》还注意到了社会因素与发病的关系。其社会医学思想主要体现在对社会历史的分期，对社会状况的描述及社会因素对健康与疾病的影响等。所涉及的社会因素可分为政治形态、经济状况、社会风气、饮食、药物的毒副反应、生活起居、医疗过失、社会生活方式、道德、信仰、体劳、房劳、地理民俗、医学教育、医患关系、社会心理因素等方面[38]。

与西医的发病机制理论相比，中医理论在 2000 多年前即已经非常先进、全面和科学，其病机理论所达到的高度至今也没有被超越和发展，尤其是"正气邪气"的区分，将人体自身在疾病发生中的作用引入到病机理论中，可以更准确地阐明疾病的发病机制和过程，这反映了我国古代医学家的聪明和才智。

五、疾病的诊断

"病"，一般指的是疾病的名称，是西医常用的归纳诊断的方法，中医理论中也有使用。由于中西医的理论体系不同，对疾病的认识也不尽相同。

（一）西医诊断

西医对疾病的认识是建立在生理、解剖、病理、病原学等现代科学基础上的，在临床诊断时除注意患者自觉症状、客观体征外，还借助仪器、试剂等进行检查和实验检测，因而对致病因素与机体损害、代偿性变化认识得比较深入和细致。主要包括三个方面：病史，体格检查，实验室及其他检查[39]。

西医诊断的特点是：①能比较清楚地反映病因和病损部位；②病理机制

比较明确；③治疗的针对性强，判断疗效的客观指标比较清楚。不足之处是：①注意了某一疾病的共性，有时忽视了具体患者的个性；②注意了某一组织器官的局部损害，有时忽视了整体；③当未能找到致病因子和器质性病变，而患者主诉与临床表现又不相符时，对疾病的诊断准确性较差。

另外，传统的疾病诊断基本上是在患者有了明确的症状、体征或实验室及其他检查证据的基础之上进行的。但是临床上经常碰到的问题是绝大部分疾病一旦出现了症状、体征或实验室阳性结果即表明已经到了疾病建立期，机体已经受到明确的损伤或者疾病已经无法根治。如何才能达到早期诊断之目的是医学界的努力目标，也是广大患者的梦想，尤其是一些致死性疾病如恶性肿瘤等危害极大的疾病，全国每6分钟就有一人被确诊为癌症，每天有8550人成为癌症患者，每7～8人中就有1人死于癌症。尤其是随着空气污染所致的全国性雾霾进一步加重，未来10年，中国的肺癌发病率与病死率必然攀升。

为了避免或者早期治疗这些疾病，必然要涉及疾病早期诊断的问题。那么如何才能早期诊断呢？目前，医学界的习惯做法是定期体检、辅助检查及针对性地检查血液等中的疾病的一些标记性指标。这本来是一种比较好的做法，但是体检受医生自身的经验、肢体感觉及人体识别能力的影响，存在着很大的不确定性和不稳定性；使用机器进行的辅助检查既受机器精密度的影响，也受操作医生的技巧与判断能力的影响；而实验室检查，目前的问题是没有较好的检查指标。例如，甲胎蛋白（AFP）是一种单链糖蛋白，分子量约为70 000道尔顿。最初由胎儿的肝脏和卵黄囊产生，在胎儿循环中12～15孕周达到峰值，随后逐渐衰减，直至出生。正常个体到2岁后，循环中AFP含量一般不超过20 μg/L。当成人肝细胞发生癌变时，肝癌细胞恢复了产生AFP的功能，而且随着病情恶化含量会急剧增加，约80%的肝癌患者血清AFP含量会升高，故AFP被当作诊断肝癌的一个特异性指标，其准确性仅次于肝脏的活体组织病理检查。但是，并不是所有的成人血清AFP高，就一定能诊断为肝癌。AFP诊断肝癌的特异性是相对的，在生殖细胞肿瘤中AFP阳性率为50%；在肠胃管肿瘤中，如胰腺癌或肺癌及肝硬化等患者亦可出现不同程度的升高；孕妇也会因为胎儿AFP的分泌，血清呈现AFP阳性。同时，也并不是所有的肝细胞癌均会出现AFP阳性。肝癌时，肝癌细胞间合成

AFP的差别可达 1000 倍，有些病例甚至不产生 AFP 或产量极少。其原因可能是：①存在两种肝癌细胞，一种能合成 AFP，另一种不能；② AFP 只在细胞周期的一定时相合成，不处于此时相时不能合成；③与肝癌细胞的分化程度有关，高分化和低分化癌细胞很少合成或不能合成 AFP；④癌细胞严重坏死时，影响 AFP 的合成；⑤有的肝癌患者肝脏纤维间质较多，使 AFP 不易进入血液，从而造成血清 AFP 含量降低或阴性。因此，尽管目前 AFP 是一个不错的早期诊断指标，但是其诊断价值还是有限。其他相关的疾病也类似，甚至没有比 AFP 更好的检测指标，因此，寻找更好的标记指标就成为人类的目标。随着现代分子生物学技术的快速发展，可以在血液和其他体液中检测成千上万种生物分子，如 microRNA、蛋白质、代谢产物、外泌体（Exosome）等。但是，由于并非所有的标记性分子都可以在早期进入体液中，而且个体的异质性相关巨大，即便使用高通量测序、蛋白质组学和代谢组学等技术，寻找到更好的、早期的诊断指标又谈何容易。因此，疾病的早期诊断问题还是一个难题。

（二）中医诊断

中医对疾病的诊断被称为病名诊断，简称辨病。所谓疾病诊断，是根据各种疾病的临床特点，对患者做出相应的诊断，确定所患病种的名称。不论外感病还是内伤病，都有其各自的发生、发展、传变、转归等内在规律，所以辨别疾病的不同，对于掌握其特殊的本质与发展规律，以及了解各阶段的证候特点，是十分必要的。中医学以阴阳五行作为理论基础，将人体看成是气、形、神的统一体，通过望、闻、问、切，四诊合参的方法，探求病因、病性、病位、分析病机及人体内五脏六腑、经络关节、气血津液的变化，判断邪正消长，进而得出病名，归纳出证型。

中医诊断主要通过两个方面进行：①疾病诊断的命名：中医对疾病的命名，种类很多，比较复杂，在临床上应根据常用的病名下诊断。②疾病诊断的依据：每种疾病都有自己的临床特点，一般根据其病史和临床表现的特点，即可做出相应的病名诊断[40]。

值得注意的是，中医对疾病的认识是把自然与人进行有机的结合，形成了天人合一观点，并依据阴阳五行理论，坚持从两方面认识疾病：一为整体观，即人是一个复杂的整体，任何局部病变都和整体有着密切的关系。二为平衡观，即任何疾病的产生都是整体平衡遭到破坏并不能修复的结果，而平衡的不同环节遭到破坏会产生不同的症状，因此，可以通过对人体外在症状的分析和研究来判断体内平衡的破坏情况，从而掌握疾病的本质和转归。《阴阳大论》《黄帝内经》《周易》《伤寒论》甚至更早著作，都为疾病区分辨析建立了一定的标准。例如，病因辨证、脏腑辨证、经络辨证、八纲辨证、气血津液辨证、卫气营血辨证、三焦辨证等。不同的医生综合患者的自我感觉、临床症状和体征，参照舌象、脉象等资料，经过辨证后对疾病进行诊断。对任何一个患者，根据其个体特征和临床表现，都能辨出疾病是在上在中在下、在何经何脏何腑或属阴属阳，以及表里虚实寒热，这就是中医的辨证和确切诊断。

但是，由于直观的四诊"望、闻、问、切"是简单而粗糙的人体感觉和技能，不可能深入到机体的内部细节；所用直观观察和类比归纳而没有确切的定性和定量的客观指标与科学方法；缺乏实验科学基础，没有建立统一辨证体系标准，因而对患者确切的病因、病位、病性、病势的认识不可避免地带有浓厚的盲目性、猜测性；而且，不同医生之间对疾病的认识也存在着不同的差异，因而对疾病的诊断结果是"一个医生一个样，十个医生十个样"[41-42]。

综上所述，西医对疾病的诊断主要建立于近代解剖学、病理学、病理生理学及各种现代化的物理学检查和生化及分子生物学检查等的基础上，一般能比较具体地对何种器官出现何种病理和病理生理病变做出说明。其优点是比较直观地做出具体的诊断。但是，这种诊断的缺点是缺乏对疾病整体上的把握，并对各种疾病之间的关系不能进行综合性描述。例如，只说明了是高血压病、冠心病或者高脂血症，但是对三者之间的关系并不进行系统和详细的说明。因此，容易造成对疾病的治疗缺乏系统性、全面性和综合性。那么，建立何种性质的诊断比较理想？中医概括而粗糙，西医准确但局部。作为理想的未来医学，理论上应该兼顾这两方面，既要有概括性，同时还要比较准确；既反映疾病的具体个体情况，还要考虑到疾病诊断之间的统一性。当然这种诊断不应该只表现在文字上，还应该贯穿于整个疾病的诊断和治疗过程中，也只有这样，才能对疾病在描述上更为准确、时间上更为及时、空间上更为具体、范围上更为全面。如果能做到诊断上全面、准确、及时、具体，那么在治疗上才可能做到个体化和精准，也更为主动。这样才能更具有科学性，更能发挥有效性[43]。因此，无论是中医也好，西医也罢，谁能更快更好地做到这些，无疑会引导相应的医学快速发展，并主导未来医学的新动向。而要做到这些，正确地使用辩证法作为指导，如正确使用全面与局部、主要矛盾与次要矛盾、运动（变化）的观点、具体问题具体分析、分析与综合等分析问题的方法，是必不可少的。只有辩证法指导的医学才是科学的医学，才可能是最具有生命力的医学，才能代表未来医学发展的方向，这一点并不以个别人的意愿、经济发展水平和社会所有制性质等为转移[44]。

六、疾病的治疗

西医对疾病的治疗不外乎对疾病的病因进行治疗，同时也对疾病的症状进行治疗，即对因和对症治疗。针对病因的治疗，可以去除致病的根本因素以利于疾病的去除和患者早日恢复，而对症治疗则有利缓解症状减轻痛苦。同时，进行的支持和营养等治疗则可能会有利于机体的抵抗能力、代偿能力和稳态维持能力。但是，由于医学模式的落后，导致目前对疾病尤其是一些多因素、多基因复杂疾病发病机制的认识上存在着很大的误区，因此，尽管研究了多年，投入了海量的人力、物力和财力，但是收效甚微。

西医治疗方案主要依据现代流行病学、解剖学、病理学、病理生理学、生物学及各种现代化的物理学检查和生化及分子生物学等基础研究成果和临床研究结果。对于有明确病因的，对病因进行治疗（当然不排除同时进行对症治疗）；对于没有明确病因或者病因不明确的，主要进行对症治疗，治疗针对性较差；而对于一些官能性的疾病，没有可用于治疗的药物。目前而言，对于绝大多数的疾病，由于科技还不够发达，对疾病发生机制不够了解，即使对于一些具有明确病因的疾病如感染性疾病，也由于对于发病机制的了解非常局限和治疗手段的缺乏，除了必要的病因治疗外，对症治疗也非常有限。因此，这类疾病经常造成巨大的伤亡[45]。

中医治疗的主要理论依据是五行学说。该理论认为五行之间存在着生、克、乘、侮的关系。五行的相生相克关系可以解释事物之间的相互联系，而五行的相乘相侮则可以用来表示事物之间平衡被打破后的相互影响。相生即相互滋生和相互助长。相克即相互克制和相互约束。相生相克是密不可分的。没有生，事物就无法发生和生长；而没有克，事物无所约束，就无法维持正常的协调关系。只有保持相生相克的动态平衡，才能使事物正常的发生与发展。

中医的治则主要包括治病求本，扶正与祛邪，调整阴阳，调整脏腑功能，调整气血关系，因时、因地、因人制宜6个方面。这反映了中医在对疾病进行治疗时就存在着标本兼治、内外兼修、个体化治疗和疾病治疗的整体观念。整体而言，中医长于诊治多系统、多器官、多组织的综合病变，精神、神经、免疫系统疾患及功能性、原因不明的病证等，而在形体和器质性疾病、原因单纯且明确等病变的诊治上，则与西医相差甚远。中医传统的治疗原则尽管有重要的理论意义，但是由于缺乏科学的和量化的标准，对于疾病的认识将在不同医生之间存在着巨大的差异，而辨证标准的缺乏和非量化则加大了这一差异，从而导致对疾病的治疗也经常是截然不同。

中医的治疗方案是以整体调整为主，同时也对病因进行了治疗。以辨证论治原则，制定"汗、吐、下、和、温、清、补、消"等治法，使用中药、针灸、推拿、按摩、拔罐、气功、食疗等多种治疗手段，使人体达到阴阳调和而康复。这里对病因的治疗具有非常笼统的定义，这是因为中医对疾病的认识存在着很大的局限和缺陷。例如，发现了疫疠之气所致疾病，但是是哪种疫疠之气？不同的疫疠之气有不同的特征和不同的作用机制，当然也暗含着不同的治疗方法。中医由于对疾病的认识不足，同时中药的种类也不足，所用的药物组方也非常有限，因而无法对千变万化的、不同性质的疾病进行针对性的治疗。而且，如果中医考虑天、地、人的因素，而天、地、人也是在时刻变化之中，其变化之大，不可枚举，那么如果中医只是简单地调整药物的种类和剂量来"以不变应万变"，千百年来没有实质性的进展，或者其发展速度跟不上科学技术的发展与疾病的变化，不与时俱进，那么其没落是注定的结局。

从治疗的理论上讲，无论是中医还是西医，其治疗原则在总体上还是比较科学的[46]。在未来的疾病治疗方面，科学的治疗方案则要建立在对疾病的准确认识和全面理解基础之上。这就要求对疾病的理解具有一定的深度和广度。由于目前对疾病和致病因素及人体反应等的理解并不深入、全面，也不够准确和及时。因此，治疗上的科学性并不会真正实现，而只能停留在理论上。但是，遵循辩证法的治疗原则，如内因与外因并重的标本兼治、具体问题具体分析的个体化治疗、整体观念下的人—社会—自然的模式、时空运动（变化）对治疗调整的要求等科学的治疗原则，应该得到进一步的发展、巩固和完善。

七、疾病的预防

一级预防（Primary prevention）亦称为病因预防，是在疾病尚未发生时针对致病因素（或危险因素）采取措施，也是预防疾病和消灭疾病的根本措施。WHO 提出的人类健康四大基石"合理膳食、适量运动、戒烟限酒、心理平衡"是一级预防的基本原则。一级预防是最积极、最有效的预防措施，措施如下：①针对机体的预防措施：增强机体抵抗力，戒除不良嗜好，进行系统的预防接种，做好婚前检查。②针对环境的预防措施：对生物因素、物理因素、化学因素做好预防工作。对遗传致病因素做好预防工作。加强优生优育和围产期保健工作，防止近亲或不恰当的婚配。③对社会致病因素的预防：对心理致病因素做好预防工作。不良的心理因素可以引起许多疾病，如高血压、冠心病、癌症、哮喘、溃疡病等大多与心理因素有关。

二级预防（Secondary prevention）亦称"三早"预防，三早即早发现、早诊断、早治疗，是防止或减缓疾病发展而采取的措施。慢性病大多病因不完全清楚，因此要完全做到一级预防是不可能的。但由于慢性病的发生大都是致病因素长期作用的结果，因此做到早发现、早诊断并给予早治疗是可行的。可采用普查、筛检、定期健康检查来实现。它是在疾病初期采取的预防措施。对于传染病，"三早"预防就是加强管理，严格疫情报告。除了及时发现传染病患者外，还要密切注意病原携带者。对于慢性病，"三早"预防的根本办法是做好宣传和提高医务人员的诊断、治疗水平。通过普查、筛检和定期健康检查及群众的自我监护，及早发现疾病初期（亚临床型）患者，并使之得到及时合理的治疗。但是，由于慢性病常是经过致病因素长期作用后引起的，按照目前的医学理论和医学知识，只能进行"一刀切"式的"三早"预防，实施真正的"三早"预防具有一定的困难。

三级预防（Tertiary prevention）亦称临床预防。三级预防可以防止伤残和促进功能恢复，提高生存质量，延长寿命，降低病死率。主要是对症治疗和康复治疗措施。对症治疗可以改善症状、减少疾病的不良反应，防止复发转移，预防并发症和伤残等。康复治疗包括功能康复、心理康复、社会康复和职业康复，是对疾病进入后期阶段的预防措施。由于此阶段机体对疾病已失去调节代偿能力，将出现伤残或死亡的结局。此时应采取对症治疗，减少痛苦，延长生命，并实施各种康复工作。对已丧失劳动力或伤残者提高康复治疗，促进其身心方面早日康复，使其恢复劳动力，争取病而不残或残而不废，保存其创造经济价值和社会价值的能力。三级预防是促进健康的首要和有效手段，是现代医学为人们提供的健康保障。

中医历来防重于治。《黄帝内经·素问·四气调神大论》中说："圣人不治已病治未病；不治已乱治未乱……夫病已成而后药之，乱已成而后治之，譬如渴而穿井，斗而铸锥，不亦晚乎。"所谓"治未病"，可以概括为"未病先防"与"既病防变"两方面的内容。未病先防，又称无病防病，无病先防。古书《丹溪心法》也曾称："是故已病而后治，所以为医家之法；未病而先治，所以明摄生之理。"既病防变，即有病早治，防止病变。总之，是指人体在患病之后，要及时采取有效措施，早期诊断、早期治疗，截断疾病的发展、传变或复发，同时注意疾病痊愈后巩固疗效，预防复发，因而具有重要的实际意义[36-37]。

但是，中医主要注重于个人修养，缺乏量化的标准和大型的人群研究结果，因而能针对个体的特征进行疾病的预防。而对于群体性疾病和区域性疾病，则缺乏有效办法。虽然已经有一些流行病学的研究资料，但只是简单起步。因而在实践中，对于一些疾病，如传染性疾病，中医由于缺乏对传染源特性和传播途径的准确了解，因而是不可能提出有效的预防策略的。西医预防理论主要来源于对大量疾病的临床资料的分析、流行病学调查及动物实验研究等信息，这种研究由于有科学的研究方法和统计学处理，因此可靠性比较好。但是由于统计学的先天性不足即规定是以95%或者99%为明显差别，这种表面上科学的界定"正常"与"异常"的方式本身就包含天生的瑕疵，这是因为总有一部分实际上正常的人遭受到了治疗和预防措施的不必要的干预，成为被"科学"过度治疗和预防的正常"患者"。而同时总有一部分患者则因为其相应指标处于"正常"范围从而被归入到"正常"人群，结果未能采取相应的措施，最终"被"放弃了预防和治疗，成为被"科学"抛弃的一群"正常"患者。

疾病预防未来的发展走向是如何进行早期的发现和早期的预防。而对于那些早期发现的可能具有致病危险因素的人群，如何进行正确的区分才不会让处于统计学上那 5% 或者 1% 范围内的、有危险因素却并不对其造成影响的人群进行区分，并使之避免被"正常"或"不正常"化，成为医学学科科学性不彻底的牺牲品。同时，如何才能准确而科学地识别和预防疾病发生和发展的危险因素也是一个非常关键的问题。这方面目前无论西医还是中医都还没有比较完善的办法。而完善的办法则是既要确保预防方法的科学性和有效性，同时也要保证预防因素的准确性和可操作性。这将体现在既要照顾人群也不能忽视个体（区分整体和局部的差别），既不能放过真实的危险因素也不能草木皆兵（即掌握"度"的原则）。

近来，国外提出了"精准医学"的概念。其最初的目的是为了精准筛选需要进行抗肿瘤药物治疗的患者，最大限度地减少药物的毒副反应，事实上，"精准"和"个体化"既是诊断、治疗的重点，对于疾病的预防而言，同样也是重中之重。

八、疾病的预后

（一）预后的定义

预后是指预测疾病的可能病程和结局。它既包括判断疾病的特定后果，如康复，症状、体征和并发症等异常现象的出现、缓解或消失，以及死亡，也包括提供时间线索，如预测某段时间内发生某种结局的可能性。由于预后是一种可能性，主要指患者群体而不是个体。对个体而言，疾病预后因人而异。实践中发现：人为干预疾病后，疾病的预后相差很大，也因此产生了研究疾病的必要性。只有深入研究影响预后的因素，才能为改善预后创造必要的前提条件。

（二）研究预后的目的

医学上对一种疾病的了解，除了其病因、病理生理、临床表现、检验及影像学特征、治疗方法等方面外，疾病的近期和远期恢复或进展的程度也很重要。同一种疾病，由于患者的年龄、体质、合并疾病、接受治疗的早晚等诸多因素不同，即使接受了同样的治疗，预后也可以有很大的差别。例如，冠心病引起的急性心肌梗死，如果患者较年轻，不伴有糖尿病或其他严重疾病，或治疗及时，使闭塞的血管再通，或严格按照医生的建议改变了生活习惯，按时服药，定期随访，则发生再次梗死、心功能衰竭、恶性心律失常、心源性猝死等的概率就会明显降低，即为预后较好。反之，则为预后较差。在上述因素中，有些是不可改变的，如年龄、基础情况等；有些则是可以改善的，如正视疾病，治疗准确及时，患者积极配合治疗，都有利于预后向好的方向发展。

因此，研究疾病预后的目的是为了更好地认识疾病发展变化过程中的规律，发现早期破译预后信息的方法；创设和运用有效治疗手段，掌握诊疗的主动权；干预不良的自然预后，改善不良的治疗预后，提高医疗水平，提高患者的生活质量。同时，预后研究的水平也是现代科学技术水平、医学理论与实践水平的真实反映，预后研究是医学进步的标志之一。

（三）预后的分类

疾病的预后可以分为康复或死亡。其中康复包括完全康复和不完全康复两种。完全康复是指疾病所致的损伤已经完全消失，机体的功能、代谢及形态结构完全恢复正常。不完全康复是指疾病所致的损伤已得到控制，主要症状消失，机体通过代偿机制维持相对正常的生命活动，但疾病基本病理改变并未完全恢复，有些可留有后遗症（如心肌梗死后留下瘢痕）。而死亡则是个体生命活动的终止，是生命的必然规律。

按照疾病发展过程中是否接受治疗，预后可分为自然预后和治疗预后。

1. 自然预后

自然预后是在未经治疗的情况下，对某种疾病发展过程及其后果的预测。自然预后良好主要原因有：①某种疾病本身是自限性疾病，机体在一般情况下能够康复。例如，诺如病毒（Norovirus，NV）感染所致的病毒性胃肠炎常呈自限性过程，虽目前无特效抗病毒治疗，但病情较轻，病程较短。症状一般维持 12 ~ 60 小时后自行消退，如能注意防止脱水，一般无不良预后。②损害因子在机体自身的调节之下，状态比较稳定，未引起显著的临床后果。例如，肝血管瘤如果稳定地小于5 cm，无须积极治疗，一般预后良好。③机体内在的抗损伤因子战胜了损伤因子，疾病痊愈。自然预后不良的根本原因是机体的抗损伤因子靠自身的力量无法战胜内源性的或外源性的损伤因子。自然预后不定是指同一种疾病在不同的情况下主要因患者个体差异产生不同的预后。

2．治疗预后

治疗预后是在医学干预条件下，对某种疾病发展过程及其最终后果的预测。

自然预后和治疗预后两者相互联系、相互影响、相互作用，这主要体现在如下三个方面：①对某种疾病的自然进程认识不清楚，会影响对疾病发生发展规律的认识、确诊率的高低、治疗时机的把握、治疗方法的创新和治疗效果等。例如，目前对胆囊癌的自然演进过程知之不多，这就影响了胆囊癌的确诊率（一般术前确诊率小于5%），也影响对胆囊癌治疗时机的把握，还影响了对胆囊癌治疗方法的选择和相关研究方案的制定等。结果就是目前对胆囊癌的所有治疗方法中，无论是外科手术治疗，还是放疗、化疗等，疗效都非常不满意，治疗预后很不理想，患者的5年生存率低于5%。②自然预后是治疗预后的参照系。对自然预后的研究，有助于对治疗预后的研究和评估。③自然预后和治疗预后的关联还存在疾病本身复杂程度的问题。一般说来，在医学行为的干预下，预后会发生程度不同的改变，但存在医学干预与预后关系不明显和干预不发生明显改变的情况。例如，分化良好的低级早期前列腺癌无论治疗与否预后都良好；与之相反，分化不良的晚期前列腺癌无论何种治疗方案，预后都不好；只有那些中等分化的癌，治疗对其预后有较为明显的影响[47]。

预后的其他分类一般分为4种：预后良好、预后不良、预后慎重和预后可疑。

（四）影响预后的因素

影响治疗预后的制约因子有很多种，常见的如致病因子、发病机制、病原性质、病理分期、临床类型、症状、病变程度、病情缓急、受损部位、疾病诱因、病程是否自限、遗传因素、个体差异、年龄、性别、诊疗时机、治疗手段、医嘱执行情况、并发症、护理水平、免疫状态、精神状态等。

治疗预后制约因子具有普遍性。依据从个别走向一般的辩证思维方法，可以从不同病种治疗预后的多样性和特殊性的感性具体中，概括出治疗预后的3个具有普遍意义的一般制约因子：医学发展成熟度、有效诊疗时间窗和内在制约因子。这3种制约因子之间相互联系、相互影响，因而对不同疾病的治疗预后产生不同的影响。

1. 医学发展成熟度

医学发展成熟度是评估医学发展水平的综合指标，其一级指标包括影响医学水平的主、客观因素；二级指标由其所属医学模式的性质和层次、医学实践主体的综合素质、医学理论研究的深度、医疗技术和手段的发展水平、医院的物质环境和人文环境等要素构成；三级指标是二级指标的具体化。

医学发展成熟度评估体系中有两个重要的三级指标：①病因和发病机制清楚；②具备有效的治疗手段。这两个指标对治疗预后影响极大，如传染性疾病和寄生虫疾病，治疗的预后大部分比较好。但是，相当一部分疾病，由于"病因不明"和"无有效治疗手段"，严重影响了治疗预后。因此，是否具有有效治疗手段，是能否逆转预后向不利方向发展的关键。例如，肺癌是威胁人类生命的恶性肿瘤，其发病率正在逐年上升。对肺癌化疗、放疗的效果评价不一，手术疗效只是稍有增加而没有明显提高，而且是得益于手术病死率的下降。目前，肺癌术后5年生存率低于10%。其根本原因就在于，到现在为止世界上对肺癌没有满意的治疗手段。事实上，除肺癌外，目前在所有的病程中，大部分的治疗预后都不满意。可以这样说，医学发展成熟度的水平，决定治疗预后的水平；在医学发展相对成熟的条件下，原来治疗预后不良的疾病可得到改善。因此，医学发展成熟度对疾病的不理想治疗预后具有非常重要的作用[37]。

2. 有效诊疗时间窗

疾病的发展过程可分为可逆与不可逆两个阶段，其中可逆阶段为有效诊疗时间窗。在疾病整个发展过程中，只有在有效诊疗时间窗内进行医学干预才能奏效，治疗预后才可能满意；相反，医学的干预效果不佳，预后可能不会理想甚至很差。有效诊疗时间窗与治疗预后的关系，有以下两点有意义：①不同病种有效诊疗时间窗长短不一，差异极大，需要具体问题具体分析。

例如，食道癌有效诊疗时间窗包括始发期和发展期。从癌前阶段发展到癌，可能需要二三十年时间。而脑中风，又称脑卒中（Stroke）有效诊疗时间窗的范围在几分钟到 24 小时，通常是 3 ～ 6 小时。②在有效诊疗时间窗之内还是之外进行医学干预。不同时间进行干预，其治疗预后有很大差别。所有疾病在无症状阶段采取措施效果最好。食道癌在始发期无症状，采取有效措施可以防止癌变的发生；发展期癌变已发生，但手术治疗预后良好；如果错过了有效诊疗时间窗，肿瘤迅速发展，治疗预后 5 年生存率均数为 20% 左右。如果病变已明显外侵和转移，往往出现严重并发症，治疗预后 5 年生存率为 10% 左右。对于中风或猝死等的抢救而言，时间越短则恢复的可能性越大。

　　研究发现在所有疾病中，错失有效诊疗时间窗是预后较差的主要原因。造成这一现象的原因有：①一部分疾病起病急，发展快，有效诊疗时间窗较短；②一部分疾病症状隐匿，虽然有效诊疗时间窗有一个过程，但是由于种种原因未能及时就诊，待进入诊疗阶段为时已晚；③在有效诊疗时间窗内已进入诊疗阶段，但由于某种原因，如误诊、误治、患者免疫状态差、无有效治疗手段等，使医学干预未达到预期效果。因此，在有效诊疗时间窗内要尽量争取良好的预后，而在有效诊疗时间窗外要尽量避免出现不良预后 [36]。

3. 内在制约因子

　　医学发展成熟度和有效诊疗时间窗均为制约预后的外在条件。在众多预后制约因子中，决定预后的性质、程度和发展方向的内在因素称为预后的内在制约因子，主要包括疾病因素和个体因素两个方面。

（1）疾病因素

　　主要包括 3 个方面的制约因子：①临床方面，包括病变部位和严重程度、病程进展情况、并发症及患者年龄等。临床症状与预后的关系，如高血压性脑出血患者的意识障碍程度与病死率成正比，昏迷越深则病死率越高。早期有意识丧失者 93% 预后不良，发病后 3 小时已呈昏迷者 100% 预后不良；病情进展与预后的关系如恶性组织细胞病临床所见大多为急性型，起病急，进展快，病程不超过 6 个月，预后极差；患者年龄与预后的关系，如一部分疾病预后的不良程度与年龄成正比关系，高血压性脑出血患者随着年龄的增长病死率增高，45 ～ 70 岁的患者病死率达 80%，一部分疾病预后的不良程度与年龄的大小成反比关系，如年龄越小的大肠癌患者其预后越差；并发症与预后的关系，如严重并发症的出现可改变预后的方向，Q 热（Q Fever）是由伯纳特立克次体（Rickettsia burneti）引起的一种急性自然疫源性传染病，一般预后良好，但是慢性 Q 热，未经治疗，常因心内膜炎死亡，病死率可达 30% ～ 65%。另有研究发现心肌梗死后第 1 年的病死率在无并发症者为 7% ～ 10%，但在有并发症者，特别是心力衰竭患者中可高达 30% ～ 50%。②病理学方面，包括组织学类型和病理学分期。组织学类型明显影响疾病预后。例如，鳞状细胞癌的 5 年和 10 年生存率分别为 41.2% 和 22.5%，腺癌的 5 年及 10 年生存率分别为 18.6% 和 11.3 %，小细胞未分化癌的 5 年和 10 年生存率分别为 13.2% 和 11.6%；病理分期与疾病预后的关系极大。例如，膀胱癌预后 5 年存活率 T1 期为 63%，T2 期为 21%，T3 期 10%，T4 期为 0。③分子生物学方面，分子生物学特征是预后内在制约因子中深层次的原因。例如，癌基因的过度表达、突变、重排组合或点位丢失等均与肿瘤的预后相关。例如，人表皮生长因子受体 2（HER2）基因正常情况下不表达或者低表达，在乳腺癌患者中常见异常表达，研究发现其过度表达与肿瘤的病期、复发间期及总生存率明显相关[48-50]。

（2）个体因素

主要包括 2 个方面的制约因子：①免疫因素：免疫状态是预后内在制约因子集中的必要条件。免疫系统不仅可以保护机体免受病原体的侵袭，还会剔出有癌变倾向的细胞。②心理因素：患者的心理状态对预后有很大的影响，如哮喘患者对哮喘发作的恐惧感和焦虑心理，对预后的悲观情绪和抑郁状态对哮喘的病情发展具有重要的促进作用，严重影响支气管哮喘的预后。

制约因子对预后发生作用的方式有 3 种情况：一是某一个因子起决定作用；二是某一个因子起主导作用；三是多因子共同发生作用。不同的患者和不同的疾病，关键性的制约因子不同，其发生作用的方式及对预后的影响也是不同的。因此，准确认识这些制约因子，是把握疾病预后的关键。

（五）改善预后的途径

1. 立足于"三个早期"

早期发现、早期诊断、早期治疗是改善预后的前提。现代医学技术为相当一部分疾病实现"三早"提供了可能性。目前，无症状胃癌、无症状肝癌的"三早"已初步取得比较好的成效。日本是胃癌高发国家。20 世纪 60 年代中期以来普遍开展了气钡双重造影及纤维胃镜检查。在过去 15 年中，早期胃癌的诊断率由 5% 提高到 30%。早期胃癌的 5 年、10 年的生存率分别为 95% 和 90%。目前，其胃癌治疗水平处于世界领先地位。中国早期胃癌的发现率到目前为止仅为 10% 左右，胃癌的 5 年生存率仅为 30% 左右。当然，随着科学技术水平的发展，疾病更早期、更高比例的发现与诊断也完全有可能，如基于基因突变的疾病分子遗传学特征，将会发挥着越来越重要的作用 [51]。

2. 提升"三个层次"

诊疗观念、诊断水平和治疗方法的不断提升是改善预后非常重要的条件。如果诊疗方法比较落后，必然影响预后的改善。例如，小肠肿瘤预后不良的原因之一是由于对小肠肿瘤缺乏理想的诊断方法。在各项检查措施中，目前最有效的手段是电子胃十二指肠镜检查和 X 线胃肠钡餐检查。术前诊断准确率仅 30% ～ 50%，术后 5 年生存率平均为 10% ～ 20%，均处于比较低的水平 [52-53]。而冠心病治疗预后的不断改善则说明了诊疗观念、诊断水平和治疗方法的进步对于改善预后的意义。在 20 世纪 60 年代以前，冠心病的治疗措施是消极的，主要包括休息、吸氧、镇静、镇痛、测量血压、尿量等，主要目的是预防和治疗心肌梗死，预防心脏破裂和一些并发症，住院病死率为 30%。到了 70 年代，治疗、监护手段开始提升到新的层次。例如，各医疗机构普遍成立了监护室，开始对冠心病进行强化监护，运用多种治疗手段控制恶性心律失常和室颤及合并症等，住院病死率下降为 15% 左右。近年来，治疗冠心病的观念再次更新为限制和缩小梗死面积。这一观念是改变冠心病近期及远期预后的关键。一方面减少心肌的耗氧量，保护受损心肌；另一方面积极使血运重建，包括对缺血心肌恢复再灌注，冠心病的急诊 PTCA、急诊搭桥术等。目前冠心病治疗方法随着溶栓治疗的常规化进行进一步改善了冠心病的预后，住院病死率近 30 年来下降超过 80 %，目前为 10% 左右 [54-55]。

3. 攻克"三个指标"

寻找并破译预后的特异指标、敏感指标和独立指标是改善预后的核心目标。现代医学在捕获和破译预后特异性信息方面，已经取得了重要进展。例如，分子生物学的研究结果揭示了 Rb 基因包含的关于视网膜母细胞瘤的特异信息。肿瘤标志物鉴定是特异性较强的预测肿瘤预后的方法。甲胎蛋白的测定简便快捷，敏感性和特异性均强，是一个比较经济实用的检测指标，对于原发性肝细胞癌的疗效判断、预后估计及预测复发有重要意义。类似的独立指标还有 HER2 基因，该基因编码一种分子量为 185 kDa 的跨膜蛋白 P185，在人类的乳腺癌中，其含量可以比正常组织高 30 ～ 45 倍。HER2 蛋白的阳性表达可作为判断乳腺癌预后的一个独立指标，其过度表达提示乳腺癌无复发生存率和总体生存率的下降 [56-57]。事实上，人体内有多种物质携带着预后的信息。如果能在疾病的早期甚至是无症状阶段发现那些标记性物质，在很大程度上可以为在有效诊疗时间窗内治愈疾病争得宝贵时间。

（六）展望

20 世纪以来，有几类疾病在改善预后方面取得了很大的进展，如肺结核、梅毒、一部分肿瘤等疾病由预后不良向预后较好甚至良好转化，其生存率、临床治愈率大为提高。但是，我们必须清醒地认识到，目前，由于疾病发病机制没有搞清楚，早期诊断、早期治疗和早期预防的问题就无法有效地解决，这导致目前对大部分疾病的预后问题也不能解决，尤其是那些多因素、多基因复杂疾病；而那些基本得到控制的病种的预后可能会随着环境的恶化在一定条件下出现反复；另外，可能随着人均寿命的延长还会出现一部分新的疾病的预后问题，如老年性疾病，不断产生的新病种会给预后研究提出新课题。因此，预后问题不仅仅是人体疾病的问题，它还是一个医学问题，更是一个医学观的问题。

参考文献

[1] 金惠铭 . 病理生理学 [M].4 版 . 北京：人民卫生出版社，1998.

[2] 罗云涛 . 浅谈健康的标准 [J]. 体育时空，2011（11）：25.

[3] 王育学 . 亚健康：21 世纪健康新概念 [M]. 南昌：江西科学技术出版社，2002.

[4] 张会，张玉芳 . 中西医对亚健康的认识及治疗进展 [J]. 新医学，2012，43（4）：278-281.

[5] 吴大嵘，赖世隆 . 中医学健康概念及其测量操作化探讨 [J]. 中西医结合杂志，2007，21（2）：174-177.

[6] 王建枝，殷莲华 . 病理生理学 [M].8 版 . 北京：人民卫生出版社，2013.

[7] 刘永升等 . 全本黄帝内经 [M]. 北京：华文出版社，2010.

[8] 张光霁. 关于中医病因学说中若干病因概念的商榷 [J]. 浙江中医学院学报，2004，28（4）：5-7.

[9] 陈耀龙，蔡羽嘉，王梦书，等. 循证医学术语介绍 II [J]. 中国循证医学杂志，2009，9（2）：143-146.

[10] Porta M. A dictionary of epidemiology[M].5th ed. New York：Oxford Univeristy Press，2008.

[11] 梁万年. 临床研究中常见的偏倚及其控制 [J]. 临床眼科杂志，1996（1）：56-57.

[12] 医学教育网. 病因学说 [EB/OL].[2017-04-26]. http：//www.med66.com/new/40a184a2011/2011729yuchan14541.shtml.

[13] 李立明. 流行病学 [M]. 北京：人民卫生出版社，2008.

[14] 北京中医学院. 中医学基础 [M]. 上海：上海科学技术出版社，1978.

[15] 陈秉才. 韩非子 [M]. 北京：中华书局，2007.

[16] 田代华，刘更生. 灵枢经 [M]. 北京：人民卫生出版社，2005.

[17] 林飞. 中医病因学思想探讨 [J]. 湖北中医药大学学报，2012，14（6）：48-49.

[18] 李如辉，王静波. 辨证求因：一个西方医学视野之外的病因认识方法 [J]. 中医药临床杂志，2007，19（3）：291-292.

[19] Weed D L. Theory and practice in epidemiology[J]. Annals of the New York Academy of Sciences，2002，954（1）：52-62.

[20] Krieger N. Epidemiology and the web of causation： has anyone seen the spider[J]. Social Science & Medicine，1994，39（7）：887-903.

[21] 王荣德，江东亮，陈为坚，等. 公共卫生学 [M]. 5 版. 台北：台湾大学出版中心，2009.

[22] Gordis L. Eidemiology[M].5th ed. Philadelphia：W B Saunders，2000.

[23] 刘明德等. 公共卫生概论 [M]. 台北：三民书局，2013.

[24] 何丽萍. 广州南部某医院 2006—2011 年疾病谱变化趋势分析 [J]. 当代医学，2012，18（22）：152-155.

[25] 邱洪斌，田黎明. 我国住院患者疾病谱构成分析 [J]. 中国煤炭工业医学杂志，2002，5（8）：841-843.

[26] 牟善芳，冯凤，邹静. 护理理论精要 [M]. 天津：天津科学技术出版社，2010.

[27] 朱文锋，贺泽龙. 论坚持中医病名诊断的必要性 [J]. 辽宁中医杂志，2000（2）：50-52.

[28] 程丑夫. 论中医病名诊断的重要意义 [J]. 吉林中医药，1986（4）：41-42.

[29] 尹爱宁. 国际传统医学分类标准化工作进展 [J]. 国际中医中药杂志，2006，28（5）：261-263.

[30] 李明，朱邦贤，周强. 中医疾病分类体系的思考与实践 [J]. 世界科学技术—中医药现代化，2011，13（1）：78-81.

[31] 肖献忠. 病理生理学 [M]. 2 版. 北京：高等教育出版社，2008.

[32] Senn T，Hazen S L，Tang W H. Translating metabolomics to cardiovascular biomarkers[J]. Progress in Cardiovascular Diseases，2012，55（1）：70-76.

[33] 刘秀华，唐朝枢. 代谢产物非"废物"：新的代谢分子调节系统 [J]. 生理科学进展，2012，43（5）：328-329.

[34] Wang X B，Jin H F，Tang C S，et al. Significance of endogenous sulphur-containing gases in the cardiovascular system[J]. Clinical & Experimental Pharmacology & Physiology，2010，37（7）：745-752.

[35] 金红芳，赵曼曼，耿彬，等. 内源性含硫氨基酸代谢与心血管损伤和修复 [J]. 生理科学进展，2012，43（5）：330-333.

[36] 中医百科. 病变机理 [EB/OL].[2017-04-26]. https：//zhongyibaike.com/wiki/%E7%97%85%E5%8F%98%E6%9C%BA%E7%90%86.

[37] 互动百科. 中医 [EB/OL].[2017-04-26]. http：//www.baike.com/wiki/%E4%B8%AD%E5%8C%BB.

[38] 谷峰.《黄帝内经》的社会医学思想 [D]. 沈阳：辽宁中医药大学，2004.

[39] 医学教育网. 疾病的定义 [EB/OL]. [2017-04-26]. http：//www.med66.com/new/40a184a2011/2011114wangyu173149.shtml.

[40] 百度百科. 中医诊断 [EB/OL]. [2017-04-26]. http：//baike.baidu.com/link?url=lO6FTNiQLNwjsrL0BG1K03msliz-Yby8JvKdxRX_Xm2CYJWzN-eGXNhXWyOqOYxqFiafaYu3is01AV0LSMQFghdrMa_MTXAfynvNZo1n7A93xggh9zUtx1bMgUC3DzbJ.

[41] 祝世讷. 怎样科学地看待中医的科学性 [J]. 山东中医药大学学报，2009，33（1）：3-4.

[42] 吉广庆，高丽霞. 反思"中西医结合"[J]. 医学与哲学，2003，24（9）：59-60.

[43] 古立翠. 中医五行学说的数学模型与仿射型广义 Cartan 矩阵 [J]. 黑龙江医药，2010，23（1）：77.

[44] 王佐广，彭晓云. 原发性高血压发病机制的四维模式 [M]. 北京：科学技术文献出版社，2012.

[45]　蒋劲松.中医是伪科学吗？——无政府主义认识论视野中的另类医学 [J]. 科普研究，
　　　2008，3（1）：67-70，80.

[46]　李盈文.中医现代化几个问题的思考 [J]. 中国中医药现代远程教育，2010，8（8）：170-171.

[47]　陈永亮，黄晓强，张文智，等.不同临床分期及手术方式对胆囊癌切除术患者预后的
　　　影响 [J]. 中国综合临床，2009，25（2）：146-147.

[48]　Gregory R K，Powles T J，Salter J，et al.Prognostic relevance of cerbB2 expression
　　　following neoadjuvant chemotherapy in patients in a randomised trial of neoadjuvant versus
　　　adjuvant chemoendocrine therapy[J]. Breast Cancer Research and Treatment，2000，59（2）：
　　　171-175.

[49]　Lian S C，Tan P H.CerbB2 status in breast cancer： pathologic issues[J]. Annals of the
　　　Academy of Medicine Singapore，2002，31（6）：793-798.

[50]　Wang W J，Lei Y Y，Mei J H，et al. Recent Progress in HER2 Associated Breast Cancer[J].
　　　Asian Pacific Journal of Cancer Prevention，2015，16（7）：2591-2600.

[51]　张振寰，钟守先.胃癌早期诊断的重要意义 [J]. 中国普外基础与临床杂志，1995（2）：
　　　105-106.

[52]　Ciccarelli O，Welch J P，Kent G G.Primary malignant tumors of the small bowel. The
　　　Hartford Hospital experience，1969-1983[J]. American Journal of Surgery，1987，153（4）：
　　　350-354.

[53]　侯开庆，梁贤文.原发性小肠恶性肿瘤诊断方法与治疗效果评价分析 [J]. 中国现代医
　　　学杂志，2014（10）：95-99.

[54]　毛焕元.冠心病的自然病史及内科治疗能否改善预后 [J]. 心血管病学进展，1984（3）：
　　　41-44.

[55]　杨跃进，赵京林.冠心病的血管重建与二级预防：急性心肌梗死再灌注治疗的现代观
　　　念 [J]. 中国实用内科杂志，2006（8）：1124-1128.

[56]　Li L，Gardner I，Rose R，et al. Incorporating target shedding into a minimal PBPK-TMDD
　　　model for monoclonall antibodies[J]. CPT Pharmacometrics & Systems Pharmacology，
　　　2014，3（1）：96.

[57]　马丽.中国乳腺癌 HER2 基因检测、临床病理特征分析及流行病学研究 [D]. 北京：北
　　　京协和医学院，2012.

第二章 医学模式的发展史及其缺陷

随着科学技术的快速发展，新的理念、方法和手段也在不断地涌现。医学的内涵和外延将会进一步扩大，医学本身可能会有一些侧重点的改变，但是其本质还是疾病的诊断、治疗、预防和疾病的管理等。如何进行疾病更早期的诊断、更个体化的治疗和更精准的预防，这才是医学的关键。但是，目前绝大多数疾病的发病机制还没有完全搞清楚，尤其是多因素、多基因复杂疾病，其直接的后果就是不能更好地对此类疾病进行有效的诊断、治疗和预防等。那么，为什么会出现这种情况呢？通过回顾医学发展史，我们发现，医学的发展总是建立在人们对医学模式认知的基础之上的。医学模式越先进，医学的发展越快速和精准。

模式是一个数理逻辑概念，即用一系列公式来表达形式逻辑理论。辞海对其的定义是："事物的标准样式。"后来引入到其他各学科，成为总结各学科世界观和方法论的核心。我们可以将模式理解为人们认识和解决问题的思想和行为方式。医学模式（Medical model）又叫医学观，是指在不同历史阶段和科学发展水平的条件下，在医学实践活动过程中逐渐形成的观察和处理医学领域中有关问题的基本思想和主要方法，其核心就是医学观。它研究医学学科的属性、职能和发展规律，是哲学思想在医学中的反映，是人们考虑和研究医学问题时所遵循的总的原则和总的出发点，是人们从总体上认识健康和疾病及二者相互转化的哲学观点，包括健康观、疾病观、诊断观、治疗观及预防观等。医学观影响着整个医学工作者的思维及行为方式，从而使医学带有一定的主观倾向性和习惯化的风格与特征[1]。

由于医学学科包括认识和实践两个主要方面，所以医学模式也就包括医学认知模式和医学行为模式。前者是指一定历史时期人们对医学学科自身的认识，即医学认识论；后者则是指在一定历史时期人们的医药实践活动的行为方式，即医学方法论[2]。医学模式是从人类实践中抽象出来的一个理论上的概念，常用语言文字或图像表示。医学模式一经形成，便会成为医学实践的指导。但是，医学模式不是具体的医学实践，也不是对某一个医学问题从实质上进行的具体认识，它是一个在形式上对医学学科具有指导意义的理论性的和抽象的方法论。

一、医学模式发展史

1. 神灵主义医学模式

神灵主义医学模式（Spirtualism medical model）是远古时代的基本医学模式。在远古时代，由于知识与技术的落后及生活资料的匮乏，人们认为人世间的一切都是由超自然的神灵所支配，而疾病则是神灵对人类不端行为的惩罚或者是妖魔鬼怪附身所致，即"神赐疾病"，所以将患病称为"得"病，对待疾病则依赖巫术驱凶祛邪，而死亡是"归天"，是灵魂与躯体分离，是灵魂被神灵召唤去了。这种把人类的健康与疾病、生与死都归之于"无所不在"和"神通广大"的神灵，就是人类早期的健康与疾病观，即神灵主义医学模式。目前，在一些落后的国家和地区这种观点还很盛行，同样在一些科技发达的区域，这种观点也并没有完全消退。神灵主义医学模式可能在相当长的一段时间内长期存在。其原因是多样的，如社会政治方面、精神心理方面及科学技术还不够发达等造成的结果。当然，存在并不意味着必然合理[3]。

2. 自然哲学医学模式

自然哲学医学模式（Natural philosophical medical model）的代表人物希波克拉底（Hippcrates），是被西方尊称为"医学之父"的古希腊著名医生，欧洲医学奠基人，古希腊医师，西方医学奠基人。为了抵制"神赐疾病"的谬说，希波克拉底积极探索人体的特征和疾病的成因，提出了著名的"体液学说"。他认为复杂的人体是由血液、黏液、黄胆汁、黑胆汁这4种体液组成的，4种体液在人体内的比例不同，形成了人的不同气质：性情急躁、动作迅猛的胆汁质；性情活跃、动作灵敏的多血质；性情沉静、动作迟缓的黏液质；性情脆弱、动作迟钝的抑郁质。人之所以会得病，就是由于4种体液的不平衡造成的，而体液失调又是外界因素影响的结果。

希波克拉底借助于自然哲学的思想和思维方式，摒弃了关于鬼神、巫术等荒谬的理论，把碎片状的医药知识上升为系统理论，立足于从物质性、整体性上说明生命现象和疾病。由于他还强调外界环境对疾病的影响，因而有比较明确的疾病预防思想。在治疗原则上，强调自然疗法、饮食疗法、体育疗法、精神疗法等。自然哲学医学模式引导人们走出了宗教神学，它以直观经验和猜辩为基础，对人体生命和疾病的认识都具有朴素唯物主义和自发辩证的思想，立足于整体上去把握人体，是一种典型整体医学观。这种医学观点对以后西方医学的发展有着巨大的影响[4]。

3. 机械论医学模式

从 16 世纪文艺复兴运动起，随着牛顿的古典力学理论体系的建立，形成了用力学和机械运动去解释自然现象的形而上学的机械唯物主义自然观，出现了机械论医学模式（Mechanistic medical model），认为"生命活动是机械运动"，把健康的机体比作协调运转的机械。机械论的医学思想对医学的发展具有双重性，一方面认为机体是纯机械的，从而排除生物、心理社会等因素的影响，而仅仅用物理、化学的概念解释医学现象。另一方面机械论又使解剖学、生理学获得了进展，并进一步抛弃了神灵主义医学模式，因而极大地推动了医学的发展[5]。

4. 生物医学模式

英国医生哈维在 1628 年发表《心血运动论》建立血液循环学说作为近代医学的起点，生物医学开始萌芽。进入 19 世纪以后，随着工业化大生产的发展，传染病问题日益突出，有关细菌的形态、结构、分类、活动规律及其同人类疾病之间关系的研究有了很大的进展，许多生物的奥秘和疾病的病因、病理、病位被逐步揭示，生物学家、医学家提出了进化论、细胞学说，发现了微生物等致病因子。这些科学事实使人们对健康与疾病有了较为正确的理解，对传染病的认识及病原微生物的发现，从生物学角度明确了疾病原因，形成了生物医学模式（Biomedical model）。在此基础上，利用了预防接种以预防传染病，并创建了免疫学，陆续研制了各种疫苗。几十年来，使传染病发病率明显下降，从有病治病进入未病防病的时期。这种医学模式主导下的肿瘤病因认识，主要着眼于生物学的细胞、基因及可对它们产生比较大的影响的物理、化学和生物因素。

生物医学模式可以简单地解释为：细胞病变—组织结构病变—功能障碍。人们运用生物与医学联系的观点认识生命、健康与疾病。在关于健康与疾病的认识中，人们认为健康是宿主（人体）、环境与病因三者之间的动态平衡，这种平衡被破坏便发生疾病。这种以维持生态平衡的医学观所形成的医学模式，即生物医学模式。其基本特征是把人看作单纯的生物或是一种生物机器，即只注重人的生物学指标的测量，忽视患者的心理、行为和社会性，认为任何疾病（包括精神病）都能用生物机制的紊乱来解释，都可以在器官、组织和生物大分子上找到形态、结构和生物指标的特定变化。生物医学模式是医学发展的重大进步，研究生物体本身结构和功能及其对各种内、外环境因素的生物反应和疾病过程，至今仍是医学研究的基本课题，也是目前的主流认识[6]。

无疑，生物医学模式对现代西方医学的发展和人类健康事业产生过巨大的推动作用，特别是在针对急、慢性传染病和寄生虫病的防治方面，使其发病率、病死率大幅度下降。在临床医学方面，借助细胞病理学手段对一些器质性疾病做出定性诊断，无菌操作、麻醉剂和抗菌药物的联合应用，减轻了手术痛苦，有效地防止了伤口感染，提高了治愈率，降低了术后病死率等。

然而，必须同时看到这种模式受"还原论"和"心身二元论"的影响，有很大的片面性和局限性：①仅仅从生物学的角度去研究人的健康和疾病，只注重人的生物属性，忽视了人的社会属性。②在临床上只注重人的生物机能，而忽视了人的心理机能及心理、社会因素的致病作用。③在科学研究中较多地着眼于躯体的生物活动过程，很少注意行为和心理过程。④思维的形式化往往是"不是……就是……"（如不是病，就是健康）。因而对某些功能性或心因性疾病，无法给予正确的解释，更无法得到满意的治疗效果，这样就必然不能阐明人类健康和疾病的全部本质。⑤这种模式是一种行而下的认知方式："只看到了它们的存在，看不到它们的产生、发展和灭亡；只看到了它们的静止状态，而忘记了它们运动变化的状态和相互联系性。"因此，遗憾依然存在，至少，生态、社会、心理等因素均未被考虑在内。它要求人们像对待传染病一样，对待诸如肿瘤、心脑血管等疾病，这显然是有很大的欠缺的[7-9]。

5.生态医学模式

生态医学模式（Ecological medical model）是通过人与自然的和谐度来审视医学及其相关领域。进入20世纪初，人们认识到疾病的发生除病原体这一外因外，还与人体内、外环境之间的生态平衡受到破坏有关，进一步提出了生态医学模式。生态医学初级阶段侧重外环境，即自然环境和社会环境对人体的作用，而后期阶段则注意人体内环境（微环境、微生态）的作用，即人要健康长寿，必须内、外环境统一，并且要保持体内正常微生物间的微生态平衡，从未病防病进而为无病保健。在这一理论基础上，国内外发展了多种多样的微生态制剂，以恢复和保持体内微生态平衡，达到保健的目的。从整体来看，这种医学模式，可视为对传统中医医学模式精神在更高层次上的一种"回归"。因为它强调人与自然的和谐，人体内在的协调，而这些则正是传统中医医学模式的主旨。对肿瘤的认识方面，这一模式也有其进步之处，因为在它的影响下，与肿瘤发病有关的内、外生态环境因素得到了高度重视，并在很大程度上促进了环境相关疾病的研究进展[10]。

生态医学模式以系统论为指导，强调把健康和疾病放在全方位的背景下考察，认为人是一个多层次的相互联系、相互作用、相互制约的有机整体，人的健康和疾病取决于这个复杂系统中各层次、各子系统的相互作用，以及人体与外界自然环境和社会环境的相互作用[11-12]。疾病的发生除病原体这一外因外，还与人体内、外环境之间的生态平衡受到破坏有关。生态医学模式虽然强调了人体内、外环境之间的生态平衡问题，但是对于疾病与健康的解释还存在着很大的问题，比如，没有说明人体与环境之间的平衡是通过什么方式受到破坏的，破坏到何种程度就会出现疾病，也没有说明人与环境都是在动态地改变的这一特点。

生态医学模式持有和谐平衡观，与自然界及其他生物共生共存、相互适应、协调发展。要求在对医学中关于人的健康、疾病、诊断、治疗、护理等相关学科理论的构建时，必须给包括病原体在内的自然界的其他成员以相应的存在空间；对于那些不和谐的因素、影响平衡的因素应通过相互磨合与调整的方式加以解决，对那些不能适应的问题的干预应该采取多元化的手段而不仅仅是简单地去除或回避。生态医学模式还主张协调发展。某些科学技术成果的运用，有可能对生态环境和人类社会造成重大冲击，破坏人类自身的协调发展。在现代医学中表现为医源性与药源性疾病、不合理的医疗资源配置、医疗高新技术的过度应用、医患关系的恶化、高额的医疗费用等，而这些都有望在生态医学模式中得到缓解甚至是解决，从而使现代医学回到协调、科学发展的良性循环中来。同时，现代医学的协调发展与社会的可持续发展又是相互依赖的。社会的可持续发展改善了人类的生存环境和生活条件，为现代医学的协调发展提供外部条件。现代医学有着公平、公正的原则，这就使得人人都能享受同等的医疗资源，生理、心理、社会健康都有保障，也能与生态环境协调发展，从而推动社会的可持续发展。这为人们真正做到从生态学、社会学的角度防治疾病提供了可能性[13-14]。

但是，生态医学模式也存在着一些问题。例如，生态只是影响生命和健康的众多因素之一，而非全部；生态有其明确的范围，不能无限扩大；生物医学是整个医学的基础，生态医学要成为科学，必须植根于生物医学的基础；生态医学很难成为一种独立的医学模式，只能是生物－心理－社会医学模式的补充。杜治政认为理想的医学模式应当是生物－心理－社会－生态医学模式[15]。

6. 生物－心理－社会医学模式

到了 20 世纪中叶，随着社会的发展和医学研究的深入，认识在不断提高，现代社会中生物因素所导致的疾病有所减少，非生物因素所导致的疾病却不断增加。因此，人们认识到健康与否或疾病是否发生还与社会、行为和心理等因素有关。现代人们几乎已不再恐惧传染病，但心血管病、脑血管病和恶性肿瘤等依旧威胁着人类的健康，而这些疾病与心理紧张、环境污染、社会文化、个人行为等密切相关。人不仅具有高级生物的一切特性，同时也具有社会属性，并受文化、伦理等因素的影响。这些因素不仅诱发许多疾病，而且也影响个体的健康、长寿及许多疾病的发展和转归等。美国医学家恩格尔（G. L. Engle）首先指出生物医学模式的缺陷是"疾病完全可以用偏离正常的、可测量的生物（躯体）变量来说明；在它的框架内没有给疾患的社会、心理和行为方面留下余地"。同期布鲁姆提出的环境健康医学模式，进一步修正和补充了影响人群疾病与健康的主要因素为环境因素、生活方式与行为因素、生物遗传因素、医疗服务因素。故此，恩格尔在 1977 年提出了"生物－心理－社会医学模式"（Biological, psychological and social medical model，又称身心医学模式）。"生物－心理－社会医学模式"在整体的水平上将心理作用、社会作用和生物作用有机地结合起来，揭示了三种因素相互作用导致生物学变化的内在机制，形成了一个适应现代人类保健治疗技术的新医学模式。生物－心理－社会医学模式能指导人们更全面、更客观地观察和解决现代的健康和疾病问题。特别是对极其复杂的肿瘤之类疾病的病因、发病机制及防范等的认识和应对，更突显其重要意义。该医学模式反映了医学技术的进步，从更高层次上实现了对人的尊重，标志着医学道德的进步[16-17]。

即便如此，这种医学模式仍然存在着很大的局限性。因为它只是以致病因素为出发点去认识疾病和处理疾病的，是以"疾病为本"的一种医学模式，也可称为"疾病医学模式"。另外，这种模式将心理和社会因素对疾病的发生、发展中所起的作用过分地夸大了。事实上，临床医学及基础研究的结果表明，心理和社会因素对于所有疾病，即使是心理和精神疾病，心理和社会因素所起的作用也是十分有限。这是因为处于同样的心理和社会环境中的人很多，为什么只有很少的一部分人具有心理和精神疾病而绝大部分人并没有这种疾病呢？另外，该模式无法体现生态环境在人类健康中的重要作用，因而这种模式是不全面的[18-19]。

7. 整体医学

20 世纪以来，随着理论物理学的巨大进步，尤其是相对论、量子力学和量子引力论的提出，科学对世界本原认识上的进步极大地拓展了人类的视野。系统科学、复杂性科学的出现，以往不被认为是科学的人类知识体系，其科学价值日渐被人们所认识；以往不被认为是科学的方法被纳入了科学的研究过程。今天，人们已经开始不再把复杂系统的问题归结为简单系统的问题，而是直面复杂性，开始按照复杂系统的本来面目对其进行研究。现代自然科学的进展，引发了科学观念的变革，极大地拓展了科学的疆域，同时也带来了对东方古代科学的理念、方法的重新审视。在生命科学领域，现代西医的整体化及医学模式的变革，传统中医的现代化及与现代科学技术的结合，使得中西医这两种理念和方法截然不同的两大医学体系，正在从不同的方向汇聚，融合成一门新的医学体系——整体医学（Holistic medicine）[20]。

所谓整体医学是相对于现代主流的以"还原论"为基础、以实验分析为特征、将人体按照解剖学的器官系统进行分科、分类进行研究和临床治疗的西方医学而言的。由于疾病并不是按照人体解剖学的器官系统发生特点发生和演变的，而是整个人体对疾病的全身或局部反应，因此，整体医学的思想基础是整体论，方法是实用化研究方法，是将人看作一个整体，其五脏六腑功能之间是相互联系、相互制约的。人的任何一种状态都是脏腑功能相互作用的合力的一种结果和表现 [21]。

整体医学不但将人看作一个整体，而且将人看作自然界的一分子，即所谓的天、地、人三才三位一体，自然环境的变化影响着人的健康和生存状态，人类的活动也影响着自然的状况，自然与人之间的影响是互动的。这也是以东方科学文化为基础的中国传统医学的核心理念。

所谓人是人体、信息、能量三位一体的总称，没有信息只有人体和能量的人是植物人，没有能量和信息的那是尸体。所谓功能医学是在人体形态学基础上的能量和信息间关系的研究，而整体医学研究的不但是人体、信息、能量三者的关系，而且还研究自然与三者之间的关系。正如一位美国科学家曾经说过："没有物质的世界是一个虚无的世界；没有能量的世界是一个死寂的世界；没有信息的世界则是一个混乱的世界。" [22]

整体医学这个名词不论是在古希腊、古印度还是古代中国，均早已有之。现代整体医学则是基于复杂性科学的理念与方法，将古代传统医学的整体观念与现代科学的实证方法有机结合的、全新的医学体系。其超越了现代科学发展的初级阶段——牛顿力学阶段，即简单科学阶段以循证原则和还原论为基础的当前西方医学的主流发展模式，是与现代科学文化发展最新理论——量子引力阶段相吻合的未来医学发展的方向 [23]。

但是，值得注意的是整体并不能完全准确及时地反映局部情况，而局部变化扩展和反映到整体也需要时间和空间。另外，强调整体而轻视或者忽略局部会造成对整体的把握不够准确、理解不够透彻、分析不够具体等后果。而且这种观念会忽略很多的信息，也不利于全面地对疾病进行解析。因此，整体医学也存在着很大的缺陷。

8. 许氏四元模式

四元模式是由四元论发展而来的，而四元论则是基于许氏定律创立的方法论。许氏定律认为：不在同一平面的四个点可以组成最简单稳定的四面体，四面体的4个极点之间相互制约、相互影响、平衡互动。而四元论（或称四元方法论）的基本观点为：对任何事物的认知最少必须包含4个方面的因素，才能真正了解不断变化的事物的本质、全貌和发展趋势。四元论的创立，为人类探索自然、认识客观事物提供了全新的世界观 [24]。

四元模式认为，一个人的健康由先天遗传、生态环境、生活方式和心理意念 4 个要素决定，其中心理意念具有重要的作用。四元模式还认为，每个个体都有其独一无二的生命属性，应该依据生命属性的不同来制订个性化的方案。四元模式为解决当今许多心身健康问题提供了新的思路，四元模式还被广泛应用于婴幼儿成长、家庭教育、人力资源建设等领域。

许先生认为，建立在现代医学体系上的"生物、心理、社会"仍然存在着诸多缺陷。因此，有必要重新审视现有的医学模式，从最简单最稳定的三角体上进行医学模式的革命，建立起新的四元医学模式[24]。四元医学模式的主要内容是，人类生命的本质是由体质、熵流、意识、生态四元素所决定的四面三角体，这 4 个元素之间相互联系、相互影响、相互制约。

四元医学模式中的体质范畴是生命体存在的基础，是生命体在遗传变异和后天获得性的基础上所呈现出的结构形态、运动方式和生理生化(能量信息)上相对稳定的特征，包含了能量信息、体态和机能 3 个方面，其首要特征是能够被感知的稳定性，其第一内容是人体能量信息。因此，体质范畴与"生物 - 心理 - 社会模式"中的"生物"概念相比较，其内涵丰富，外延宽广，更具有现代性和科学性。

四元医学模式中的意识，是指生命个体与生命系统的自觉平衡运动，包含精神和物质两种性状，并能够产生能量。在精神层面它体现在文化传承与心理活动等方面。在物质层面它能传递信息并产生能量交换。这一意识范畴不仅超越了生物 - 心理 - 社会医学模式中的"心理"概念，而且，其蕴含也超出了哲学和心理学中"意识"范畴的域限。例如，将"意识"界定为"具有精神和物质两种形状……在物质层面上能传递信息并能产生能量交换"[25]。

四元医学模式中的生态是指生命成长的环境和状态。对人来说生态是指自然环境和社会家庭环境；对脏器来说生态是脏器存在的人体内部环境，如体温、体液、微生物等；对细胞来说生态是细胞存在的人体内部环境，如体温、体液、代谢产物等。与生物 - 心理 - 社会医学模式中的"社会"概念相比，是一个更高层次的概念。具有全面性、系统性的特征，是对新医学模式"社会"概念的重要发展[26]。

四元医学模式中的熵流是指人类生命体的变化过程和规律，代表了人体能量代谢和信息交换的规律和机制，表现为人体熵值的增减及其影响。包括生命体活动（代谢、形态和能量）的各种现象、产生过程、发生条件及机制，以及内、外环境变化对体质生理活动、能量变化的影响，表现为人体器官、细胞的新陈代谢情况和内外信息的交换变化。这个概念的引入，是四元医学模式的亮点，是对生物－心理－社会医学模式的超越。合理之处在于，它容纳了生命活动中必有的不定因素和变量，更加符合生命活动的变化过程和规律。可以让我们更好地理解生命体的有序性和互动性[27-28]。

总之，建立在"四面体定理"之上的四元医学模式理论，较之其他医学模式更为深刻、全面、系统，为人们认识医学世界提供了新的思维方法。但是，需要注意的是人类生命体的变化过程和规律本身并不是熵流。能传递信息并产生能量交换的物质系统并不适合都包含在"意识"范畴之中等。

9. 中医医学模式

中医医学模式大致可以划分为三个阶段：第一阶段是《黄帝内经》问世以前至医学萌芽时期，此期间产生的是以巫医学为主要特征的神灵医学模式；第二阶段是从《黄帝内经》成书到《伤寒杂病论》的出现，此期间可以认为是自然哲学医学模式；第三阶段则是以《伤寒杂病论》问世以后，确立了以整体平衡观为特征的生态医学模式。此后近2000年中医医学模式没有显著的演变[29]。

中医学认为"天人合一"，人体本身是形、气、神的统一体，人体的生命状态是机体对内、外环境作用的综合反应。中医学不是机械地看待"疾病"，而是把"疾病"与健康看作是一个整体，是阴阳两个方面。"疾病"的表现只是人体在一定内、外因素共同作用下，在特定的时间和空间的失衡状态。同时，中医承认世界是物质的和运动变化。因此，中医理论与现代西方哲学思想存在着一些不谋而合的观点。例如，"天人一体的整体观""阴阳五行的物质观""辨证论治的恒动观"等。另外，在治疗上，中医理论强调既要祛邪，更要扶正，强调机体正气的作用，通过调节人整体机能状态达到愈病的目的。中医调和疾病的手段很多，归纳起来主要有药物和非药物疗法两种。其总的目标是使得整体阴阳趋于平衡，达到健康目的[30]。

在20世纪后半叶，对自然环境的污染日益严重。由于人类对环境的堪忧，有学者提出了生态平衡的理念。认为可以将这一理念同样引入生命机体。其理由是我们的生命机体也应该维系一种各要素处于相对平衡的状态，包括疾病和健康也要求处于平衡状态，并认为这种"以人为本"、以整体的人与自然、人与社会及人体内各要素之间保持相对动态平衡为原则的医学是 21 世纪人类追求的更高目标 [31]。

如果把中医整体观和阴阳平衡论看成是中医的生态医学模式，那么中医整体平衡医学模式与西医生物－心理－社会医学模式相比较更加有合理性和先进性。自中医的奠基之作《黄帝内经》问世以来，中医学在医疗实践中，一直把人置于天地之间，放于社会之中，把人看作自然人、社会人进行疾病的诊治。外参天文、气象、地理环境、社会政治、经济条件、人事关系、民俗风尚对人的影响，内察人的体质、性格、生活习惯、精神因素、情志活动、心理状态对人的作用。总之，中医在诊治疾病过程中，医生不仅诊察疾病本身，而且要对与人的健康有关联或有影响的各种因素，都必须一一参详。同时从内容来讲，中医学理解的"生命"比"生物"更深刻，"心神"比"心理"更丰富，"环境"比"社会"更全面。因此，从这几个层面上看，中医生态医学模式比西医生物－心理－社会医学模式的内涵更丰富，也更全面 [32]。

事实上，中、西医学之所以沿着两条不同的发展模式发展，这是由于东西方文化根基和哲学指导思想的不同所导致的。也因此有了 100 多年来的中西医学之争的历史。中医是以东方文化的"道法自然，阴阳互根，和谐共演"的生态平衡法则为根基的；而西医则是以达尔文主义的"物竞天择，适者生存，不适者被淘汰"的生存竞争法则为依据的。因而两者在认识和处理"疾病与健康"的问题上也就存在很大的差异。中医不是问疾病从何来，而是关注疾病和健康处于一个什么样的对峙状态。在天人之间的相互作用中，以人的健康生态和谐为目标，以对人的"生生之气"自我实现健康的能力和疾病时的痊愈能力的认识来决定其保健（保护和促进健康）养生和防病愈病的实践行为。而西医则是首先问病从何来，即是首先找到病因，然后分析其病理，再确定其病位。西医不论是在生物医学模式和身心医学模式阶段均是以"病因论"为前提，强调的是致病因素是什么？其病理病位何在？这是西医的认识出发点。然后以其疾病的消亡为主要目标，其临床实践行为是采取以各种强效的药力进行对抗或手术切除、替代等手段来消除病因，纠正病理，清除病灶，通过去除疾病而被动延长生命，维护健康。这在一定程度上达到了提高自身的健康能力和延长人的实际寿命的目的。中医认为人体的动态平衡、稳态或和合态就是健康。因而治病的根本原则就在于"法于阴阳，和于术数"，亦即采取了调节、调和为主的治疗方法，将失衡的状态调节到动态平衡状态、阴阳和谐态，即通过调动人体内的调节能力和自愈能力主动发挥延长生命、促进健康的目的[33-34]。

但是，人体的调节能力和自愈能力是有限的，即使是利用了中医的各种手段和药物，将人体的机能发挥到最大程度，又如何能确保疾病的治疗达到快速治愈？尤其是一些器质性疾病，如室间隔缺损，即使采用多少种中药和结合何种技术手段，将人体的机能发挥到何种程度，也不可能将这种疾病治愈。尤其是中医对疾病认识上的粗浅性和笼统性，不够具体和细致，就不能保证疾病的治疗能真正具有个体化特征，因而效果也比较差。另外，中医经常说人体阴阳失衡，目标是要调和阴阳，那么阴阳平衡与失衡的标准是什么？调和的目标是什么？如果仅仅凭借医生自己的判断而缺乏具体的标准，则必然由于人体感官的粗糙性和敏感性的不同，不但影响疾病的早期诊断和治疗，而且也会影响疾病治疗的疗效判断等。也可能正是因这些原因，中医现在也开始检测血液中的一些指标以指导治疗，而不仅仅采用望、闻、问、切等经典方法。如不将病因去除，则为对症治疗，非对因治疗，应该对症和对因治疗相结合，才可能达到比较好的效果，即祛邪与扶正相结合的效果可能会更好。虽然中医也强调祛邪，但是如果对"邪"的本质在认识上存在很大的不足或先天性的缺陷，那么怎么可能真正采取有效的手段进行有针对性的"祛邪"呢？

另外，还有人提出了一些医学模式，如"人工－自然－生态医学模式""大小宇宙相应模式""卫生生态学医学模式"等。这些模式各自有一定的优势，也存在着明显的缺陷，这里不再详细介绍。

二、医学模式的历史演变

通常人类用特定的模式来解释各种自然现象。模式，就是用于解释自然现象、消除困惑的信仰系统。医学模式就是人类解释健康—疾病现象的信仰系统。在人类的历史长河中，用于解释健康—疾病的医学模式经过多次变迁，反映了人类认识自然的螺旋式上升的演进过程[35]。

客观地看，无论是东方还是西方，在19世纪自然科学迅猛发展之前，建立在临床实践基础上的经验医学模式对疾病的理解都十分笼统，"知其然不知其所以然"，医生只能是根据自己对患者的简单观察和分析，结合自己或他人的经验，采用笼统的"调整阴阳""扶正祛邪""控制引起体液失衡的原因"等理论来指导治疗，因为没有针对性的、立竿见影的诊断和治疗手段，只能强调通过饮食调理、按摩、锻炼、养生等自然途径来促进康复。医生的具体治疗手段主要是建议患者通过生活方式的改变进行疾病的治疗，给予非特异性的药物和其他辅助手段来支持身体功能的恢复，缓解疾病的进程。通过健康的生活方式来维护健康的模式（正气存内，邪不可干）是当时主要的医学实践之一[36-37]。

然而，无论是建立在临床经验之上的西方体液平衡医学模式还是东方阴阳平衡医学模式，对生育过程中出现的母婴高死亡率及传染病的大规模流行等方面的问题，基本上无能为力。

经验医学模式统治医学界2000多年。直到19世纪才被以生物医学为基础的理性医学模式逐渐取代。19世纪早期，在政治和社会变革及文化思潮的影响下，唯物主义开始占据优势并促进了自然科学和技术的发展，随之新的理性医学概念和生物医学模式开始出现。例如，最重要的医学问题必须在微生物中求得解决，健康与疾病的问题必须用生理学和生物化学的实验结果来回答等。

然而，建立在近代自然科学基础上的生物医学模式追求因果性规律，把理性片面发展为"工具理性"，用"观察，假设，求证，结论"的逻辑对生命过程进行越来越细致的分析，完全背离了理性的完整性，使得健康—疾病的过程很容易被误解为一系列精密的机械和化学步骤的总和，生物因素（甚至是理化因素）决定一切。人体各部分的有机整合，人与环境的互相影响，躯体、精神和社会的和谐及其之间的关联都被忽视了，人的医学被还原为普通意义上的生物学，还原为生物物理学和／或生物化学，甚至进一步还原为非生物学意义上的物理学和化学。经验医学中宝贵的整体医学观在生物医学模式控制传染病的凯歌声中被无情地抛弃了。然而，人，并不是单纯的生物人，人的社会属性决定了人的健康—疾病状态决不会仅由生物属性决定，人的社会属性也发挥着重要作用。即使是传染病的发生和流行，也受许多非生物学因素包括国际和国内旅游、生物恐怖、医院感染、移民和城市化等的影响[38-41]。例如，2002年在中国广东顺德发现第一例严重急性呼吸综合征（SARS）

患者，随后该病迅速通过国际和国内人员往来扩散至东南亚乃至全球，直至2003年中期疫情才被逐渐消灭。这是非生物因素影响疾病发生和流行的典型例子。

自20世纪下半叶开始，随着人类文明的发展和科学技术的现代化，影响健康的非生物医学因素越来越多，在健康—疾病的动态平衡中的作用也越来越重要。以生物医学模式为指导的高度专业化、分科化和局部化的现代医学的弊端也越来越明显。20世纪50年代，发达国家基本上控制了传染性疾病和感染性疾病，但是，心脏病和恶性肿瘤等慢性非传染病则逐渐增加并开始威胁人类的健康。由于单因单病的生物医学模式指导不了慢性病的防治。科学家开始研究新问题，总结新经验。始于20世纪40年代的弗兰明汉心脏研究是对心血管疾病进行的代表性研究，始于20世纪50年代的杜尔和希尔开展的吸烟和肺癌关系的研究是对癌症进行的标志性研究，这些有关慢性病的研究为现代医学预防和干预非传染病的危险因素等提供了大量可靠的科学根据。到了20世纪70年代，已经有足够的科学证据提出"健康危险因素"的概念和"多因多病的生物－心理－社会－环境新医学模式"[42-43]。新医学模式认为，疾病的产生除了生物学原因之外，人的心理、社会、环境因素也会发挥很大影响。因此，对于国民健康来说，最重要的不仅仅是医疗，还包括改变自然和社会环境及调动人们维护自身健康的积极性，改变不健康的行为和习惯。人们追求的应该是主动保持健康，不应该是疾病时被动看病。

始于20世纪40年代，因健康新需求和科学新进展所产生的多因多病的生物－心理－社会－环境新医学模式，到20世纪70年代基本成熟。在多因多病的生物－心理－社会－环境新医学模式的指导下，西方从决策者、医护人员到媒体和普通老百姓都积极维护自己的健康，抽烟、酗酒、缺少运动、肥胖和高脂饮食等健康危险因素已经成为西方家喻户晓的名词。通过预防和控制心血管疾病，从1972年到2004年，美国心血管病的病死率下降了58%[44]。需要指出的是，西方医学在19世纪实现医学模式转变的过程中，矫枉过正，开始忽视了经验医学模式中宝贵的整体医学观。值得庆幸的是在20世纪70年代现代医学实现从生物医学模式向生物－心理－社会－环境医学模式的转变中，整体医学观重新被予以重视。在疾病和健康方面，将人作为一个整体进行研究和分析，这具有很大的进步，因为人体从来都是一个整体而并非单个局部，是所有的局部有机组成的一个整体。因而从整体上考虑更符合实际情况。但是，即使如此，整体医学也只是医学模式中的一个，并未能有效地解决健康和疾病中的所有问题。尤其是对目前严重影响人类健康的多因素、多基因复杂疾病，还处于十分迷惘的阶段。例如，对于原发性高血压发病机制的认识，与 100 多年前的认识相比，没有本质上的差别。关键原因可能就是由于医学模式的落后，对于发病机制的认识不足造成的。

三、现代医学发展的困惑

医学发展到现代，已经经历了几千年的时间。基于科学技术和人类的认知水平，每个时代均出现过特征性的医学模式。如今，随着科学技术的进步，人们对疾病的认识有了更新、更先进的手段。但是，对于绝大部分疾病的发病机制，目前还不是很清楚，因而在疾病的诊断、治疗和预防方面仍然没有更好的办法。尤其是一些多因素、多基因复杂疾病，人类的认识还停留在"危险因素"方面，即将一些"危险因素"通过某种机制与疾病关联起来，认为这种因素和某种疾病有关或者统计学上相关，并将其归结为疾病可能"病因"或者"危险因素"。虽然在群体疾病中，这种理念有一定的价值。但是，在临床实践中，这种"病因"或"危险因素"的概念并不能对个体的疾病情况进行准确的解释，而且"病因"或"危险因素"与个体的发病之间并不存在必然的联系，这与人们日益要求的临床诊断、治疗和预防的早期化、个体化、精准化的要求差距甚远。由于目前的疾病谱和死亡谱主要是多因素、多基因复杂疾病，所有的医学模式均无法对此类疾病进行合理的解释。因此，如何破局，是大家都在思考的一个非常重要而迫切的问题。

伟大的科学家爱因斯坦曾经说过：一个问题要解决，用原来产生这个问题的思维模式去解决是完全不可能的，因为这个问题是原来的思维模式产生的，用现有的思维模式去解决问题是不可能的。因此，我们需要一种新的思维模式，并期望它能突破传统思维模式中线性、确定的、有序的逻辑思维模式，将思维模式扩展到非线性、不确定和无序的领域，从而为解决旧医学模式无法解决的多因素、多基因复杂疾病提供认知前提。

参考文献

[1] 杨晓煜，黄燕芳. 医学模式与哲学 [J]. 医学与社会，2000，13（4）：13-14.

[2] 李恩. 医学发展的认识论与方法论 [J]. 疑难病杂志，2007，6（2）：126-127.

[3] 乔蕤琳. 人类医学模式的历史走向研究 [D]. 哈尔滨：哈尔滨医科大学，2010.

[4] 张养生，杨月明. 自然哲学医学模式的系统认识 [J]. 陕西中医，2002，23（9）：819-821.

[5] Helman C G，黄文涌. 生物医学解释的局限性 [J]. 中国社会医学杂志，1992（4）：177-179.

[6] 胡盛麟，陆志刚. 生物医学模式及生物医学模式转变的必然性 [J]. 中国高等医学教育，1993（3）：33-36.

[7] 彭瑞聪，常青，阮芳赋. 从生物医学模式到生物心理社会医学模式 [J]. 自然辩证法通讯，1982（2）：25-30.

[8] 朱雅丽，原新. 人口健康：从生物医学模式到生态系统途径 [J]. 人口研究，2008（6）：55-58.

[9] 吴春容，张呈友. 生物医学模式及其局限性 [J]. 中国社区医师，1999（4）：8-9.

[10] 刘典恩，吴炳义，王小芹. 生态医学模式及其主要特征探析 [J]. 医学与哲学，2013，34（1）：14-18.

[11] 谭得俅. 以系统论为指导，全方位贯彻现代医学模式 [J]. 医学与社会，1999，12（4）：29-32.

[12] 于秀萍，刘典恩，刘文秀，等. 生态医学模式的理论基础研究 [J]. 中国当代医药，2010，17（12）：14-16.

[13] 潘远根.《内经》创立的生态医学模式 [J]. 湖南中医药大学学报，2005，25（4）：22-23.

[14] 李艳梅，王娅敏. 对生态医学模式的思考 [J]. 医学教育探索，2005，4（5）：339-341.

[15] 杜治政. 关于生态医学：是补充，不是取代 [J]. 医学与哲学，2014，35（3）：5-8，81.

[16] 梁渊，田怀谷，卢祖洵. 生物－心理－社会医学模式的理论构成 [J]. 中国社会医学杂志，2006，23（1）：13-15.

[17] 王雨欢，刘大武. 谈生物心理社会医学模式 [J]. 医学信息，2002，15（8）：525.

[18] 刘卫新. 浅析生物－心理－社会医学模式 [J]. 健康必读月刊，2011（3）：36-37.

[19] 卡罗尔·瑞夫，伯顿·辛格，翟宏，等. 新千年的挑战：生物心理社会医学模式 [J].

赣南师范学院学报，2001（5）：9-13.

[20] 许兰萍. 以整体医学观整合现代医学：促进一场医学观念上的革命 [J]. 中华老年多器官疾病杂志，2009，8（6）：572-576.

[21] 胡大一，刘梅颜. 整体医学：医学发展之大势所趋 [J]. 中国医药导刊，2007，9（2）：166.

[22] 李恩. 系统论、控制论、信息论与整体医学（二）[J]. 疑难病杂志，2007，6（5）：318-319.

[23] 张向阳. 一元医学模式：整体医学 [J]. 中医临床研究，2010，2（20）：119-121.

[24] 许诚. 四面体定理、四元论和四元医学模式（上）[J]. 医学与哲学，2007，28（21）：77-80.

[25] 刘虹. 认识和分析医学世界的新理论：《四面体定理、四元论和四元医学模式》评析 [J]. 医学与哲学，2008，29（2）：77-78.

[26] 许诚. 四面体定理、四元论和四元医学模式（下）[J]. 医学与哲学，2007，28（12）：69-74.

[27] 刘虹. 认识和分析医学世界的新理论：《四面体定理、四元论和四元医学模式》评析 [J]. 医学与哲学，2008，29（2）：77-78.

[28] 刘劲杨. 还原论的两种形相及其思维实质 [J]. 自然辩证法通讯，2007（6）：25-31.

[29] 黄宇琨，黄宇琛，邱氟. 中医的医学模式探讨 [J]. 河南中医，2011，31（11）：1236-1238.

[30] 何立蓉. 中医医学模式的思考 [J]. 课堂内外·教师版，2013（3）：51.

[31] 郭海涛. 在中医学模式中谈平衡 [J]. 河南中医，2004，24（4）：11-13.

[32] 李寅超，赵宜红. 从医学模式的变迁论中医整体模式的价值与特色 [J]. 时珍国医国药，2008，19（2）：480-481.

[33] 陈保红，李寅超，赵宜红. 试论中医医学模式的科学价值与特色 [J]. 中医研究，2007，20（6）：9-11.

[34] 许宇鹏，许文勇，陈守鹏. 简析中医医学模式与生物心理社会医学模式的关系 [J]. 江苏中医药，2006，27（9）：13-14.

[35] 方福德. 当代生物医学模式的转变及其管理对策 [J]. 中华医学科研管理杂志，2002，15（4）：204-205.

[36] 余前春. 西方医学史 [M]. 北京：人民卫生出版社，2009.

[37] 倪红梅，程羽，郭盈盈，等. 治未病思想与中医健康管理模式研究探索 [J]. 南京中医药大学学报（社会科学版），2013，14（1）：16-18.

[38]　谢蜀生.人类基因组计划与医学模式 [J].医学与哲学，2000，21（9）：20-21.

[39]　王一方.医学是科学吗 [M].桂林：广西师范大学出版社，2008.

[40]　黄建始，Angus Nicoll，等.传染病发现与确认项目报告 [R].北京中国医学科学院 / 北京协和医学院 / 英国驻华大使馆科学与创新处，2008.

[41]　常静.中英合作项目：Foresight Ⅱ研究发现 47 个影响未来传染病在中国发生和流行的主要危险因素 [J].中华医学信息导报，2008（22）：7.

[42]　黄建始.落后过时生物医学模式统治我国医疗卫生领域的现状不能再继续下去了（上）[C]// 第十一次全国行为医学学术会议暨广东省行为医学分会首次学术年会.2009.

[43]　曾光.中国公共卫生与健康新思维 [M].北京：人民出版社，2006.

[44]　黄建始.从医学模式的演变探讨健康管理的实质 [J].中华健康管理学杂志，2010，4（1）：3-9.

第三章 科学新理论与医学

多年来，大部分的简单疾病已经被人类成功地认识和控制。但是，多因素、多基因复杂疾病的认识和控制却并没有实质性的进展。例如，原发性高血压（EH）是目前公认的一种多因素、多基因复杂疾病，尽管已有药物可以很好地控制血压，并能较好地降低心血管事件的发生率，但是，对 EH 发病机制的认识还没有突破性进展。随着科学技术的发展和人类认知能力的提高，出现了一些新的科学技术和科学理论。这些新理论突破了人类原有的知识体系，有些甚至完全颠覆了人类的认识极限，其科学性让人叹为观止，并在实践中得到了验证。因此，对于人类认识世界和改造世界具有极大的推动作用。医学科学作为科学大家族中的一员，也同样应该受到极大的益处。准确及时地将这些科学理论应用于医学科学，这对于医学科学的发展无疑具有非常重要的意义。同时，由于旧的理论已经不再能为医学的进步提供更多的动力，而且还可能成为医学发展的桎梏。因此，突破旧理论的束缚，综合新理论的研究成果，改变现有的医学模式，才有可能在目前困扰人类的多因素、多基因复杂疾病的研究方面出现新的、实质性的进展。

一、现代医学模式转变的原因

（一）疾病谱、死因谱的转变

这里疾病谱的含义是，某一地区危害人群健康的诸多疾病中，可按其危害程度的顺序排列成疾病谱。在不同的地区和处于不同时代，疾病的谱带组合情况不尽相同[1]。

在 20 世纪初，威胁人类健康的主要疾病是急性和慢性传染病，以及营养不良性疾病、寄生虫病等。随着 1928 年弗莱明发明的青霉素，1935 年磺胺问世，1941 年 Volkman 发现链霉素，这使得治疗细菌性疾病成为事实。为了预防传染病，1796 年琴纳发现痘疫苗，1978 年消灭天花，1988 年第 41 届 WHO

大会提出全球消灭脊髓灰质炎。新发明的预防接种成为人类治疗某些传染性疾病的重要法宝。20 世纪 50 年代以后，人类的"疾病谱"和"死亡谱"发生了历史性的转变。天花已经被消灭，小儿麻痹症的消亡在地球上已经进入"倒计时"阶段。当人类步入 20 世纪末的时候，原来严重危害人类健康的急性和慢性传染病已经被另外一些疾病所取代。

目前，排在人类死亡"疾病谱"最前列的是心血管疾病、脑血管疾病和癌症。这 3 类疾病仍然严重威胁着人类的健康。同时，由于人口老龄化，糖尿病、老年痴呆、骨质疏松、帕金森病等已成为 21 世纪重点研究及防治的疾病。由于这类疾病是多因素、多基因复杂疾病，通过多年的研究，尽管已经取得了相当大的进步，但是，还远远不够。而目前已有的医学模式并不能准确地解释多因素、多基因复杂疾病。因此，疾病谱和死因谱的变化，促使我们必须要适应疾病谱的变化，建立新的医学模式[2]。

（二）人们对健康水平要求的提高和多样化

随着社会生产力的发展与生活水平的提高，人们对健康的需求也日益增加，如对延长寿命、提高生活质量、改善疾病的预后等的要求也日益增加，并呈现多样化的趋势。我们不能要求每个人都心态平和地、规律地劳作和休息，我们需要做的是如何在不影响个体生活习惯和个性的情况下成功地治疗和预防疾病，做到个体化治疗和精准预防[3]。这在目前的医学模式下显然是做不到的，其主要原因是因为现有的医学模式不支持对多因素、多基因复杂疾病进行形式上的解释，所以不可能指导人类从实质上对这类疾病进行精准的认识。而如果没有弄清楚多因素、多基因复杂疾病的发病机制，那么怎么可能从根本上治疗和预防这些疾病呢？怎么可能满足人们对健康水平的需求呢？所谓的"经验医学"或"循证医学"实际上也是在无法解释疾病的情况下所采用的一种"退而求其次"折中医学而已。因此，人类对健康的要求也推动着新医学模式出现。

（三）环境改变的需要

随着科学技术的发展，不但人类生存的社会环境发生了巨大的变化，而且自然环境也发生了很大的变化；同时，人类的生活方式也与以前有很大的不同。如新出现的转基因食品，这是以前的医学模式中所无法涉及的，但是目前已经悄然进入了大部分人的餐桌，最后变成我们身体的一部分。还有我们每天都生活在大量的电磁波中，环境污染日益加重，社会压力明显加大等。这些变化均导致疾病的种类、影响疾病发病的因素等均出现了强烈的变化，而环境是疾病发生和发展非常重要的一个环节[4]。由于目前现有的医学模式下是无法解决多因素、多基因复杂疾病的，因此，如果依然延用旧的医学模式，那么必然影响对疾病的研究。因此，需要适应环境变化的新的医学模式。

（四）科学技术的推动作用

目前医学领域中，学科日趋分化，产生了许多新学科，如行为医学、病理心理学、分子医学、量子药学等，医学各学科已从不同侧面揭示了人体活动规律及人体与环境的联系。而在高度分化的同时又出现高度综合，以综合为主的新学科也相继产生，如社会医学、环境医学、信息科学、系统科学等。

医学认识手段的现代化，使对疾病的认识趋向于社会化，在一定程度上摆脱了对个体经验的过分依赖，加强了分工协作，不同专业共同参与对疾病的考察，以及他们之间实现认识上的互补，为多学科参与医学实践、为心理学家和社会学家参与医学认识与实践均提供了可能[5-6]。

同时，分子生物学技术的快速发展，如全基因组测序的完成、基因功能的注释等使得对遗传学的了解从孟德尔遗传理论向基因的分子遗传学发展，使得人们对遗传因素在疾病发生和发展中的作用的认识不但具有了可能性，而且还可能更进一步成为现实。这就要求对疾病的认识重新进行规划。

另外，许多新的科学理论的提出，提升了人类对自然和社会认识境界和层次，这导致基于人类认识水准的医学模式也必然会随之发生变化。

（五）现行医学模式的缺陷

前面介绍了几种医学模式，这些医学模式产生于不同的历史和文化背景下。虽然都可以在一定程度上阐明当时的疾病与健康问题，但是都存在着这样那样的缺陷。目前为止，还没有一种模式可以对所有的疾病与问题能从形式上进行有效解释，也没有一个模式既能包括环境因素也能包括遗传因素，可从整体方面、动态地、系统地、准确地解释多因素、多基因复杂疾病。因此，如何建立一个更完整、更准确和更科学的医学模式是人类的需要，也是医学工作者们一直追求的目标。

二、医学科学与复杂性科学

复杂性科学是指以复杂性系统为研究对象，以超越还原论为方法论特征，以揭示和解释复杂系统运行规律为主要任务，以提高人们认识世界、探究世界和改造世界的能力为主要目的的一种"学科互涉"（Inter-disciplinary）的新兴科学研究形态。

复杂性科学兴起于 20 世纪 80 年代，是系统科学发展的新阶段，也是当代科学发展的前沿领域之一。复杂性科学的发展，不仅引发了自然科学界的变革，而且也日益渗透到哲学、人文社会科学领域。英国著名物理学家霍金称"21 世纪将是复杂性科学的世纪"。复杂性科学为什么会赢得如此盛誉，并带给科学研究如此巨大的变革呢？主要是因为复杂性科学在研究方法论上的突破和创新。在某种意义上，甚至可以说复杂性科学带来的首先是一场方法论或者思维方式的变革。"科学是内在的整体，它被分解为单独的整体不是取决于事物的本身，而是取决于人类认识能力的局限性。"客观世界的系统性决定了"实际上存在着从物理到化学、通过生物学和人类学到社会学的连续链条，这是任何一处都不能被打断的链条"。对客观世界全面、系统的认识，需要通过科学的融合 [7-10]。

复杂性科学的研究主要经历了 3 个发展阶段，即埃德加·莫兰的学说（1973）、普利高津的布鲁塞尔学派（1979）和圣塔菲研究所的理论（1984）。复杂性科学主要包括：早期研究阶段的一般系统论、控制论、人工智能；后期研究阶段的耗散结构理论、协同论、超循环理论、突变论、混沌理论、分形理论和元胞自动机理论。我们说医学科学是一种复杂性科学，其原因主要在于医学科学具有复杂性学科如下几个方面的特点。

（一）非线性（Non-linear）

"非线性"与"线性"是一对数学概念，用于区分数学中不同变量之间两种性质不同的关系。苗东升教授认为，可以从本体论（Ontology）和方法论两个层面来认识和区分线性思维和非线性思维。从本体论角度来看，线性思维认为，现实世界本质上是线性的，非线性不过是对线性的偏离或干扰。而非线性思维则认为，现实世界本质上是非线性的，但非线性程度和表现形式则千差万别，线性系统不过是在简单情况下对非线性系统的一种可以接受的近似描述。从方法论角度来看，线性思维认为，非线性一般都可以简化为线性来认识和处理。非线性思维认为，一般情况下都要把非线性当成非线性来处理，只有在某些简单情况下才允许把非线性简化为线性来处理。因此，有学者明确提出："非线性作用是系统无限多样性、不可预测性和差异性的根本原因，是复杂性的主要根源。非线性思维是一种直面事物本身的复杂性及事物之间相互关系的复杂性、运用超越直线式的思维去力争更清晰地理解和把握认识对象的思维方式。"不可否认，在认识简单的事物时，直线式的思维方式有利于提高认识的效率，但是在认识比较复杂的事物时，如果单单为了追求一种简单性、便捷性、效率性、因果性，而抛却事物的复杂性，我们得到的会是一种"假象式"的认识结果。实际上"随着我们的思维范式由线性（原子论、还原论）向非线性（系统论）的转变，我们对自然和社会的本来面目的认识就更加深刻"[11-13]。

事实上，由于人体与外界环境是相互联系、相互影响、相互作用的，一个因素必然通过某种方式与其他因素或现象相互联系，只不过我们平时所用的医学知识或者所研究的联系只是线性相关，即使非线性相关，也通过数学方法将其转化为线性相关再进行研究。这种思维方式一直在起作用，并将在简单的事物联系中仍然发挥作用。目前所有的医学模式，也是一种线性的思维方式，对于疾病发生的解释、理解和研究也是线性的。而在这种模式指导下的医学实践也是线性的。在实践中，这种线性思维方式在单因素、单基因简单疾病中得到了印证，因而促进了人们对这种思维方式的首肯，其原因可能是由于单因素、单基因简单疾病的发生机制比较简单，因而能近似地解释疾病及其发展规律，从而在一定时期促进了医学学科的发展。

但是，由于疾病谱和死亡谱的变化，近几十年来多因素、多基因复杂疾病成为对人类健康影响更大的疾病。尽管全世界的科学家经过多年的努力，花费了大量的金钱和时间，但还是无法应用线性思维和线性方法解释这种复杂疾病。因而如何阐明多因素、多基因复杂疾病的发病机制成为目前医学科学进一步发展的瓶颈。由于许多因素与慢性病有一定程度的联系，但是基本上均表现为非特异性、多变性和不确定性等特点，因此，目前对于多因素、多基因复杂疾病的各因素与疾病之间的相关性是通过"危险因素"进行描述的。其原因就是由于（至少在目前的医学模式下）这种联系不存在线性相关。

由于人体是一个复杂的系统，罹患单因素、单基因简单疾病的人体是一个复杂的系统，而患有多因素、多基因复杂疾病的人体更是一个具有无限多样性、不可预测性和差异性的复杂系统，这完全符合非线性的特点。此外，简单疾病可以通过线性理论进行初步解释，但是并不表明各因素之间真正具有线性相关，而只可能是由于致病因素相对较少而与线性相关之间的符合性相对高。如果是多因素、多基因复杂疾病，由于致病因素复杂多样，根本不可能通过线性相关进行准确解释。由于大量的研究也无法通过线性相关解释多因素、多基因复杂疾病，这从反面也提示疾病与病因之间的关系可能是非线性的。

（二）不确定性（Uncertainty）

不确定性是相对于确定性而言的，是对确定性的否定。在近代科学发展史上，以牛顿力学为代表的经典自然科学向人们展示了一幅确定性的世界愿景，并且认为在这幅愿景图中的空白之处或者不清晰之处只是暂时的，是等待人类去逐渐填充的领域。然而 20 世纪 60 年代以来，现代系统科学中关于混沌现象的研究，却打破了传统科学中把"确定性"与"不确定性"截然分割的思想禁锢，并用大量客观事实和实验表明，正是由于确定性和不确定性的相互联系和相互转化，才构成了丰富多彩的现实世界。著名科学家普里高津曾说："我坚信，我们正处在科学史中一个重要的转折点上。我们走到了伽利略和牛顿所开辟的道路的尽头，他们给我们描绘了一个时间可逆的确定性的宇宙图景。我们却看到了确定性的腐朽和物理学定义新表述的诞生。"事实上，许多学科领域关于"不确定性"的研究成果已经揭示了微观和宏观世界中不确定性的必然存在。例如，量子力学中的海森堡测不准原则、数理逻辑中的哥德尔定理、社会选择理论中的阿罗不可能定理及模糊逻辑等方法的提出，都从不同的学科角度，为"不确定性"成为科学研究的对象提供了前提条件和方法手段。美国密歇根大学地质科学家波拉克（H. N. Pollack）说："科学会因为不确定性而衰弱吗？恰恰相反，许多科学的成功正是由于科学家在追求知识的过程中学会了利用不确定性。不确定性非但不是阻碍科学前行的障碍，而且是推动科学进步的动力。科学是靠不确定性繁荣的"[14-15]。

经典的动力学认为，初始条件的微小变化，对于未来状态所造成的影响的差别也小，但是混沌理论却认为，初始条件的十分微小的变化经过不断放大，对于未来状态的影响会造成极其巨大的差别。系统对各自内、外因素的变化，何时极度敏感、何时可以消化掉而不予理会，对此，人类不是无能为力的，而是非常的无能为力，至少未来相当长的时间内是这样的。这样的结果并不是意味着不可知论，而是由于概率引发的后果。当然，对于规律的把握也可能会随着认识论的发展而对于概率引发的后果的掌控具有一定程度的增加，虽然理论上没有可能对概率进行完全的把控，但是对其一定程度的把控对于人类而言已经足够[16]。

例如，对于人类疾病，某种病因与患病之间并无必然的联系，或者绝对的存在着因果关系。无论是单因素、单基因简单疾病还是多因素、多基因复杂疾病，病因与发病之间存在着很大的不确定性。虽然可能在整体上具有一定的相关性，但是足够多的样本后，我们就可以发现其他二者之间的关系是不确定的，尤其是对于个体而言。比如，我们根本无法准确判断某人会因为吸烟而必然患肺癌，而正是这种不确定性对医学造成了很大的影响。尤其是在多因素、多基因复杂疾病占主导地位的今天，成为医学发展的最大障碍。那么如何深入地进行研究，克服不确定性的影响，增加对疾病的把握度是医学研究要关注的重点和难点。

（三）自组织性（Self-organization）

组织是指系统内的有序结构或这种有序结构的形成过程。德国理论物理学家哈肯依据组织的进化形式把"组织"分为自组织和他组织两类。自组织是相对于他组织而言的。自组织是一个系统内部组织化的过程，通常是一个开放系统，在没有外部来源引导或管理之下会自行增加其复杂性。自组织的本质是一种自我生成的模式。生成的方式与局部的具体性质没多大关系。就像任何对空气分子的研究都无法帮助人们弄明白什么是飓风一样。混沌系统在随机识别时形成耗散结构的过程被定义为自组织。我们一般把不能自行组织、自行创生、自行演化，不能够自主地从无序走向有序的组织称为他组织。他组织只能依靠外界的特定指令来推动组织向有序演化，从而被动地从无序走向有序。相反，自组织是指无须外界特定指令就能自行组织、自行创生、自行演化，能够自主地从无序走向有序，形成有结构的系统[17]。

自组织理论是 20 世纪 60 年代末期开始建立并发展起来的一种系统理论。它的研究对象主要是复杂自组织系统（生命系统、社会系统）的形成和发展机制问题，即在一定条件下，系统是如何自发地由无序走向有序、由低级有序走向高级有序的。吴彤教授认为自组织理论由耗散结构理论、协同论、突变论、超循环理论、分形理论和混沌理论组成。其中，耗散结构理论是解决自组织出现的条件环境问题的，协同论基本上是解决自组织的动力学问题的，突变论从数学抽象的角度研究了自组织的途径问题，超循环理论解决了自组织的结合形式问题，分形理论和混沌理论则从时序和空间序的角度研究了自组织的复杂性和图景问题。一般认为，系统开放、远离平衡、非线性相互作用、涨落是自组织形成的基本条件[18]。

自组织现象无论在自然界还是在人类社会中都普遍存在。一个系统自组织功能愈强，其保持和产生新功能的能力也就愈强[19]。我们把这种无须外界控制和干扰、通过系统自身的调节和演化达到有序的特性称为自组织性，如达尔文提出的"物竞天择，适者生存"，就可以看成是自然界中的生物通过生态系统的自身调节而达到的不同物种之间进化发展的自组织过程。

"自组织"是现代非线性科学和非平衡态热力学的令人惊异的发现之一。从进化论的观点来说，"自组织"是指一个系统在"遗传""变异"和"优胜劣汰"机制的作用下，其组织结构和运行模式不断地自我完善，从而不断提高其对于环境的适应能力的过程。达尔文的生物进化论的最大功绩就是排除了外因的主宰作用，首次从内在遗传突变的自然选择机制的过程中来解释物种的起源和生物的进化[20]。从结构论－泛进化理论的观点来说，"自组织"是指一个开放系统的结构稳态从低层次系统向高层次系统的构造过程。例如，因系统的物质、能量和信息的量度增加，而形成生物系统的分子系统、细胞系统到器官系统乃至生态系统的组织化程度增加；基因数量、种类和基因时空表达调控等自组织化导致生物的进化与发育过程等[21-22]。

生物是由大量细胞组成的高度有序的系统。这种有序性表现在空间和时间上。生物体的空间有序性既表现在生物体的宏观结构上，也表现在生物体的微观基础——细胞的结构上。人体每时每刻都在进行着各种各样的活动，如运动、思考、呼吸、消化等，可是尽管同时进行着多种活动，却能彼此协调、互不干扰，并始终能维持体内的血压、心率、体温、体液等的相对平衡与稳定，从而使人体成为自然界最复杂的统一整体。人体由一个受精卵不断分裂而成。成人身体约含 10^{14} 个细胞，人体的各种组织、器官都是在细胞亿万次分裂中逐一形成的。在这么多次细胞分裂中，先形成什么器官，后形成什么器官都是有确定步骤的 [23-25]。

构成细胞的物质主要是蛋白质和核酸。人体不同的组织和器官由不下 10 万种不同的蛋白质构成，它们主要由 20 种氨基酸组成。一个蛋白质大分子链包含成千上万个各种类型的氨基酸分子，不同类型的氨基酸分子必须严格排列在一定部位，才能组成某种特定功能的蛋白质。然而，成千上万个氨基酸分子组合在一起时可有很多种排列方式。假定每种排列有相等的概率，那么，要组成由 1000 多个氨基酸分子排列成某种蛋白质分子，所要求的特定排列的概率将远小于 $1/10^{130}$。因此，即使氨基酸分子每秒可以变换 100 种排列方式，这种蛋白质分子也要经过 10^{110} 亿年以上才会成功合成一次。然而，宇宙诞生至今只有 100 多亿年，地球的年龄只有 46 亿年。显然，生命的形成不是纯粹由偶然性造成的，而是一种自组织现象 [26-27]。

细胞膜的边界作用和自选择性使细胞处于相对开放状态，调控着细胞与外界环境物质、能量与信息的交换；机体的自稳态是一种特殊的远离平衡态，这种处于细胞生理状态下的动态平衡维持着人体的正常代谢；细胞信号系统网络式结构和耦合反馈式的信息传递形式，发挥出细胞间复杂的非线性作用，使细胞功能协调合作，保证了整体生命功能。之所以如此，就在于人体有强大的自我调节、自我平衡、自我修复、自我更新、自我再生能力，这就是人体的自组织能力。

在正常情况下，人体是一个自组织系统，而在外来或者内在因素的作用下，人体这个开放的系统所处的平衡状态被破坏，这时人体即通过自组织的形式，从一种有序通过不断的自我完善转向另一个平衡，从而体现机体的自我完善能力——代偿能力和稳态维持能力。如果能完全自我完善，则表现为完全代偿状态；而如果不能完全完成自我完善，并在持续不断地完善中，则可能表现为不完全代偿期；如果最终机体还是无法完全代偿，达到了一种新的平衡状态，即失代偿状态，在这个状态中，系统是非稳态的，由于机体可能已经到了代偿的最强大状态，新的稳态不能继续维持，则可能会出现平衡的崩溃，个体死亡。当然也存在着在不完全代偿期，机体可以在医疗或者保健等干预手段的协助下最终完成自我完善，从而维持了机体的稳态，恢复了健康。自组织能力强，就体现在人体生理代谢有序，能随时对抗并清除体内、外环境和遗传因素所致的损伤，表现出来就是健康；反之，则是疾病。而治疗的目的也是增加人体的自组织能力，从而最终康复[28]。

传统中医称人体自组织能力为"真气""元气""正气""肾气""阳气"等，称致病力为"邪气""阴气""瘴气"等。《黄帝内经》云"正气存内，邪不可干""邪不压正""正气充盈，百病不侵"等，即阐明有利于人体的修复之"气"可以纠正不利于人体的损伤之"气"所致的损伤和疾病，从而维持人体健康。因此，只有从根本上增强人体自组织能力，才可能维持真正的健康[29-30]。

（四）涌现性（Emergent properties）

涌现性通常是指多个要素组成系统后，出现了系统组成前单个要素所不具有的属性、特征、行为、功能等特性。也就是说，当我们把整体还原为各个部分时，整体所具有的这些属性、特征、行为、功能等便不可能体现在单个的部分上。而是系统在低层次构成高层次时才表现出来，所以人们形象地称其为"涌现"。涌现性是一个描述复杂系统层次所呈现的模式、结构或特征的科学概念[31]。系统功能之所以往往表现为"整体大于部分之和"，就是因为系统涌现了新质的缘故，其中"大于部分"的那部分功能就是涌现的新质。系统的这种涌现性是系统的适应性主体（Adaptive agent）之间非线性相互作用的结果[32-33]。

我国古代思想家老子的"有生于无"的论断，便是对涌现性古老而又深刻的理解和表达。贝塔朗菲借用亚里士多德的著名命题"整体大于部分之和"来表达涌现性。霍兰说："涌现现象是以相互作用为中心的，它比单个行为的简单累加要复杂得多。"复杂性科学家常借用"复杂来自简单"来表述涌现，认为复杂性是随着事物的演化从简单性中涌现出来的。虽然涌现性是整体的一种现象和特性，但是整体的现象和特性不一定都是涌现。贝塔朗菲区分了累加性与生成性（非加和性）两种整体特征，把整体分为非系统总和与系统总和两种。要清楚地认识到只把各部分特性累加起来所形成的整体特性不是涌现性，只有依赖于部分之间特定关系的特征所构成的生成性（不是加和性）才称得上是"涌现性"。由此可以得出，从部分本身的简单相加来推断、预测涌现现象是不可能的，涌现性是一个描述复杂系统层次所呈现的模式、结构或特征的科学概念[33-35]。

李志勇、田新华等认为："涌现现象是我们周围世界普遍存在的一类现象。例如，在生命、社会、经济等复杂系统中……系统科学把这种整体具有而部分不具有的东西，称为涌现性。"他们写道：复杂事物是从小而简单的事物中发展起来的。例如，为数不多的一组棋类游戏规则会衍生出极其复杂的棋局；一粒种子或一个受精卵逐步发育成一个成熟的有机体；多个细胞组成功能强大的组织器官；而多个器官则能组成一个有思想、有创造性的、独立自主的个体；一个个体独立生活，竟然可以有孤独感；吃的多了，竟然可以出现脑动脉硬化等，这些正是涌现现象的体现。但是，需要注意的是整体的涌现现象既不可从部分本身推断、预测，也不能从整体反推出其构成部分。复杂的人体是由自然界非常常见的小分子物质组合而成的。正是由于涌现现象的存在，才出现了非常独特的、具有复杂功能的人体。在疾病状态下，人体也必然会涌现出不同于单个细胞的复杂反应，这也正是长期的研究告诉我们的：简单的体外细胞和组织学研究并不能直接应用于人体。

三、科学新理论与疾病

由于医学学科具有复杂性科学的所有特点，因此，我们认为医学是一种复杂性科学。复杂性科学早期阶段研究的主要有系统论、控制论、信息论等，而后期阶段研究的主要是耗散结构理论、协同论、超循环理论、突变论、混沌理论、分形理论等。这些理论既为疾病的发生和形成机制的理解提供了基础，也是进一步研究疾病的基础性思维方式和研究方法。只有遵循这些理论提出的思维方式和研究方法，才可能得到正确的、科学的结论，才可能真正理解人体，并进而解析疾病。

（一）系统论与疾病

系统思想源远流长，但作为一门科学的系统论，人们公认是美籍奥地利人、理论生物学家 L. V. 贝塔朗菲（L. V. Bertalanffy）创立的。系统论认为，开放性、自组织性、复杂性、整体性、关联性、等级结构性、动态平衡性、时序性等是所有系统共同的基本特征。这些特征既是系统所具有的基本思想观点，也是系统方法的基本原则。表现了系统论不仅是反映客观规律的科学理论，也是一种科学的方法论。这正是系统论这门科学的特点[36-37]。

系统论的核心思想是系统的整体观念。贝塔朗菲强调，任何系统都是一个有机的整体，它不是各个部分的机械组合或简单相加，系统的整体功能是各要素在孤立状态下所没有的性质。他用亚里士多德的"整体大于部分之和"的名言来说明系统的整体性，反对那种认为要素性能好，整体性能一定好，以局部说明整体的机械论的观点。同时也认为，系统中各要素不是孤立地存在着，每个要素在系统中都处于一定的位置上，起着特定的作用。要素之间相互关联，构成了一个不可分割的整体。要素是整体中的要素，如果将要素从系统整体中割离出来，它将失去要素的作用。正如手在人体中是劳动的器官，一旦将手从人体中砍下来，那时它将不再是劳动的器官了一样[37]。

以往研究问题，一般是把事物分解成若干部分，抽象出最简单的因素来，然后再以部分的性质去说明复杂事物。这是笛卡尔奠定理论基础的分析方法。这种方法的着眼点在局部或要素，遵循的是单项因果决定论，虽然这是几百年来在特定范围内行之有效、人们最熟悉的思维方法。但是它不能如实地说明事物的整体性，不能反映事物之间的联系和相互作用，它只适应认识较为简单的事物，而不能胜任对复杂问题进行研究。在现代科学的整体化和高度综合化发展的趋势下，在人类面临许多规模巨大、关系复杂、参数众多的复杂问题面前，就显得无能为力了[38]。

按照系统论的思想，人类的思维方式与以往相比，发生了深刻的变化。在医学研究方面，由于人体是一个系统，一个极其复杂的系统，而由病因作用于人体后的各种表现还是一个系统，一个更复杂的系统，因而要采用系统的方法进行研究。在研究单因素、单基因简单疾病时，遵循单项因果决定论的思维方式在一定程度上与疾病的发生和发展相符，因而还可以解释疾病的一些问题。但是，面对多因素、多基因复杂疾病时则无能为力。这时，系统论的思维方式与人体这个复杂的系统正好处于相对应的状态，具有很大的优越性，因而系统论思想必然在多因素、多基因复杂疾病的研究和发病机制的阐明中具有重大的价值。

（二）信息论与疾病

信息论是一门以概率论和数理统计为工具来研究信息的度量、传递和变换规律的科学。它主要是研究通信和控制系统中普遍存在的信息传递的共同规律及研究最佳解决信息的获取、度量、变换、储存、传递和控制各种系统信息的一般规律的科学。信息论的研究内容已经扩大到机器、生物和社会等领域[39]。

信息论的研究范围极为广阔。一般把信息论分成三种不同类型：①狭义信息论是一门应用数理统计方法来研究信息处理和信息传递的科学。它研究存在于通信和控制系统中普遍存在着的信息传递的共同规律，以及如何提高各信息传输系统的有效性和可靠性的一门通信理论。②一般信息论主要是研究通信问题，但还包括噪声理论、信号滤波与预测、调制与信息处理等问题。③广义信息论不仅包括狭义信息论和一般信息论的问题，而且还包括所有与信息有关的领域，如心理学、语言学、神经心理学、语义学等[40-41]。

人的生老病死也可以通过信息论来解释。人患传染性疾病其实是细菌或病毒与体内分子相互作用产生的信息。成长是各种各样的外界分子（如蛋白质分子和无机盐类）进入人体内与体内分子相互作用产生的信息。细胞、组织与器官单独或者相互作用产生信息。同时，从另一个角度讲，细胞、组织、器官及人体之间在进行调控时，是如何进行信息交流的？一个细胞怎样在神经或体液调节下产生应答反应？一种蛋白质酶经过怎样的信息传递才引起了一系列的酶促反应的？基因复制、转录和表达是如何传递到细胞及相关的功能活性蛋白质的？机体受到心理和社会压力后如何经过信息的传递最后表现为血压升高的？这些均是疾病研究中必须明确的问题，而且也是信息论要解决的问题。但是，目前在医学领域这方面的研究比较少，几乎是空白。相信随着科学的进步，最终会应用于医学领域。不但可能会成为医学研究的强大工具[42-43]，也可以用于疾病发病机制的阐明和健康的维护。

（三）控制论与疾病

控制论运用信息、反馈等概念，通过黑箱系统辨识与功能模拟仿真等方法，研究系统的状态、功能和行为，调节和控制系统稳定地、最优地达到目标。控制论充分体现了现代科学整体化和综合化的发展趋势，具有十分重要的方法论意义。

在控制论中，"控制"的定义是：为了"改善"某个或某些受控对象的功能或发展，需要获得并使用信息，以这种信息为基础而选出的、施加到该对象上的作用，就叫作控制。由此可见，控制的基础是信息，一切信息传递都是为了控制，进而任何控制又都有赖于信息反馈来实现。信息反馈是控制论的一个极其重要的概念。通俗地说，信息反馈就是指由控制系统把信息输送出去，又把其作用结果返送回来，并对信息的再输出发生影响，起到制约的作用，以达到预定的目的[44-45]。

控制论的第一个特征是要有一个预定的稳定状态或平衡状态。例如，在速度控制系统中，速度的给定值就是预定的稳定状态。在人体中，一些生理指标具有正常生理范围，这个范围是一种机体既定的稳定状态。第二个特征是从外部环境到系统内部有一种信息的传递。例如，在速度控制系统中，转速的变化引起的离心力的变化，就是一种从外部传递到系统内部的信息。在人体中，环境温度的变化会引起机体温度的相应变化，这种信息会通过温觉感受器等传递给体温调节中枢。第三个特征是这种系统具有一种专门设计用来校正行动的装置。例如，速度控制系统中，通过调速器旋转杆张开的角度控制蒸汽机的进汽阀门升降装置[46]。在人体中，人体会根据温觉感受器的感知和温度调节中枢的指令，通过骨骼肌收缩作用产生大量的热量或通过出汗来散发人体内过多的热量。第四个特征是这种系统为了在不断变化的环境中维持自身的稳定，内部都具有自动调节的机制，即控制系统都是一种动态系统。在人体中，温觉感受器和体温调节中枢系统来维持体温调节中枢既设的正常体温范围，并随着内、外环境温度的变化而处于不断的动态变化之中[47]。

控制论主要由3个部分组成：①信息论，主要是关于各种通路（包括机器、生物机体）中信息的加工、传递和贮存的统计理论。②自动控制系统的理论，主要是反馈论，包括从功能的观点对机器和机体中（神经系统、内分泌及其他系统）的调节和控制的一般规律的研究。③自动快速电子计算机的理论，即与人类思维过程相似的自动组织逻辑过程的理论[48]。

如果对比人体，我们可以发现人体对自身的控制，基本上就是对一个精密机器的控制，这台机器的控制非常完美地体现了控制论思想。同样，在疾病状态下，虽然对人体正常生理指标的维持已经出现了问题，不能恢复到正常既定的指标范围。但是，控制论仍然是人体控制和维持人体内环境稳态最基本的和最主要的方法和手段。

（四）自组织理论与疾病

1. 自组织理论概念

自组织理论（Self-organizing theory）的研究对象主要是复杂自组织系统（生命系统、社会系统等）的形成和发展机制问题，即在一定条件下，系统是如何自动地由无序走向有序，由低级有序走向高级有序的[49]。

2. 自组织理论构成

（1）耗散结构论

普里戈金在对非平衡热力学系统线性区研究的基础上，进一步探索了非平衡热力学系统在非线性区的演化特征。在研究偏离平衡态热力学系统时发现，当系统离开平衡态的参数达到一定阈值时，系统将会出现"行为临界点"，在越过这种临界点后系统将离开原来的热力学无序分支，发生突变而进入到一个全新的稳定有序状态；若将系统推向离平衡态更远的地方，系统可能演化出更多新的稳定有序结构。普里戈金将这类稳定的有序结构称作"耗散结构"，从而提出了关于远离平衡状态的非平衡热力学系统的耗散结构理论（Dissipative structure）（1969年）[50-51]。

耗散结构论主要研究系统与环境之间的物质与能量交换关系及其对自组织系统的影响等问题。该理论是建立在与环境发生物质、能量交换关系基础上的结构即为耗散结构，如城市、生命等。远离平衡态、系统的开放性、系统内不同要素间存在非线性机制、系统的涨落是耗散结构出现的4个基本条件。远离平衡态是指系统内部各个区域的物质和能量分布是极不平衡的，差距很大。事实上，在疾病的发生和发展过程中，耗散结构是在不断地出现的，而且这个耗散结构并不是维持于某一种状态不变，而是处于动态的变化之中的。例如，机体从正常生理状态发展到疾病的代偿期，从疾病的代偿期进展为失代偿期（或者从代偿期进展为生理状态），再从失代偿期进展为死亡等过程[52]。系统的开放性是指人体系统无论是疾病还是健康都与外界存在着物质、信息和能量的交流，人体与外界环境存在着相互作用、相互影响。系统内不同要素之间存在非线性机制是指人体中各种分子、细胞、组织和器官之间的关系并不是线性相关，而是复杂的非线性关系。系统的涨落可以理解为当机体的代偿能力与致病因素的损伤能力达到平衡前的一刹那，任何微小的作用都可能会导致两种不同的预后出现，即疾病状态或疾病前期状态。

（2）协同论

协同论（Synergetics）主要研究远离平衡态的开放系统在与外界有物质或能量交换的情况下，如何通过自己内部协同作用，自发地出现时间、空间和功能上的有序结构。

协同论的创立者，是联邦德国斯图加特大学教授、著名物理学家哈肯（Haken）。1971 年他提出协同的概念，1976 年系统地论述了协同理论。哈肯提出的"功能结构"的概念认为：功能和结构是互相依存的，当能量流或物质流被切断的时候，所考虑的物理和化学系统要失去自己的结构；但是大多数生物系统的结构却能保持一个相当长的时间，这样生物系统就似乎把非耗散结构和耗散结构组合起来了。他还进一步提出，生物系统是有一定的"目的"的，所以把它看作"功能结构"更为合适 [53]。

协同论主要研究系统内部各要素之间的协同机制，认为系统各要素之间的协同是自组织过程的基础，系统内各参量之间的竞争和协同作用是系统产生新结构的直接根源。涨落是由于系统要素的独立运动或在局部产生的各种协同运动及环境因素的随机干扰，系统的实际状态值总会偏离平均值，这种偏离波动大小的幅度就叫涨落。当系统处在由一种稳态向另一种稳态跃迁时，系统要素间的独立运动和协同运动进入均势阶段时，任一微小的涨落都会迅速被放大为波及整个系统的巨涨落，推动系统进入有序状态。这可以认为是压垮骆驼的最后一根稻草、混沌现象、蝴蝶效应、量变引起质变等的具体表现 [54]。

该理论有三大要点：第一，在大量子系统存在的事物内部，在平权输入（即体系外部输入不能针对体系的特定部分，而是要平均地输入）必要的物质、能量和信息的基础上，须激励竞争，形成影响和相互作用的网络。第二，提倡合作，形成与竞争相抗衡的必要的张力，并不受干扰地让合作的某些优势自发地、自主地形成更大的优势。第三，一旦形成序参量后，要注意序参量的支配不能采取被组织方式进行，应按照体系的自组织过程在序参量支配的规律下组织系统的动力学过程。这可能产生两种有序运动，一种即数量化的水平增长其复杂性和组织程度的演化，另一种则是突变式的组织程度跃升动力学演化[55]。

从协同论观点来看，人体系统内部各细胞、组织、器官等可以看作是系统的要素，这些要素是人体自组织系统的基础。必须保持这些要素之间的平衡才可能使机体处于稳定的自组织状态。当由于生物、理化、社会、环境、心理等因素造成机体某组织器官、某系统或整个机体系统的无序状态时，人体的自组织能力和结果将会决定人体的疾病与健康状态。同时，在疾病的发生、发展和治疗过程中，存在着影响和决定人体自组织状态的这些因素可以称为控制参量。只有抓住了控制参量，才有可能有效地预防疾病和治疗疾病。

（3）突变论

"突变"一词，法文原意是"灾变"，是强调变化过程的间断或突然转换的意思。突变论（Catastrophe theory）最初由荷兰植物学家和遗传学家德弗里斯（Hugo Marie de Vrier，1848—1935 年）提出。他根据进行多年的月见草（Oenthera lamarckiana）实验结果，于 1901 年提出生物进化起因于骤变的"突变论"，这在历史上曾发生了重大影响，使许多人对达尔文的渐变进化论产生了怀疑。但后来的研究表明，月见草的骤变是较为罕见的染色体畸变所致，并非进化的普遍规律[56]。

后来突变论被重新定义和提出，是 20 世纪 60 年代末法国数学家 R. 托姆为了解释胚胎学中的成胚过程而提出来的。1967 年托姆发表《形态发生动力学》一文，阐述突变论的基本思想，1969 年发表《生物学中的拓扑模型》，为突变论奠定了基础。1972 年发表专著《结构稳定与形态发生》，系统地阐述了突变论。70 年代以来，E. C. 塞曼等人提出著名的突变机构，进一步发展了突变论，并把它应用到物理学、生物学、生态学、医学、经济学和社会学等各个方面，对这些领域产生了很大影响[57]。

突变论的主要特点是用形象而精确的数学模型来描述和预测事物的连续性中断的质变过程。它建立的基础是稳定性理论，其主要观点是：突变过程是由一种稳定态经过不稳定态向新的稳定态跃迁的过程。突变论认为，即使是同一过程，对应于同一控制因素临界值，突变仍会产生不同的结果，即可能达到若干不同的新稳态，每个状态都呈现出一定的概率[58]。

突变论是一门着重应用的科学，它既可以用在"硬"科学方面，又可以用于"软"科学方面。当突变论作为一门数学分支时，它是关于奇点的理论，可以根据势函数而把临界点分类，并且研究各种临界点附近的非连续现象的特征。突变论所利用的形态演化方法（结构化方法）在整体背景上进行自组织演化路径的突变可能性分析，为研究者提供了一个整体观。突变论与耗散结构论、协同论一起，在有序与无序的转化机制上，把系统的形成、结构和发展联系起来，成为推动系统科学发展的重要学科之一。

在正常生理过程中，机体内部由于新陈代谢的作用，使机体内部有序结构不断地遭到破坏。与此同时，机体又不断地从外部接受负熵，使无序变为有序，从而使机体保持正常的生命活动。但是，当机体与外界进行物质、能量和信息的交换受到干扰，且达到一定阈值时，机体的有序性遭到破坏后，就会从有序变为无序，在疾病的发生过程中，即表现为突变。如果无序得不到纠正，使熵趋于极大，即达到热力学的平衡时，机体死亡，也是一种突变。突变的发生，既存在着物理的、化学的和生物的规则之力，同时也带有一定的随机性。

（4）超循环理论

超循环理论（Supercirculation theory）是关于非平衡态系统的自组织现象的理论。由德国科学家曼弗雷德·艾根（Manfred Eigen）在 20 世纪 70 年代直接从生物领域的研究中提出。在生命现象中包含许多由酶的催化作用所推动的各种循环，而基层的循环又组成了更高层次的循环，即超循环，还可组成再高层次的超循环。超循环系统即经循环联系把自催化或自复制单元连接起来的系统。在此系统中，每一个复制单元既能指导自己的复制，又能对下一个中间物的产生提供催化帮助。艾根在分子生物学水平上，把生物进化的达尔文学说通过巨系统高阶环理论，进行数学化，建立了一个通过自我复制、自然选择而进化到高度有序水平的自组织系统模型，以解释多分子体系向原始生命的进化[59]。

生命的发展过程分为化学进化和生物学进化两个阶段。在化学进化阶段中，无机分子逐渐形成简单的有机分子。在生物学进化阶段中，原核生物逐渐发展为真核生物，单细胞生物逐渐发展为多细胞生物，简单低级的生物逐渐发展为高级复杂的生物。生物的进化依赖遗传和变异，遗传和变异过程中最重要的两类生物大分子是核酸和蛋白质。各种生物的核酸和蛋白质的代谢有许多共同点，所有生物均使用统一的遗传密码和基本上一致的译码方法，而译码过程的实现又需要几百种分子的配合。在生命起源过程中，这几百种分子不可能一起形成并严密地组织起来。因此，在化学进化阶段和生物学进化阶段之间有一个生物大分子的自组织阶段，这种分子自组织的形式是超循环。例如，核酸是自我复制的模板，但核酸序列的自我复制过程往往不是直接进行的。核酸通过它所编码的蛋白质去影响另一段核酸的自我复制。这种结构便是一种超循环结构。这种大分子结构是相对稳定的，能够积累、保持和处理遗传信息。这种结构在处理遗传信息时又会有微小的变异，这又成为生物分子发展进化的机制。为了根据生物大分子自组织的基本要求建立生物进化变异模型，艾根提出一组唯象的数学方程，并得到一些具有启发意义的结果。选择的对象不是单一的分子种，而是拟种，即以一定的概率分布组织起来的一些关系密切的分子种的组合。信息选择的积累以自我复制子单元最大信息容量为上限，超过这个限制就不能保证拟种的内部稳定性。可以认为，拟种的内部稳定性是进化行为更本质的属性。考虑到生物体内进行着许多必不可少的生化反应，需要许多不同的蛋白质和核酸参加，它们总的信息量远大于已知的最精确复制机制所允许的最大信息容量。这一实验事实表明，只有经过超循环形式的联系才能把自复制和选择上稳定的单元结合为较高的组织形式，以便下一步再产生选择上稳定的行为[60-61]。

超循环理论对于生物大分子的形成和进化提供了一种模型。对于具有大量信息并能遗传复制和变异进化的生物分子，其结构必然是十分复杂的。超循环结构便是携带信息并进行处理的一种基本形式。这种从生物分子中概括出来的超循环模型对于一般复杂系统的分析具有重要的启示。例如，在复杂系统中信息量的积累和提取不可能在一个单一的不可逆过程中完成，多个不可逆过程或循环过程将是高度自组织系统的结构方式之一。超循环理论已成为系统学的一个组成部分，对研究系统演化规律、系统自组织方式及对复杂系统的处理都有深刻的影响[62]。事实上，无论是疾病还是健康状态，人体内都存在着复杂的大分子，这些大分子时刻都在进行着复杂的超循环形式的联系，也正是这种复杂中的简单和简单中的复杂，才维持了人体复杂的功能活动和物质运动。

（5）演化路径论

该理论认为事物演化的路径具有多样性，有三条路径：一是经过临界点或临界区域的演化路径，演化结局难以预料，小的激励极可能导致大的涨落；二是演化的间断性道路，有大的跌宕和起伏，常出现突然的变化，其间大部分演化路径可以预测，但有些区域或结构点不可预测；三是渐进的演化道路，路径基本可以预测[63]。

在临床工作中，经常会出现此类现象。比如，某位患者按照正常的疾病治疗和疾病进展规律，应该是逐渐好转及病情稳定。这种病情的变化基本上是可以预测的。但是，在某种不可预测的微小条件下，可能会突然出现病情的加重。而大部分疾病在治疗的过程中，病情出现了平稳的、结局可预测的变化。这些现象与演化路径论的描述是完全一致的。

（6）分形理论

1967 年美籍数学家曼德布罗特在美国权威的《科学》杂志上发表了题为《英国的海岸线有多长？》的著名论文。由于海岸线作为曲线，其特征是极不规则、极不光滑、极其的曲折蜿蜒。我们不能从形状和结构上区分这部分海岸与那部分海岸有什么本质的不同，这种几乎同样程度的不规则性和复杂性，说明海岸线在形貌上是自相似的，也就是局部形态和整体形态的相似。事实上，具有自相似性的形态广泛存在于自然界中，如连绵的山川、飘浮的云朵、岩石的断裂口、布朗粒子运动的轨迹、树冠、花菜、大脑皮层等。曼德布罗特把这些部分与整体以某种方式相似的形体称为分形（Fractal）。1975 年，他创立了分形几何学。在此基础上，形成了研究分形性质及其应用的科学，称为分形理论（Fractal theory）[64]。

分形理论的发展大致可分为三个阶段[65]：

第一阶段：1875—1925 年，在此阶段人们已认识到几类典型的分形集，并且力图对这类集合与经典几何的差别进行描述、分类和刻画。

第二阶段：1926—1975 年，人们在分形集的性质研究和维数理论的研究上都获得了丰富的成果。

第三阶段：1976 年至今，是分形几何在各个领域的应用取得全面发展，并形成独立学科的阶段。曼德尔布罗特于 1977 年发表了他的划时代专著——《分形对象：形、机遇和维数》[66-67]。

目前，对分形并没有严格的数学定义，只能给出描述性的定义。粗略地说，分形是没有特征长度，但具有一定意义下的自相似图形和结构的总称。英国数学家肯尼斯·法尔科内（Kenneth J. Falconer）在其所著《分形几何的数学基础及应用》一书中认为，对分形的定义即不寻求分形的确切简明的定义，而是寻求分形的特性，按照这种观点，称集合 F 是分形，是指它具有下面典型的性质：① F 具有精细结构；② F 是不规则的；③ F 通常具有自相似形式；④一般情况下，F 在某种方式下定义的分形维数大于它的拓扑维数。另外，分形是自然形态的几何抽象，如同自然界找不到数学上所说的直线和圆周一样，自然界也不存在"真正的分形"。从背景意义上看，说分形是大自然的几何学是恰当的 [64-68]。

虽然分形是近 30 年才发展起来的一门新兴学科，但它已经激起了多个领域科学家的极大兴趣，其应用探索遍及数学、物理、化学、材料科学、生物与医学、地质与地理学、地震和天文学、计算机科学乃至经济、社会等学科，甚至艺术领域也有它的应用 [69-70]。

生物的血管也是分形构造，它把从肺表面溶于血液中的氧送到全身各个角落的细胞中，进行新陈代谢。生物体内细胞呈三维分布，如果血管与所有细胞直接相连，血管的分形维数就必须是 3。对生物体来说，血液是宝贵的，生物体本身有限的空间也非常宝贵，因此，血液循环系统必须把巨大的表面积压缩在有限的体积之内。以人体为例，从主动脉到毛细血管，再到微血管，形成一个巨型网络，它们的分支再分支，直到细得只能允许血细胞排成单行移动。人体的众多器官组织中，没有一个细胞与血管的距离超过 3 ~ 4 个细胞的距离。虽然血管遍布全身，但血管与血液只占人体很小的空间，不超过 5%。除了肺和血管外，动物体中还有不少器官具有分形构造，如脑就是其中之一。人脑表面有各种不同大小的皱纹，它们是维数在 2.73 ~ 2.79 的分形构造 [71-73]。各种生物体组织在不同的尺度上都表现出分形的特性，宏观的器官显示出分形性质，微观的细胞、生物大分子和基因等也显示出分形的特点。

（7）混沌论

混沌理论（Chaos theory）是一种兼具质性思考与量化分析的方法，用以探讨动态系统中无法用单一的数据关系，而必须用整体的、连续的数据关系才能加以解释及预测的行为 [74]。"一切事物的原始状态，都是一堆看似毫不关联的碎片，但是这种混沌状态结束后，这些无机的碎片会有机地汇集成一个整体"[75]。

混沌现象起因于物体不断以某种规则复制前一阶段的运动状态，而产生无法预测的随机效果。所谓"差之毫厘，失之千里"正是这一现象的最佳注解。具体而言，混沌现象发生于易变动的物体或系统，该物体在行动之初极为单纯，但经过一定规则的连续变动之后，却产生始料未及的后果，也就是混沌状态。这里所说的混沌状态不同于一般杂乱无章的混乱状况，混沌现象经过长期及完整分析之后，可以从中理出某种规则出来[76]。

混沌理论对研究复杂性的非线性方法具有重大贡献。首先，混沌不仅可以出现在简单系统中，而且常常通过简单的规则就能产生混沌。简单系统能够产生复杂行为，复杂系统也能够产生简单行为。分层、分岔、分支、锁定、放大，非线性的发展或演化过程就是这样神奇而不可预测。其次，非线性动力学混沌是内在的、固有的，而不是外加的、外生的。

一般而言，混沌理论有以下几个特性。

①随机性：体系处于混沌状态是由体系内部动力学随机产生的不规则性行为，常称为内随机性。例如，在一维非线性映射中，即使描述系统演化行为的数学模型中不包含任何外加的随机项，即使控制参数、韧始值都是确定的，而系统在混沌区的行为仍表现为随机性。这种随机性自发地产生于系统内部，与外部随机性有完全不同的来源与机制，显然是确定性系统内部一种内在随机性和机制的作用。体系内的局部不稳定是内部随机性的特点，也是对初值敏感性的原因所在。

②敏感性：系统的混沌运动，无论是离散的或连续的，低维的或高维的，保守的或耗散的，时间演化的还是空间分布的，均具有一个基本特征，即系统的运动轨道对初值的极度敏感性。这种敏感性，一方面反映出在非线性动力学系统内，随机性对系统运动趋势的强烈影响；另一方面也将导致系统长时间范围内行为的不可预测性。美国气象学家洛仑兹提出的所谓"蝴蝶效应"就是对这种敏感性的突出而形象的说明[77]。

③分维性：混沌具有分维性质，是指系统运动轨道在相空间的几何形态可以用分维来描述。例如，Koch雪花曲线的分维数是1.26；描述大气混沌的洛伦兹模型的分维数是2.06。体系的混沌运动在相空间无穷缠绕、折叠和扭

结，构成具有无穷层次的自相似结构[78]。

④普适性：当系统趋于混沌时，所表现出来的特征具有普适意义。其特征不因具体系统的不同和系统运动方程的差异而变化。这类系统都与费根鲍姆常数相联系。

⑤标度律：混沌现象是一种无周期性的有序态，具有无穷层次的自相似结构，存在无标度区域，只要数值计算的精度或实验的分辨率足够高，就可以从中发现小尺寸混沌的有序运动花样，所以具有标度律性质。例如，在倍周期分叉过程中，混沌吸引子的无穷嵌套自相似结构，从层次关系上看，具有结构的自相似，具备标度变换下的结构不变性，从而表现出有序性[79]。

混沌系统有三种不同形态：①稳定均衡。在稳定均衡系统中，各要素处于均衡状态，即便这种状态被打破，它们也能很快回到均衡的位置上。②混沌（有条件的不稳定状态）。混沌系统是有序与无序共存的系统。该系统内部具有很多不可预测的偶发事件，但决定各要素行为的基本规律却是能够分析和掌握的。③爆炸性不稳定状态。正如名称所暗示的，这种系统处于完全的无序状态中[80]。

混沌普遍存在于人体。人体是一个典型的非线性动力系统，人体每时每刻都在与外界产生交互作用。非线性系统不一定产生混沌现象，但是正常生理状态下的心脏[81-82]、大脑[83-84]、肺[85]，甚至DNA[86-87]等都已被证实为混沌系统。以心脏为例，健康状态的心脏在两次心跳之间的间隔存在微小的变异，这种"心率变异性"符合混沌的自相似的特点。"心率变异性"过低或完全随机化表明心脏功能弱化或恶化，而等时节律的出现则意味着心跳不久将会终止。郝柏林认为，混沌不是简单的无序或混乱，而是没有明显的周期和对称，但又具备丰富的内部层次的有序状态。混沌系统具有极高的复杂性，应变能力强，存活时间长[88-89]。

参考文献

[1] 沈义银，袁震华.疾病谱、死因谱与健康教育对策探讨 [J].职业与健康，2001，17（4）：77-78.

[2] 高建民.论疾病谱改变与医学模式转变 [J].中国社会医学，1991（4）：10-12.

[3] 俞元生，苏汉良.卫生人力资源配置现状及其存在问题的原因 [J].健康导报（医学版），

2014（8）：132-133.

[4] 达娃次仁.浅谈医学发展与环境保护 [J].西藏医药杂志，2002，23（1）：32-41.

[5] 医学教育网.现代医学模式产生的背景 [EB/OL].[2017-04-26]. http：//www.med66.com/new/47a210aa2011/2011315fengpi16306.shtml.

[6] 范焰.交叉学科对医学发展的推动作用 [J].基础医学教育，1999（4）：41，32.

[7] 成思危.复杂性科学探索 [M].北京：民主与建设出版社，1999.

[8] 张嗣瀛.复杂系统与复杂性科学简介 [J].青岛大学学报（工程技术版），2001，16（4）：25-28.

[9] 白云静，申洪波，孟庆刚，等.基于复杂性科学的中医学发展取向与方略 [J].中国中医药信息杂志，2005，12（1）：2-5.

[10] 邹怡新.从复杂性科学联系和差别的视角看医学 [J].医学信息，2013（14）：23.

[11] 苗东升.非线性思维初探 [J].首都师范大学学报（社会科学版），2003（5）：94-102.

[12] 张本祥，孙博文，马克明.非线性的概念、性质及其哲学意义 [J].自然辩证法研究，1996（2）：11-17.

[13] 李润珍，武杰.非线性提供了一种新的思维方式 [J].科学技术哲学研究，2003，20（2）：26-29.

[14] 王清印，刘志勇.不确定性信息的概念、类别及其数学表述 [J].运筹与管理，2001，10（4）：9-15.

[15] 鲁鹏.论不确定性 [J].哲学研究，2006（3）：3-10.

[16] 格林伍德.经典动力学 [M].孙国锟，译.北京：科学出版社，1982.

[17] 刘艳芹，高栋.论系统的自组织性 [J].科教文汇（中旬刊），2008（29）：285，288.

[18] 俞建梁.论范畴的自组织性：范畴本质的后现代研究之三 [J].外语与外语教学，2011（3）：16-20.

[19] 刘长宁.基于系统生物学的非编码基因研究 [D].北京：中国科学院计算技术研究所，2007.

[20] 于潜，梁秀梅.人体细胞漫谈 [J].生物学杂志，1990（4）：46-47.

[21] 宋仕豪.趣谈细胞生命历程（上）：细胞分化 [J].高中生学习（高一版），2012（1）：63-64.

[22] 解彬彬.蛋白质分子进化及其与分子内相互作用的关系 [D].济南：山东大学，2009.

[23] 蔡剑平，郭健.与维护人类基因组稳定性及抑制自发突变相关的一组基因群 [J].中国

临床实验室，2002 (1)：6-7.

[24] 陈在春，刘祥荣，王大文. 人体生命系统自组织机制研究初探 [J]. 系统辩证学学报，1996 (4)：65-68.

[25] 徐宁，孙广仁. 浅析《内经》中"真气"的含义 [J]. 湖南中医杂志，2009，25 (5)：8-10.

[26] 王玉芳. 元气与原气 [J]. 中国中医药现代远程教育，2011，9 (11)：115.

[27] 苗东升. 论系统思维（六）：重在把握系统的整体涌现性 [J]. 系统科学学报，2006，14 (1)：1-5.

[28] 魏巍，郭和平. 关于系统"整体涌现性"的研究综述 [J]. 系统科学学报，2010，18 (1)：24-28.

[29] 施杨. 面向复杂性的组织系统涌现研究 [D]. 南京：南京航空航天大学，2005.

[30] 张嗣瀛. 复杂系统、复杂网络自相似结构的涌现规律 [J]. 复杂系统与复杂性科学，2006，3 (4)：41-51.

[31] 邬焜. 哲学信息论要略 [J]. 人文杂志，1985 (1)：37-43.

[32] 李志勇，田新华. 非线性科学与复杂性科学 [M]. 哈尔滨：哈尔滨工作大学出版社，2006.

[33] 魏宏森，曾国屏. 系统论的基本规律 [J]. 自然辩证法研究，1995 (4)：22-27.

[34] 褚澄，薛利军. 从系统论角度探讨神经系统疾病的研究思路 [J]. 第二军医大学学报，2006，27 (3)：337-339.

[35] 郑遇悦. 二十一世纪模型转换和新医学系统论 [C]// 世界中西医结合大会论文摘要集. 1997.

[36] 魏宏森. 现代系统论的产生与发展 [J]. 哲学研究，1982 (5)：62-67.

[37] L·贝塔朗菲. 一般系统论 [M]. 秋同，袁嘉新，译. 北京：社会科学文献出版社，1987.

[38] 刘志勇. 因果性与决定论 [J]. 山东高等教育，2001，18 (4)：1-5.

[39] 张家骥. 信息论思想在数学解题中给人们惊喜 [J]. 中学数学研究，2008 (11)：3-6.

[40] 曾庆存. 自然控制论 [J]. 科技导报，1996，14 (11)：16-21.

[41] 克劳斯. 从哲学看控制论 [M]. 梁志学，译. 北京：中国社会科学出版社，1981.

[42] 张广照，吴其同. 新兴学科词典 [M]. 长春：吉林人民出版社，2003.

[43] 刘元斌. 细胞信息论初探 [J]. 医学与哲学，1986 (5)：16-18.

[44] 茹科夫. 控制论的哲学原理 [M]. 徐世京，译. 上海：上海译文出版社，1981.

[45] 胡皓，楼慧心. 从哲学看自组织理论的进化思想 [J]. 浙江大学学报（人文社会科学版），

1987（1）：33-39.

[46]　吴彤. 耗散结构理论的自组织方法论研究 [J]. 内蒙古大学学报（人文社会科学版），1999（3）：19-24.

[47]　陈奎宁."新三论"的启示：谈耗散结构论、协同论和突变论 [J]. 科技导报，1987，5（1）：40-42.

[48]　沈小峰. 耗散结构理论中的哲学问题 [J]. 哲学研究，1982（1）：34-42.

[49]　赵文桐. 协同论的哲学意义 [J]. 河南师范大学学报（哲学社会科学版），1987（4）：30-32.

[50]　互动百科. 耗散结构理论 [EB/OL]. [2017-04-26]. http：//www.baike.com/wiki/ 耗散结构理论.

[51]　薛伟江. 福柯"微观权力论"思想的科学内涵：从协同动力学的观点看 [J]. 科学技术与辩证法，2004，21（2）：36-41.

[52]　桑博德. 突变理论入门 [M]. 上海：上海科学技术文献出版社，1983.

[53]　苗东升. 突变论的辩证思想 [J]. 自然辩证法通讯，1995（3）：14-20.

[54]　董英华. 耗散结构理论、协同学和突变理论的方法论分析 [J]. 安顺师专学报，1998（4）：64-67.

[55]　李曙华. 生成的逻辑与内涵价值的科学：超循环理论及其哲学启示 [J]. 哲学研究，2005（8）：75-81.

[56]　刘为民. 从化学进化到生物学进化：超循环理论介绍 [J]. 自然杂志，1981（10）：19-23.

[57]　朱圣庚. 进化分子生物学与进化工程 [J]. 科学，1998（2）：16-19.

[58]　智库·百科. 突变理论 [EB/OL]. [2017-04-26]. http：//wiki.mbalib.com/wiki/%E7%AA%81%E5%8F%98%E7%90%86%E8%AE%BA.

[59]　吴彤. 突变论方法及其意义：系统演化路径研究 [J]. 内蒙古社会科学，1999（1）：26-32.

[60]　黄丹，廖太平，邓吉州，等. 分形理论在断裂构造研究中的应用前景 [J]. 重庆科技学院学报（自然科学版），2010，12（6）：83-85.

[61]　李金萍. 分形理论的发展及其研究前景 [J]. 英才高职论坛，2008（4）：55-59.

[62]　李后强. 分形理论及其在分子科学中的应用 [M]. 北京：科学出版社，1993.

[63]　谢和平. 分形应用中的数学基础与方法 [M]. 北京：科学出版社，1997.

[64]　曼德尔布洛特. 分形对象：形、机遇和维数 [M]. 文志英，苏虹，译. 北京：世界图书出版社，1999.

[65] 刘莹，胡敏，余桂英，等．分形理论及其应用 [J]. 江西科学，2006，24（2）：205-209.

[66] 姜志强．分形理论应用研究若干问题及现状与前景分析 [J]. 吉林大学学报（信息科学版），2004，22（1）：57-61.

[67] Mandelbrot B B. The Fractal Geometry of Nature[M]. San Francisco：W H Freeman，1982.

[68] 张中华，徐元鼎．分形理论在生物医学领域的应用 [J]. 肿瘤，1996（2）：108-110.

[69] 张济忠．分形 [M]. 北京：清华大学出版社，1995.

[70] 周茜．混沌理论及应用若干问题的研究 [D]. 天津：南开大学，2010.

[71] 吴彤．非线性动力学混沌理论方法及其意义 [J]. 清华大学学报（哲学社会科学版），2000（3）：72-79.

[72] 王光义，丘水生．混沌理论的哲学内涵 [J]. 滨州学院学报，2002，18（4）：90-96.

[73] 刘铁驹，宋立平．蝴蝶效应及其应用 [J]. 现代物理知识，2006（6）：10-12.

[74] 朱伟勇，王琰．马蹄映射 Cantor 分形图计算机构造及其混沌分维特性 [J]. 东北大学学报（自然科学版），1998，19（3）：268-271.

[75] 姜丽娜，吴炜．阵发混沌导致反常标度 [J]. 辽宁大学学报（自然科学版），2007，34（2）：112-115.

[76] 谭文．混沌系统的模糊神经网络控制理论与方法 [M]. 北京：科学出版社，2008.

[77] 王兴元．心脏系统的混沌运动特征随物种进化关系的探讨 [J]. 科学通报，2002，47（17）：1290-1295.

[78] Nicolini P，Ciulla M M，De A C，et al. The prognostic value of heart rate variability in the elderly，changing the perspective：from sympathovagal balance to chaos theory[J]. Pacing and Clinical Electrophysiology，2012，35（5）：622-638.

[79] Han R，Wang J，Yu H，et al. Intrinsic excitability state of local neuronal population modulates signal propagation in feed-forward neural networks[J]. Chaos An Interdisciplinary Journal of Nonlinear Science，2015，25（4）：043108.

[80] van Straaten E C，Stam C J. Structure out of chaos：functional brain network analysis with EEG，MEG，and functional MRI[J]. European Neuropsychopharmacology the Journal of the European College of Neuropsychopharmacology，2013，23（1）：7-18.

[81] Tolakanahalli R，Tewatia D，Tome W. SU-E-J-146：time series prediction of lung cancer patients' breathing pattern based on nonlinear dynamics[J]. Physica Medica，2012，31（3）：257-265.

[82]　Rigatos G，Rigatou E，Djida J D. Detection of parametric changes in the Peyrard-Bishop-Dauxois model of DNA using nonlinear Kalman filtering[J]. Journal of Biological Physics，2015，41（1）：59-83.

[83]　Wyman C. Mechanistic insight from chaos：how RecA mediates DNA strand exchange [J]. Structure，2011，19（8）：1031-1032.

[84]　Davidson S N. Healthy chaos[J]. Healthcare Forum Journal，1998，41（2）：64.

[85]　周家蓬，田书彦，温绍君，等. 混沌理论与中西方医学 [J]. 中国卫生标准管理，2013，4（13）：35-37.

[86]　谭长贵. 关于系统有序演化机制问题的再认识 [J]. 学术研究，2004（5）：40-45.

[87]　鲍晓红. 进化论之结构：古尔德的生物进化观 [J]. 国外科技动态，2002（11）：24-26.

[88]　Bugajak G. Proceedings of the Xxii World Congress of Philosophy[J]. Philosophy，2008（43），273-287.

[89]　王秋安. 自然进化论与达尔文的生物进化论探析 [J]. 湖北社会科学，2012（9）：90-93.

第四章

影响疾病发生的因素

既然有正常的相对健康的人，那么也必然存在着不正常的、疾病状态的患者。疾病的发生，不是无缘无故的，而是在其后面隐藏着深层次的原因，即导致机体损伤和异常的病因，没有病因的疾病是不可能存在的。病因既有来自于外界环境的，也有来自于人体自身的。既有有利于机体的因素，也有不利于机体的因素。虽然这些因素都非常重要，但是这些因素并不是必然地会导致疾病。同时，由于机体是一个相对稳定的自组织系统，这个系统会对人体的稳态进行维持，因而对人的健康与疾病有很大的影响。稳态的维持过程既是保护机体免于损伤的过程，也可能会导致机体的继发性损伤。在对疾病的发病机制进行研究之前，我们首先必须要做的是明确到底有哪些因素在影响着疾病的发生和发展。只有搞清楚这个前提，才有可能为进一步阐明疾病的发病机制提供基础。因此，区别于传统的遗传和环境危险因素，我们将在前述病因的基础上，先确定什么是损伤性因素即疾病产生的根源性因素，然后再梳理影响疾病发生和发展变化的因素，并对影响疾病发病的因素进行重新分类，为进一步阐明疾病的发病机制提供前提条件。

一、损伤性因素的定义

虽然有了损伤性因素，不一定会出现疾病。但是，如果没有损伤机体的因素，很多疾病可能就不会出现。人类长期的医学实践中，发现了很多种损伤性因素，这些因素可以导致疾病出现或与疾病的发生相关，但是如果能从其对人体"有利"或"不利"及"好"或"坏"的性质上进行区分，将会有利于对疾病的发生与否及疾病进展进行更为准确的判断。如前所述，疾病的发生，总会存在着一些损伤机体的因素，这些因素可能是物理的、化学的、生物的、心理的、社会的等。正是由于有这些因素的存在，才导致了相关疾病的出现，这些因素即损伤性因素。理论上，如果没有导致机体损伤的因素，而且机体的稳态维持功能正常的话，则可能就不会有疾病的存在，机体将处于健康状态。事实上，如果机体的稳态维持系统出现异常，那也可以认为是损伤性因素的一种类型。因此，这里我们首先要讨论的是与疾病发生直接相关的"坏"的因素，即致病的、损伤性的因素。为了在以后的内容中进行准确的表述和更好的理解，我们需要区分如下几个概念。

1. 致病因素

很多可以导致疾病出现的因素被称为疾病的致病因素。例如，低温可以导致冻伤，机械撞击可以导致外伤，病毒可以破坏人体细胞等。致病因素的作用可以有强弱程度的不同。同时，既可能是单一因素致病，也可能是多种因素的混合。但是，在疾病发生方面，致病因素的基本作用就是导致疾病的出现。

2. 危险因素

很多因素与疾病的发生相关，但是由于其致病作用并不确定，被称为危险因素。危险因素本来是一个流行病学的概念。这个概念产生的根本原因在于流行病学的研究结果认为这些因素的存在只是增加了某种疾病出现的概率。但是，对于个体而言，危险因素并不是必然致病的。

3. 不利因素

一些因素有利于疾病的发生被称为人体健康的不利因素。在规定的条件下，不利因素本身并不会导致疾病的出现。但是，这种因素营造了疾病出现的有利条件。例如，炎热的环境并没有导致中暑，但是有利于细菌生长繁殖进一步造成感染；寒冷的空气并没有直接致病，但是由于组织细胞的抵抗力下降，导致细胞病毒繁殖生长，出现了上呼吸道感染等。

4. 诱发因素

一些因素本身在疾病的发生中并没有明确的致病作用，但是可以诱发疾病，因而被称为诱发因素。例如，正常情况下进食蛋白质并不会带来任何损伤，但是在肝脏和肾脏功能障碍时会诱发氮质血症。心功能较差的患者如果突然进行剧烈的运动会导致心衰和猝死等。

那么，到底该使用哪一种概念更好呢？从上面的描述中可以看出，无论是致病因素、危险因素、不利因素，还是诱发因素等，在不同的条件下使用的意义是不同的。在本书中，我们在使用这些概念时也没有截然的区分，依据使用时的具体语义环境而混合使用。但是，需要指出的是，准确理解和使用这几个概念对于疾病的研究和临床工作具有很重要的意义。比如，危险因素的概念只有在流行病学研究或谈及人群发病率时使用。如果对于具体病例使用危险因素的概念，则显得不够准确。这是因为对于某一患者而言，某个因素的作用是肯定的，也是确定的，不能还是一种可能致病的因素。因此，则需要使用致病因素、不利因素或诱发因素的概念。相反，在人群发病研究时，则需要使用危险因素的概念，而不使用致病因素、不利因素和诱发因素的概念。原因则主要在于人群中某个因素的作用并不是肯定的。也就是说某个因素对于一些人而言可以导致疾病，是致病因素，也是损伤性因素，但是对于其他人而言可能并不是致病因素、不利因素或诱发因素。事实上，随着四维医学模式的使用，发病机制表现为个体化特点，个体化和精准的疾病诊断、预防和治疗策略的实施，危险因素的概念将会逐渐退出临床医学的历史舞台。

二、影响疾病发生的因素分类

疾病的发生，涉及多种影响因素。简单的损伤性因素或者机体的内、外环境因素变化并不能必然地导致疾病的出现，下面我们将对影响疾病发生和发展相关的所有因素进行归纳总结，并进行分类。

（一）环境因素

如前所述，环境因素包括所有非人体自身的、非遗传因素相关的、来自于人体外部的因素，主要包括生物、物理、化学、心理和社会等方面的因素[1]。与传统的环境因素不同，这里既包括有利于机体的环境因素，如温暖的气温可以在一定程度上降低高血压；也包括不利于机体的环境因素，如寒冷的气温则能导致血压升高。有利因素的考虑将会使得对疾病发病的解释和研究更为准确和可靠，否则将成为一个重要的混杂因素，严重影响对疾病发病机制的研究，所得到的结果与疾病发生的实际情况不符。例如，对于原发性高血压患者，如果环境温度比较高，可能会引起血压的轻度下降。如果不考虑这种影响，那么可能会低估环境和/或遗传损伤性因素的作用[2]。

环境因素是没有限度的，轻度的环境因素可以引起机体局部组织结构和功能的变化，但是这些变化可以被机体代偿机制抵消掉；强度大的环境因素造成的损伤将会由于机体无法通过代偿因素完全抵消，会导致机体重大的损伤，甚至可能会导致机体的死亡。本来是有利的环境因素，如果强度过大，则可能变为不利的因素，从而损伤机体。事实上，环境因素总是持续地作用于人体，并影响着人体。

（二）遗传因素

如前所述，遗传因素包括染色体、基因等遗传物质本身的异常及其"时空"存在和 / 或变化异常等。这里所定义的遗传因素与传统的遗传危险因素不同，即它还包含了有利于机体的遗传有利因素。内在的不利因素，既可能是由于可遗传的变异，也可能是人体本身的缺陷或人体系统不够完善造成的，还可能是偶发的机会性因素，如基因在重组时发生的变异、转录因子在与 DNA 结合位点结合过程中相互之间随机的空间位阻作用等。而内在的有利因素则包括遗传物质引起的机体对内环境变化的自动调控能力和稳态维持能力增强等。在以前的研究中，人们只是考虑遗传致病因素，而对遗传有利因素在疾病中的作用的研究则几乎为空白。值得庆幸的是，近年来一些研究者已经注意到了遗传因素这方面的作用。

人类遗传性疾病按目前统计结果，单基因病约 8000 多种；按美国遗传学教授麦库西克（McKusick）的疾病和性状或基因座对遗传疾病分类，截至 2001 年 6 月 13 日已达 12 680 种，其中常染色体遗传 11 861 种，X 连锁 723 种，Y 连锁 37 种，线粒体遗传 59 种 [3-4]。虽然单基因疾病占了绝大多数，但是由于单基因疾病的诊断和治疗相对简单，对人类的影响并不是主流。相反，占人类疾病少部分的多基因疾病才是影响人类生存和健康的关键。其原因主要在于多基因疾病的诊断和治疗复杂。就人口素质而言，影响更大的是单基因病中的常染色体隐性遗传病，如智力低下、先天性聋哑和代谢缺陷所导致的病残等 [5]。人群中常染色体隐性遗传病患者是少数，其携带者是多数。以先天性智力低下为例，基因缺陷率约为 1%，因每人都有一对基因，故携带者的概率为 2%。近亲之间的婚配，如果携带致病基因的话，两个致病基因相遇的概率增加，也就是说患遗传病的概率增加。亲缘关系越近，基因相同的可能性越大，婚后子代中患常染色体隐性遗传病和携带者的可能性则越大，这也是常染色体隐性遗传的传递特点。有资料表明，近亲结婚的子女患痴呆病的概率比非近亲结婚的子女高 150 倍；近亲之间的婚配，其后代 20 岁以前的死亡率比非近亲高 8 倍多 [6-7]。因此，重大的单基因变异或者非重要基因的明显异常可能会导致个体表型的改变，从而导致单基因疾病；普通的多基因非明显变异则可能表现为基因型与表型不一致，即隐性遗传病或多因素、多基因疾病等。

以上所述的主要是损伤性的致病遗传因素。但是，一个需要考虑的同时也是非常重要的因素是遗传有利因素。即在考虑损伤性因素的情况下，关注保护性因素也是非常必要的。在其他与疾病发生相关因素相同的情况下，如果一个个体有遗传有利因素，那么就可能降低疾病发生的风险。例如，肥胖往往会伴有高血压、高血脂、糖尿病等，但是一些患者即使长期肥胖却不伴有这些疾病，这非常可能是由于遗传有利因素作用的结果。因而在疾病研究中，有利的遗传因素是疾病研究中一个非常重要的因素，不考虑其在疾病发生中的作用就可能得不到准确的结果。但是遗憾的是目前为止似乎大家对此还没有足够的认识。

随着科学技术的发展，尤其是生物学和分子遗传学技术与理论的发展和进步，人们对遗传学的理解和研究也有了很大的进展。曾经人们只能从孟德尔遗传学理论得到对疾病的启示，这种现状现在已经发生了巨大的变化，如今的技术水平已经允许科学家对人体的所有遗传学物质进行测序，并进一步进行功能的分析和研究。因而对疾病的研究已经不仅仅局限在有家族史上，而是更专注于患者遗传物质的个体化特征。也只有这样才可能将遗传物质对疾病的影响和决定根本性作用体现出来。在这种情况下，对遗传学的研究进入到了高潮阶段，如何将分子遗传学的知识应用于疾病的诊断、治疗和预防，将分子遗传学的研究成果应用于临床工作将是转化医学工作者们和顶层设计者们需要特别关注的一个非常重要的和迫切的任务 [8]。但是，基于已有的医学模式所进行的研究无疑还达不到要求。

（三）环境因素与遗传因素的相互作用

人类复杂疾病和多因素疾病通常都与遗传因素和环境因素相关。对复杂的相互作用如基因和环境的相互作用进行检测非常重要，这主要表现在它不但可以发现那些作用被不同的环境影响的新基因，探索那些在进行单独作用分析时不能表现出来的生物学通路，而且可以更准确地发现哪些信号传导通路与环境暴露相互作用并找到那些环境因子[9]，因而对基因和环境之间相互作用的研究可以加深我们对复杂疾病的深入理解及对这些疾病的预防和治疗。复杂疾病如心血管疾病、肿瘤、糖尿病及精神疾病在人群中的发病率较高，其中心血管病病死率占所有疾病病死率的 40% 以上，因而对个人家庭和社会造成了很大的负担[10]。目前已经有高通量的基因分型芯片可以对成千上万种这类疾病的遗传变异进行筛选以获得其与疾病的相关性。全基因组关联研究（Genome wide association studies，GWAS）是通过利用单核苷酸的多态性（Single nudeotide pdymorphisms，SNP）芯片对 100 000 多个 SNP 进行研究，目前已经在各种疾病中筛选出 900 多个统计学上与疾病明确相关的位点[11-12]。但是，令人遗憾的是与从孟德尔遗传病中所得到的遗传变异相比，大部分 GWAS 研究所得到的变异位点只有轻度到中度的效应。那么，为什么会出现这种不能解释的遗传变异现象呢？其主要原因可能在于这种遗传变异的发生率比较低，目前的 GWAS 技术并未能全部捕获所有类型的变异和相关的信息，以及使用了落后的分析复杂相互作用的方法和认知模式的缺陷等造成的[13-14]。尽管目前已经进行了很多 GWAS 研究，但是很少有能真正解决环境和遗传的相互作用在复杂疾病中的作用的问题[15-17]。因此，对于多因素、多基因复杂疾病的遗传学研究仍然需要进一步深入进行[18-19]。

除了与疾病的相关性外，遗传因素与药物之间也存在着明显的相互作用。如许多Ⅲ期临床试验失败的原因是由于其在一小部分人群中出现了严重的不良反应。如果能识别药物和基因之间的相互作用，将对于药物的研发和疾病的治疗及公众的健康具有很大的益处，而且正确评估基因和环境之间的相互作用对于检测新的信号传导通路及药物的新靶点也有很大的价值。另外，识别基因与环境因素的相互作用可以对个体特异的遗传背景提供个体化的环境干预方案。对基因和环境相互作用研究的重要性还在于可以提醒人们改变诸如饮食、生活方式、暴露环境等，这比改变人的基因组更为容易，而这种改变明显有利于改善公众健康。比如，Andreasen 等[20]的研究发现 INSIG2 rs7566605 与肥胖之间没有相关性。但是，当考虑到体力活动时，活动较少的携带 C 等位基因的纯合子携带者具有明显较高的 BMI 值。这个例子表明对于健康问题，在基因与环境相互作用的研究中存在着多学科特性。而要进一步解释为什么携带 C 等位基因的 rs7566605 可以增加肥胖的危险性并与体力活动较少相关时则需要详细研究该基因的基本功能，如该基因的表达是怎样调控的，以及环境因子是怎样影响该基因的表达的等。另外，如果最终的目标是为了进行靶向干预和预防，那么在进行基因与环境因素相互作用的研究中，环境危险因素如体力活动较少者需要从更广泛的社会环境层面进行理解。

尽管疾病相关基因和环境因素之间的相互作用已经得到了证实，而目前为止，针对基因和环境因素之间相互作用的研究很少且有很大的局限性。如大部分研究基因和环境之间相互作用的研究只是将目标集中在一次暴露或一个候选基因。但是，对于环境流行病学研究而言，其常规的做法就是研究候选基因，这样就可以识别出特殊环境与遗传敏感性之间的相互作用。例如，在一项 N-acetyltransferase 2（NAT2）基因变异与吸烟导致膀胱癌的研究中，与快速的 NAT2 乙酰化型相比，慢速 NAT2 乙酰化型患者整体膀胱癌危险明显增加（OR=1.4）；与从不吸烟者相比，吸烟者增加得更为明显（$OR = 1.8$; P-interaction = 0.008）[21]。另一项基因与环境因素相互作用的研究主要针对单胺氧化酶 –A（Monoamine oxidase-A，MAOA）的变异和反社会行为。该研究发现在那些儿童时期有不幸经历的人中，具有低 MAOA 活性等位基因者容易出现反社会行为，这种功能性的 MAOA 基因多态性与儿童时期不幸的生活经历之间的相互作用在其他研究中也得到了类似的结果 [22-24]。

总之，尽管已经有了一些基因与环境因素二者之间相互作用方面的研究，但是相关的研究还太少，也不够完整，设计上也存在着一些不足。因此，基因与环境因素之间的相互作用问题还需要进一步的深入研究。可喜的是，2006 年，美国国立卫生研究院（NIH）提出了通过建立基因、环境和健康研究的倡议（GEI; http://www.gei.nih.gov），主要就是针对对疾病和健康影响作用极大的复杂因子进行的研究。其目的主要有如下两个方面：①识别与人类疾病相关的新的遗传变异及其相关性；②建立新的暴露生物学工具以提高对复杂疾病具有潜在的、重要作用的环境因子的检测水平。相信这种研究会对基因与环境之间相互作用的研究具有很大的促进作用。

（四）稳态维持因素

正常情况下，人体不但暴露于各种外在环境因素，而且体内也会出现遗传物质异常的现象；同时，人体还存在着维持人体正常功能和结构的稳态维持系统。如果在理想的条件下，一个正常的机体没有受到任何来自于机体内、外的遗传因素和环境因素的影响，此时，机体的稳态维持系统将会对自身的内环境稳态进行精准和完美的调节，以维持着正常的结构和功能，机体维持健康状态而不会患病。事实上，人体所处的内、外环境既不理想而且变化很大。同时，理论上任何微小的遗传因素和环境因素必然会引起机体的反应甚至异常，但是并不会必然地导致疾病。比如，吸烟会损伤肺组织细胞但是却没有必然导致肺癌，很多终身吸烟的人并没有患肺癌。那么，是什么因素防止了吸烟者肺癌的出现呢？

如前所述，机体所暴露的因素，除环境因素、遗传因素外，还有一类因素即机体的稳态维持因素。已有的研究结果表明：正常机体在神经系统和体液等的调节下，通过各个器官、系统的协调活动，共同维持内环境的相对稳定状态，即内环境的稳态。稳态维持系统存在的意义不但在于确立区别于机体自我而非他物的本质属性；同时，还要承担抚平环境因素和遗传因素对机体的干扰，以维持机体生存的基本环境和条件。稳态维持因素主要是由稳态维持系统来决定的。稳态维持系统是指为了维持系统的稳定而独立或协调作用的人体、系统、器官、组织、细胞等。稳态维持系统要发挥作用则必须依赖于人体神经—内分泌—免疫调节网络，通过一系列物理、化学及生物的介质，进行物质、能量和信息的交流。要完成体内的一系列稳态维持过程，必须要对体内的各种分子、细胞、组织、器官，以及基因的结构和功能等进行适当的调控，才能维持人体所需要的内环境稳态和适应外环境的变化[25-26]。因此，稳态维持机制是生物体维持生存必须具有的一种基本调节机制。

1. 稳态维持因素的独特性

如上所述，稳态维持机制对于人体的健康与疾病非常重要。但是，为什么要将稳态维持因素单独分割出来呢？既然稳态维持机制是由遗传因素决定的，且受环境因素的影响，为什么不用目前所公认的做法，将其直接归于遗传因素或环境因素呢？事实上，由于稳态维持因素与环境因素和遗传因素主要存在着如下五方面的不同，据此，我们认为非常有必要将稳态维持因素从环境因素和遗传因素中分离出来。

（1）功能与强度

无论是环境因素还是遗传因素，从其对人体的作用方面而言，既包括损伤性作用，也包括保护性作用，但是稳态维持因素则与此完全不同。稳态维持因素无所谓损伤性还是保护性，其基本或者唯一的功能就是按照机体的既定标准维持机体的内环境稳态，以满足机体生存所需。比如，血压稳态维持因素在本质上主要是一些活性因子，其水平的高低与代偿程度的强弱、血压的高低明显相关，且随着血压水平的变化而变化，并受各种损伤性和保护性环境因素及遗传因素的影响。高血压时，这些活性因子的类型和功能更多地表现为降低血压或与降低血压相关（如 ANP 等）；而低血压时，这些活性因子的类型和功能主要表现为升高血压或者与血压升高相关（如 Ang II 等），其目标是维持血压于相对稳定范围，这与目前所公认的环境和遗传危险因素的损伤作用与致病作用截然不同。

另外，环境因素来自于除人体外的所有外部环境，小到细菌、病毒，大到太阳、银河系甚至宇宙，其强度可能非常强大；稳态维持因素是基于人体本身的多个细胞、组织、器官和系统，相对较强；而遗传因素只是整个遗传基因的某个或某几个方面，因此最弱。事实上，如果遗传因素尤其是遗传损伤因素超过稳态维持因素，机体是不可能维持长期存活状态的。

（2）被动、滞后性

无论是环境损伤因素还是遗传损伤因素，其在时间顺序上都是领先的。即人体是先受到损伤因素的损伤并达到一定的程度后，机体才会被动地表现出其稳态维持功能。因此，稳态维持系统的功能是被动出现并在时间序列上落后于损伤因素。比如，高血压时，血压稳态维持因子（即降压因子）的出现是继发并滞后于血压升高及其相关因子的，这与环境与遗传因素导致的高血压完全不同。即使产生的调控血压的活性因子相同，但是其产生的机制和前提也不相同。

（3）双重性

稳态维持因素与环境或遗传损伤因素的功能是不同的。稳态维持是人体按照物质世界既定的规则及人体生物学本质属性的要求去维持人体的稳态，而不论这个稳态是否有利于机体的保护性因素。事实上，稳态维持在原则上对于整个人体是有利的。但是，在稳态维持过程中是否会导致疾病则要由遗传方面的、环境方面的及稳态维持系统方面的损伤性与保护性因素等共同决定。例如，机体为了维持血压稳态，可能会使得心肌重塑，结果是血压维持于稳态，但是心肌却受到了损伤。因而，稳态维持机制既可能是有利于机体的，同时也可能是不利于机体的。在血压稳态维持的过程中会形成良性循环，同样也会形成恶性循环；既可能是负反馈，也可能形成正反馈，从而引起一系列的心血管重塑等靶器官的结构和功能改变及相关的并发症。但是，环境或遗传损伤因素的作用只有致病作用这一种，保护性因素也只有防治疾病的保护性作用一种，一般不会在某个时段内出现某种环境或遗传因素既是保护性因素同时又是损伤性因素的情况。

（4）复杂性

环境和遗传损伤因素在复杂程度上也与稳态维持因素存在着很大的差别。环境和遗传损伤因素具有简单和直接的特性与功能，即直接损伤机体，如高度的精神紧张或 Ang II 的升高直接会导致血压升高。但是，稳态维持因素则在不同的个体、不同的损伤因素种类及不同的损伤强度的情况下有很大的差别。在损伤程度轻微的情况下可能只是局部的稳态维持，而在损伤程度较强的情况下则可能涉及多器官、多系统甚至全身的稳态维持，这将涉及很大范围及多器官、多组织的参与。比如，血压舒张因子的增多必然直接引起血压的降低。与此相反，一些血压稳态维持因子并不直接影响血压的变化，但是它可以影响机体在高血压发生过程中的局部或者整体调节功能，并通过这种调节功能的强弱和有无影响高血压的发生与否，并在不同血压水平和阶段影响到不同层次和范围的组织和器官。例如，NO 是一种扩张血管的物质，NO 合成酶可以合成 NO，而氧自由基和氢醌等则可以灭活 NO。合成和分解 NO 的物质并不会直接影响血压，但是却通过对 NO 的调节作用发挥对血压稳态的维持作用。同时，还存在着调节氧自由基和氢醌等的更高一级的调节因素。这些因素则涉及更大范围、更多的器官和组织。因此，稳态维持因素比较复杂。

另外，稳态维持系统除影响心血管系统外，也会影响免疫系统、内分泌系统、生殖系统、神经系统等非心血管系统的功能。但是，在目前的研究中，尚未能将血压稳态维持因子与引起血压升高的原发性因子加以区别。结果造成对 EH 的病因研究和理解出现混乱，对 EH 发病机制的阐明也出现了障碍。因此，只有将致病危险因素与稳态维持因素区别开来，才能真正搞清楚疾病的发病机制和病理变化等过程。

（5）自组织性

事实上，在各种内、外环境因素及遗传因素的作用下，人体并不是被动等待和接受，而是要根据其所受到的刺激的严重程度进行调节，以维持机体的稳态，为人体各种器官和组织正常功能的发挥提供适当的内环境。当面对的是小的刺激时，人体通过其常备的稳态维持系统就可以维持稳态，这时更可能是通过人体稳态维持系统的直接作用便可以完成；当刺激的强度大到一定的程度时，常备的稳态维持系统无法完成稳态维持任务，机体必须在更大范围内发动其储备能力才能完成稳态维持任务，这时就涉及机体的各种控制系统和调节方式的应用；如果刺激进一步增强，机体可能并不能通过其稳态维持系统完成稳态的维持，则机体可能就表现为疾病状态，甚至死亡。因此，在疾病的发生发展、健康的维护和稳态的维持过程中，稳态维持系统并不会受外来因素的直接调控，而是按照机体自身的先天性决定形成规则和程序，相互默契，各尽其责而又协调地自动形成并维持机体的有序结构，在一定程度上能自动修复缺损和排除故障，以恢复正常的结构和功能，从而维持机体的存在和"健康"状态。相对于稳态维持因素，各种内、外损伤或保护性因素则简单而直接，不具有如此复杂的自组织的属性和功能。

实际工作中，我们可以将稳态维持系统按照稳态维持的强度、范围大小、参与组织和器官的多少等区分为狭义的稳态维持系统和广义的稳态维持系统两种。前者是指只针对某一种轻微的异常，机体所动员的组织和器官较少，影响的范围较小且强度较弱。机体在不进行全身大范围动员的情况下就可以很快地纠正机体某一方面的异常，如正常人出现了手指的破裂，进入了少量的细菌，血液中的白细胞在进行自我和非我识别后即可很快将细菌吞噬清除。此时，体内的免疫系统并没有进行大范围的改变，机体内常备的免疫系统即可完成这种任务，从而维持机体的稳态。相反，如果伤口较大，而且持续不断地进入细菌，那么机体将会动员体内的免疫系统进行较大范围的免疫反应，并在白细胞不断消耗的过程中，骨髓造血系统、肝脏和脾脏的白细胞释放增加，以维持不断损耗的白细胞并清除细菌，维持机体的内环境稳定。如果持续存在较大的伤口，细菌持续不断地大量进入体内，骨髓造血系统的白细胞大量释放还不能满足清除细菌的要求，则白细胞的生成也不断增加，体内各种营养成分的需求增加以满足白细胞生成的需要，机体则全身动员起来，增加各种激素的分泌、营养成分的供应等。同时，局部的血管扩张增加血液供应，分泌各种炎症因子和趋化因子，白细胞大量聚集等。此时，已经远远超出了狭义的稳态维持，所涉及的也不仅仅限于局部的组织和器官，而是机体全身动员、全身反应，机体维持的也并不是某一指标、某一组织或器官的结构与功能稳定，而是整个机体的稳态与生存。这时的稳态维持我们称为广义的稳态维持，所涉及的组织、器官和系统即称为广义的稳态维持系统。事实上，人体内所有的细胞、器官和组织，以及人体所有的生理功能受到不同种类的损伤时都存在类似的情况，而机体的稳态维持系统也存在同样的变化。

2. 稳态维持的控制系统

按照控制论的理论，人体的控制系统主要有三大类：非自动控制系统、反馈控制系统（包括正反馈和负反馈）和前馈控制系统[27]。机体对于稳态的维持主要是通过这3种控制系统进行的。

（1）非自动控制系统

非自动控制系统是一个开环系统（Open-loop system），其控制部分不受受控部分的影响，即受控部分不能反馈改变控制部分的活动。例如，在应激反应中，当应激刺激特别强大时，可能由于下丘脑神经元和垂体对血中糖皮质激素的敏感性减退，即血中糖皮质激素浓度升高时不能反馈抑制它们的活动，使应激性刺激能导致促肾上腺皮质激素（ACTH）与糖皮质激素的持续分泌；这时，肾上腺皮质能不断地根据应激性刺激的强度做出相应的反应。在这种情况下，刺激决定着反应，而反应不能改变控制部分的活动[28]。这种控制系统无自动控制的能力。非自动控制系统的活动在体内不多见。

（2）反馈控制系统

机体内环境稳态调节的主要方式是反馈调节。反馈是将一个过程的结果返回影响过程本身的过程。所谓"反馈"，在工程技术上是指自动调节系统的效应装置，把一部分效应信息反过来传输给发讯装置或传输给该系统的中间环节，从而进一步调整自动调节系统的活动[29]。人体中这种反馈过程主要有正反馈和负反馈两种类型。

正反馈：结果对过程产生促进作用，即反应的产物反过来促进反应的进行。反馈信息不是制约控制部分的活动，而是促进与加强控制部分的活动。类似于血糖浓度升高，胰岛素浓度也升高的关系；膀胱逼尿肌收缩而神经传导促进逼尿肌进一步收缩的过程。其意义在于使生理过程不断加强，直到最终完成生理功能的过程。这种反馈在内环境稳态维持中相对而言比较少见[30]。

负反馈：结果对过程的发生产生抑制作用，即反应的产物抑制反应的进行。其意义在于维持内环境的稳态，如水平衡、盐平衡、血脂稳定、酸碱平衡、体温稳定等的调节就属于负反馈调节。人体内的调节主要是负反馈调节[31]。

（3）前馈控制系统

前馈控制是控制部分发出指令使受控部分进行某一活动时，同时还通过另一快捷途径向受控部分发出前馈信号，受控部分在接受控制部分的指令进行活动时，又及时地受到前馈信号的调控，这区别于负反馈调节总要滞后一段时间才能纠正偏差的缺陷，因此活动更加准确[32]。

另外，在体液调节、体温调节中也有前馈调节。条件反射也是前馈调节。前馈调节在不同情况下，既可以以神经冲动也可以以激素的形式进行调节。例如，视觉和时间引导线索对突发外部姿势干扰条件下，人体姿势肌肉和动作肌肉的中枢运动控制具有不同的作用。视觉引导线索能够明显增加姿势肌肉和动作肌肉预激活发生率并提早预激活时间，表现出明显的"视觉线索预激活优势现象"，而时间引导线索则主要引发动作肌肉预激活提前[33]。冬泳的人在换上泳装跳入冰水前，人体内的温度还没有降低，但空气低温已刺激皮肤冷感受器，同时，泳场环境产生的视觉、听觉刺激，就已通过条件反射和中枢神经系统内信息的传递，提前发动了体温调节机制，增加产热，控制散热，以保持体温相对稳定。这些都是前馈控制的表现。

前馈调节与反馈调节的主要区别在于：前馈调节的测量参数是可能引起被调节变量变化的过程量，而反馈调节的测量参数是被调节变量的本身；前馈调节能在指令产生的瞬间就发出调节信号，而反馈调节要等干扰量影响到被调节变量时才发出调节信号，所以前馈调节更及时。前馈调节是不管调节效果如何，而反馈调节则是与调节效果相关联的[34]。

3．稳态调节方式

如前所述，稳态维持系统主要由代偿调节和直接调节两种方式对机体的自稳态进行维持。其中代偿调节占有非常重要的地位。一般而言，越复杂的、越宏观的调节更倾向于代偿性调节，如负反馈调节和正反馈调节，以确保一些重要功能的正常维持；而越简单的、越微观的调节则更容易采用直接相互作用的方式，如前馈控制系统和非自动化的控制系统，此种调节的后果无法进行预料。其中的道理很简单，越复杂的调节需要参与的细胞、组织、器官和系统越多，调节越精细，过程必然越复杂；而越简单的、越微观的调节由于在细胞、分子水平上进行，已经无法容纳多个细胞、组织和器官进行复杂的调节过程，只能依赖于简单的物理、化学作用或生物大分子间的相互作用等发挥作用。如果说直接调节是机体的稳态维持系统通过直接的作用对机体的稳态进行的调节，那么代偿调节则是机体的稳态调节系统对机体的稳态进行的多层次、复杂的、多系统参与的间接调节。这里我们将对这两种调节方式分别进行讨论。

（1）代偿调节

1）代偿的定义

"代偿"亦称"代偿作用"，即机体通过加强某一器官或组织的功能以适应或补偿生理或病理情况下的需要的一种生命现象；或者由原器官的健全部分或其他器官补偿功能或结构发生病变的器官。执行代偿功能的组织或者器官不仅功能增强，并伴有体积增大 [35-36]。例如，体力劳动者因适应劳动的需要，四肢肌肉变得肥大、结实，收缩力加强；动脉主干阻塞时，供血功能由扩大的侧支循环来进行代偿等 [37]。人体是在与环境和遗传损伤性因素的斗争中生存的，疾病是人体稳态维持系统在与环境和遗传损伤因素的斗争中发展变化的。如果没有损伤性因素，也就没有针对损伤性因素的斗争。由于机体没有直接消除损伤性因素的措施或者消除能力不足，因此，机体与损伤因素斗争的基本手段便是代偿作用，斗争的依据是机体的稳态规则，斗争的目标是稳态的维持，斗争的结果则可能是健康、疾病、死亡，而在斗争的过程中可能会出现机体的损伤。

某些器官因疾病受损后，机体调动未受损部分和有关的器官、组织或细胞来替代或补偿受影响的代谢和功能，使体内重新建立新的平衡。因此，代偿对机体是有利的，可以弥补器官已失去的功能。例如，慢性肾小球肾炎时，一些肾单位损伤破坏，肾小球发生纤维化，其所属肾小管萎缩、消失，这时，未受损害的或受损较轻微的肾单位功能增强，细胞增生、肥大。若一个肾脏由于疾病而被切除，另一个肾脏则会肥大，甚至可增大一倍，以代偿切去的肾脏的功能[38]。另外，pH 改变及酸碱平衡失调等出现时，机体都会出现继发性代偿反应，以减轻酸碱紊乱，使得 pH 恢复至正常范围，以维持内环境的稳定。

代偿的主要基础是大部分器官都有一定的储备力，即平时都有一部分功能单位处于静止的或功能极低的状态，一旦发生生理性需要，这部分细胞或组织的功能会增强起来。此外，器官、组织和细胞通过神经和体液的调节发生增生和肥大，两者都能代偿已经失去的或不足的功能。

虽然各种器官的储备能力强弱不同，但都有一定的限度，不可能无限制地代偿下去。代偿，意味着按正常的生理调节功能已不能维持原有的机体稳态了，所以在大多数的情况下对机体是不利的。例如，甲状腺分泌不足，腺体可通过代偿反应产生更多的腺细胞来维持激素的生成量，导致甲状腺增大[39]。肺萎陷或支气管哮喘时，可以发生代偿性肺气肿，此时气肿的肺泡腔充气过多，肺泡隔毛细血管受压，肺循环血流阻力增加，右心负担加重。严重者还可导致肺源性心脏病[40]。一些心脏病患者常有代偿性心肌肥大，若病因不能除去，当心肌肥大到一定程度时，血氧供给不足，无氧糖酵解增强，酸性代谢产物聚积，心肌收缩力下降，则发生代偿不足[41]，这称为失代偿，可导致心腔扩张，发生心力衰竭。

2）代偿分类

代偿可分为代谢性代偿、功能性代偿和结构性代偿 3 种形式，主要表现为器官储备力的动员和代偿性增生。人体重要生命器官的储备力很大，如肝、肾、肺，只要有 1/10～1/5 的正常组织就足够机体需要。因此，肝、肾、肺等的功能障碍只有在器官发生弥漫性病变时才能检查出来。而且当器官的一部分发生病变时，健康部分会代偿性增生，以维持机体的生理需要。机体可通过以上 3 个方面的代偿来维持正常的生命活动，这 3 个方面既可以独立作用，同时相互之间也是密切联系的。

①代谢为主的代偿。例如，酸碱平衡紊乱时体内存在的多对缓冲系统发

挥作用，使体液的酸碱度保持在相对平衡的状态[42]。

②功能为主的代偿。例如，心脏瓣膜病时，通过心肌的肥大及心脏收缩力的加强，维持着正常的血液循环[43]。

③结构为主的代偿。例如，器官的肥大、再生，组织的修复等。

另外，可以根据机体代偿反应的强弱程度和满足机体的需要与否，将代偿分为完全代偿、不完全代偿和失代偿 3 种类型。例如，在发生心力衰竭时，代偿反应是机体为防止氧供进一步减少的必要措施，且代偿反应的强度与心力衰竭是否发生、发生速度及严重程度密切相关。若氧供尚能满足机体的代谢需要，患者未出现心力衰竭的表现，此为完全代偿（Complete compensation）；若心输出量仅能满足机体在静息状态下的代谢需要，患者有轻度心力衰竭表现，称为不完全代偿（Incomplete compensation）；严重时，氧供甚至不能满足机体在静息状态下的代谢需要，患者有明显心力衰竭的症状和体征，此为失代偿（Decompensation）。

3）代偿的本质

代偿是一些因子，即机体针对机体内、外损伤因素而产生的一些生物活性因子或化学物质。这些物质是可以直接或者间接抵消或抵抗损伤因素的作用，或者通过改变健康组织的功能和 / 或结构以增加缺失的功能或组织。但是，代偿作用的最终目的是纠正机体内、外环境因素和遗传因素的影响并维持机体的内环境稳态。

代偿是一个过程，即机体在新的条件下建立新的平衡和稳定结构的一种过程。由于机体的存在需要一种稳定的环境，当机体内、外环境因素和遗传因素的影响超出了机体需要的或者所能耐受的限度时，机体将不能维持其正常的生理功能。因此，机体从整体的高度或者是组织、器官、细胞的层次进行代偿以维持其生存所需要的大环境、小环境和微环境。由于内、外环境因素和遗传因素总是在不断变化之中，机体为了维持适合于生存的内环境和外环境，总是在不断的代偿过程中调整并维持这种稳态。因此，代偿是机体在不断变化的多种因素的影响下动态维持一种机体可耐受的相对平衡状态的过程[44]。

代偿是一种能力，即机体对抗外界和内部损伤因素并维持内环境稳态的能力。这种能力的强弱意味着机体在环境和遗传损伤因素面前生存能力的强弱。例如，单细胞的生存能力很差，多细胞生物生存能力大大加强，而动物尤其是人的生存能力更进一步加强。人类之所以能在生物链中处于最高位置，其主要原因就在于其维持内环境稳态的能力是最高的。

一方面，人体依赖于人体自身的代偿性调节能力来维持内环境的稳态。例如，对心理压力的舒缓，对自身基因突变引起的内环境紊乱的调节，白细胞清除体内坏死的组织和细胞、杀死外来微生物及对异体组织的排除等。这些能力的强弱也就表现为人体自身对损伤性因素的代偿能力强弱[45]。另一方面，人通过外物来增加其对内环境稳态的维持能力，即人可以通过使用外物增加其对内外损伤性因素的损伤作用，如人类可以使用抗生素协助人体杀死并清除外来微生物等。人类可以在极其寒冷的地方生存，因为人可以制造出保暖的衣物；人可以在最热的地方生存，因为人可以制造出空调；人可以在最干旱的地方生存，因为人可以储存大量的水；人可以在水中生活足够长的时间，因为人可以造出潜水设备；人可以在外太空生存多年，因为人可以模拟在地球上生存的环境。这是其他任何生物目前为止都无法做到的（未发现的外星人也许可以做到这一点）。归结于一点，就是相对于其他生物而言，虽然人类的先天性维持自身内环境稳态的能力并不是太强大，但是通过利用外物，人类极大地提高了该能力。这也可能就是人类能成为地球主人的根本原因。

4）代偿的特点

第一，代偿是一种非生理性、基于生理调节功能不足的、机体对内环境稳态进行维持的一种继发性调节手段，是由于机体的正常生理功能被干扰或损伤，机体必须通过非生理状态的调节机制才能维持机体某种功能的相对稳定。这种超出了机体正常生理范围的调节即为机体的代偿调节。代偿性调节的机制主要是对抗疾病的活性因子及细胞、组织、器官功能等的非生理性变化。例如，血糖升高时一些降糖因子升高，高血压时心脏出现重构等。

第二，代偿机制极为重要。正是由于机体代偿机制的存在才能维持机体的生存和成长，才使得机体有机会恢复和康复。

第三，代偿机制似乎总是有限度的，不可能无限的增强；但是，环境因素则可能会无限的强大，比如如果现在毁灭地球，人类无处可逃；如果太阳爆炸，人类必然灰飞烟灭。另外，一些致死性的突变或者重要基因的明显异常也会因为代偿机制的不足而导致人体的严重异常并最终失代偿而死亡。因此，正是由于代偿因素没有非常强大才导致疾病的出现。当然，如果太强大，一旦代偿因素本身出现问题可能会导致非常严重的后果；同时，这也是不符合生物热力学定理的。

5）代偿遵循的理论

由于人体对稳态的调控是多重系统的，对某一种生理指标的调节也是多个层次和多重机制，其意义在于这样可以使得对稳态的调节更精细、更稳定、更强大，系统更为完善，可以更好对抗各种损伤性因素的作用，也不会因为个别调控因素的变异而导致机体出现重大的变化并导致重大损伤。

由于代偿本身是由多个系统构成以维持机体稳态的一个过程，因此，代偿本身也遵循着疾病所遵循的多种科学规则和理论，如代偿遵循系统论、控制论、信息论、自组织理论等，也遵守其他的生物、物理和化学的基本原理。代偿正是在这种规则下，按照复杂性科学所遵循的各种理论，发挥着维持机体稳态的作用。

人体本身由遗传决定，受遗传和环境因素的影响。与此相似，组成人体的每个系统及系统以下的每个最小功能单元也类似的由遗传决定并受遗传和环境因素的影响。同样的环境或者遗传损伤性因素，可能最终出现疾病与健康的结局，其原因一方面可能在于机体的稳态维持能力存在着很大的差别；另一方面，起点相似，结局可能大相径庭，主要在于稳态维持过程中还存在着随机效应和混沌效应，并在一定程度上遵循自组织理论。

（2）直接调节

直接调节指的是机体通过直接与环境因素或者遗传因素发生作用而进行稳态的维持。我们认为这种直接作用一般是在刺激比较小，作用比较简单、直接，或者很微观的、不利于、不需要或者机体无法做出复杂反应的情况下出现的。例如，白细胞与少量的微生物或机体坏死细胞组织接触，直接吞噬予以清除；人体皮肤对异物的直接阻挡作用；抗原与抗体的直接相互作用；基因转录过程中转录因子与 DNA 的直接结合等。另外，由于人有主观能动性，可以主动地脱离或者避开危险因素，清除危险因素的损伤，如清除身体上的微生物；同时，人还可以主动地接近或寻找有利因素，接受有利因素的有益作用，如大家都知冷知热、冷天加衣天热减衣等。这些均在一定程度上有利于维持个体的内环境稳态。

总之，理想的条件下，一个正常的机体不会受到任何外来的环境和 / 或遗传因素的影响，此时，正常机体的稳态维持系统将会对自身的内环境稳态进行精准和完美的调节，维持着正常的结构和功能，机体不会出现疾病状态而是维持于健康状态。除非机体的稳态维持机制自身出现故障才可能会导致疾病的出现。

而在现实的非理想条件下，各种各样的环境因素和遗传因素会影响到机体的稳态。如果环境或者遗传因素的（损伤性或非损伤性）作用强于稳态维持系统的作用，则机体无法维持机体自身所需要的稳态，机体会出现疾病甚至死亡；如果遗传或者环境因素的（损伤性或非损伤性）作用等于稳态维持系统的作用，则机体勉强维持机体自身所需要的稳态并处于疾病前期，任何进一步的不利因素都可能会导致机体进入疾病状态；如果遗传或者环境因素的（损伤性或非损伤性）作用弱于稳态维持系统，则机体能维持机体自身所需要的稳态，机体处于健康状态。

因此，稳态维持因素是机体存在的根本性因素，而其他外来的或内生的因素则是干扰因素。如果稳态维持因素足够强大且没有明显的异常，那么干扰因素不可能会引起疾病。但是，事实上，干扰因素有时候很强大，而且机体的稳态维持系统既不完美，也易出现异常。这就是造成人类疾病的根本性原因。

（五）时间因素

时间是一种尺度，借着时间，事件发生之先后可以按过去—现在—未来之序列得以确定（时间点），也可以衡量事件持续的期间及事件之间的间隔长短（时间段）[46-47]。时间是除了空间三个维度以外的第四维度[48]。哲学上，时间是抽象概念，表达事物的生灭排列。其内涵是无尽永前，其外延是一切事件过程长短和发生顺序的度量。"无尽"指时间没有起始和终结，"永前"指时间的增量总是正数。时间是一个较为抽象的概念，爱因斯坦在相对论中提出，不能把时间、空间、物质三者分开解释，"时"是对物质运动过程的描述，"间"是指人为的划分。时间是思维对物质运动过程的分割、划分。

从哲学上讲，事物是运动、变化和发展的，因此，时间参数不可或缺。

人体作为一种复杂的生命有机体，在进行着不断的运动、变化，即新陈代谢，因而需要时间这个参数才能更好地被描述和理解；同时，人体作为物质存在的一种，也是需要时间来参与描述的。那么，人体所患的疾病及患病的人体，同样也是需要时间这个参数进行描述的。因此，疾病的描述不能缺少"时间"这个参数。

如前所述，环境因素（生存与暴露的环境）、遗传因素（遗传物质的量变、质变和"时空"存在等）、稳态维持（人体的生理机能及代偿因素等）随着时间的变化而处于不断的变化过程中。这里所说的时间因素可以用来描述在不同的时间点和时间段，机体所处的外部环境、所拥有的内部环境及稳态维持系统的特征及其变化过程。在患者个体方面，时间因素主要体现在两个方面：一是患者的年龄，二是病程。事实上，在疾病的发生和发展过程中，这两个因素也具有非常重要的作用，但是令人遗憾的是目前绝大部分研究并没有完整地考虑这些因素。

在历史上所有的医学模式中，时间因素似乎均未被考虑到。事实上，且不论时间在哲学上有多么重要，所有的临床医生都熟知，疾病和健康的状态总是在不断地变化之中。必须在动态的变化中才能把握疾病和健康发展变化规律，也只有在动态变化中研究疾病才可能真正掌握疾病发生和发展的规律。因此，必须考虑时间因素，才能更准确地理解人体的变化规律，也能更好地把握疾病和健康。

1. 年龄与疾病

年龄是人群分布中最重要的因素，几乎所有疾病的发病（率）和病死（率）都与年龄相关。这是因为不同年龄的免疫水平、生活习惯、行为方法与危险因素的接触机会是不同的。

慢性非感染性疾病随年龄的增加而增加，急性传染性疾病随年龄的增加而减少。不同年龄段的人群有不同的多发疾病。影响发病（率）——年龄分布的重要因素主要有如下几个方面[49-52]：①暴露方式。②暴露机会。③机体的免疫状况。

一般情况下，年龄死亡率曲线呈"U"字形，爆发大规模战争时曲线将受影响。研究疾病的年龄分布的目的主要有如下3个方面：①有助于探索疾病的致病因素、不利因素和有利因素。②确定疾病的高危人群，采取相应的预防措施。③了解人群的免疫状态。

2.病程与疾病

第一，疾病是人体呈现的一个复杂的、不断发展变化的病理过程，有其发生、发展、消亡的自然规律，如同一切生物有它自己的自然寿命一样，患病的人体也是如此。我们可以利用每种疾病的自然病程规律，去认识疾病、诊断疾病。这就是利用病程规律对疾病诊断的意义。但当前由于高科技检查仪器的增多，医生往往只重视病因、病理、化验、放射、特检、药物试验治疗等诊断资料的收集和利用，而较少运用病程变化规律去诊断疾病。殊不知在疑难病例经过各种检查仍不能明确诊断时，病程资料的分析利用就对疾病有莫大的帮助。因为对疾病的每一次诊查，我们只能看到疾病全过程中的一个横断面，而每个横断面的表现又不尽相同。因此，只有连续综合多个横断面以后，才有可能看到疾病的全貌，进而明确诊断或修正诊断 [53]。

第二，疾病病程的长短也与损伤因素的损伤积累程度、疾病的严重程度、患者的抵抗能力与代偿能力等相关 [54-55]。例如，对于同样是 40 岁的患者，如果病程分别是 10 年与 1 年，那么其环境危险因素、遗传危险因素与代偿因素等均相差很大。因此，不同的病程反映了不同的疾病特点，这在疾病的诊断、治疗中要特别注意。

第三，在疾病的发生、发展过程中，病因和结果是相互制约、相互作用的。在一定的条件下，因果之间可以互相转化。在某一病理阶段中是病理的结果，而在另一阶段中则可能成为致病的原因。例如，痰饮和瘀血，是脏腑气血功能失调所形成的病理产物，但这种病理产物一旦形成，又可作为新的病因，导致其他病理变化，出现各种症状和体征 [56-57]。因此，注重病程中的各种情况，也有助于深入了解并阐明疾病的发病机制，从而指导疾病的诊断、治疗和预防等。

总之，通过以上的分析和总结，我们基本上囊括了目前所有可能影响人类疾病发生、发展的因素。如果能结合这些因素，可以从影响疾病发病的因素方面解释所有的疾病。而且，由于这些因素是从所有的疾病中归纳总结出来的，因而能反映所有疾病的特征。图 4.1 显示了所有影响疾病发病的因素及其可能发生的相互作用。

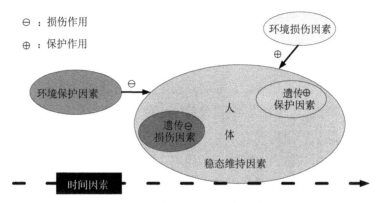

图 4.1　影响疾病发病的 4 种因素及其相互作用

参考文献

[1] 段纪俊，曾晶，孙惠玲．全球疾病负担的环境因素归因研究 [J]．中国社会医学杂志，2008，25（5）：301-303.

[2] 钱会南．从时空视角诠释生命现象：论环境因素对体质和疾病的影响 [J]．中华中医药学刊，2010（1）：13-15.

[3] 徐万祥，张忠恕．人类遗传性疾病的 DNA 诊断方法 [J]．生殖与避孕，1992（6）：3-6.

[4] 李崇高．我国医学遗传学发展概况及展望 [C]// 中国优生科学协会 2004 年优生科学学术交流大会论文集．2004.

[5] 张道宏．病残儿童医学鉴定资料回顾分析 [J]．中国中医药咨讯，2011，3（7）：80.

[6] 陈秀杰，杨培珂．科学预防遗传病儿的出生 [J]．家庭医学，1998（21）：48.

[7] 楚玉荣，宫凌涛，楚智慧．近亲结婚的危害与遗传病的发病率 [J]．生物学教学，2004，29（2）：55-56.

[8] 郭昊．利用生物学网络研究疾病的分子机制和预后 [D]．北京：中国人民解放军军事医学科学院，2011.

[9] Ordovas J M, Tai E S. Why study gene-environment interactions[J]. Current Opinion in Lipidology, 2008, 19 (2)：158-167.

[10] 陈伟伟，高润霖，刘力生，等．中国心血管病报告 2015 概要 [J]．中国循环杂志，2016，31：624-632.

[11] Welter D, MacArthur J, Morales J, et al. The NHGRI GWAS Catalog, a curated resource

of SNP-trait associations[J]. Nucleic Acids Research，2014，42：D1001- D1006.

[12]　Hindorff L A，Sethupathy P，Junkins H A，et al. Potential etiologic and functional implications of genome-wide association loci for human diseases and traits[J]. Proceedings of the National Academy of Sciences of the United States of America，2009，106（23）：9362-9367.

[13]　Manolio T A，Collins F S，Cox N J，et al. Finding the missing heritability of complex diseases[J]. Nature，2009，461（7266）：747-753.

[14]　Mukherjee O，Sanapala K R，Anbazhagana P，et al. Evaluating epistatic interaction signals in complex traits using quantitative traits[J]. BMC Proceedings，2009，3（7）：S82.

[15]　Kazma R，Bonaïti-Pellié C，Norris J M，et al. On the use of sibling recurrence risks to select environmental factors liable to interact with genetic risk factors[J]. European Journal of Human Genetics，2010，18（1）：88-94.

[16]　Rutter M，Moffitt T E，Caspi A. Gene-environment interplay and psychopathology：multiple varieties but real effects[J]. Journal of Child Psychology and Psychiatry，2006，47（3-4）：226-261.

[17]　Kazma R，Babron M C，Génin E. Genetic association and gene-environment interaction： a new method for overcoming the lack of exposure information in controls[J]. American Journal of Epidemiology，2011，173（2）：225-235.

[18]　Thomas D. Gene–environment-wide association studies： emerging approaches[J]. Nature Reviews Genetics，2010，11（4）：259-272.

[19]　Thomas D. Methods for investigating gene-environment interactions in candidate pathway and genome-wide association studies[J]. Annual Review of Public Health，2010，31（1）：21-36.

[20]　Andreasen C H，Mogensen M S，Borch-Johnsen K，et al. Non-replication of genome-wide based associations between common variants in INSIG2 and PFKP and obesity in studies of 18，014 Danes[J]. PloS One，2008，3（8）：e2872.

[21]　García-Closas M，Malats N，Silverman D，et al. NAT2 slow acetylation，GSTM1 null genotype，and risk of bladder cancer： results from the Spanish Bladder Cancer Study and meta-analysis[J]. Lancet，2005，366：649-659.

[22]　Belsky J，Jonassaint C，Pluess M，et al. Vulnerability genes or plasticity genes[J]. Molecular

Psychiatry，2009，14（8）：746-754.

[23] Kim-Cohen J，Caspi A，Taylor A，et al. MAOA，maltreatment，and gene-environment interaction predicting children's mental health： new evidence and a meta-analysis[J]. Molecular Psychiatry，2006，11（10）：903-913.

[24] Widom C S，Brzustowicz L M. MAOA and the "cycle of violence"： childhood abuse and neglect，MAOA genotype，and risk for violent and antisocial behavior[J]. Biological Psychiatry，2006，60（7）：684-689.

[25] 朱克刚，赵万红，张启荣，等. 复杂性视野下的内环境和内环境稳态 [J]. 医学与哲学，2006，27（17）：32-34.

[26] 张亚琴，孙玉霞. 整体观与人体内环境稳态中的整体性调节 [J]. 陕西中医学院学报，2003，26（2）：16-17.

[27] 高亮. 人体信息控制系统生理学 [M]. 呼和浩特：内蒙古人民出版社，1997.

[28] 钱令嘉. 应激生理学－生命维护和疾病控制的重要领域 [J]. 生理科学进展，2013，44（5）：321-322.

[29] 尔联洁. 自动控制系统 [M]. 北京：航空工业出版社，1994.

[30] 邱功阔. 膀胱流出道梗阻对逼尿肌兴奋性、收缩性及顺应性影响的实验研究 [D]. 重庆：第三军医大学，2000.

[31] 鞠海兵，沈菲菲，舒子正. 运动应激与下丘脑－垂体－肾上腺轴 [J]. 国外医学（生理、病理科学与临床分册），2002，22（5）：514-516.

[32] 贾立，陶鹏业，邱铭森. 基于神经模糊系统的自适应前馈－反馈控制系统设计 [J]. 华东理工大学学报（自然科学版），2009，35（3）：435-441.

[33] 张芷，王健. 神经肌肉下意识前馈与反馈控制的知觉线索效应 [J]. 心理学报，2014，46（1）：50-57.

[34] 林圣咏. 反馈与前馈调节原理 [J]. 东北石油大学学报，1977（2）：43-57.

[35] 侯春台，席建平. 机体自身调节代偿能力在外科不输血手术中作用的探讨 [J]. 中国综合临床，1999（2）：135-136.

[36] 侯磊，魏毅东，胡大一. 肌肉特化锚定蛋白复合物在心肌细胞肥大中的作用 [J]. 中华心血管病杂志，2010，38（3）：286-288.

[37] 张雄伟，张以善，刘建红，等. TCD 评估大脑中动脉主干严重狭窄或闭塞患者的侧支循环代偿能力 [J]. 医学临床研究，2006，23（7）：1008-1010.

[38] 陈艳. 细梗胡枝子治疗肾小球肾炎的有效成分及其作用机制研究 [D]. 广州：南方医科大学，2008.

[39] 童彦初，田夫，吴明灿. 甲状腺功能亢进术后腺体残留量与甲状腺功能关系的探讨 [J]. 长江大学学报（自科版）医学卷，2007，4（3）：237-238.

[40] 郑闵琴，于忠和. 内毒素损伤大鼠肺组织的面积密度变化及其发生机制 [J]. 中国体视学与图像分析，1999（4）：251-255.

[41] 夏光. 乙醛脱氢酶2在心脏早期代偿性肥厚中的作用及机制 [D]. 上海：复旦大学，2011.

[42] 陶仲为. 慢性代谢性酸中毒呼吸代偿限度的探讨 [J]. 山东医药，1983（1）：6-7.

[43] Schoenfeld M A，Tempelmann C，Gaul C，et al. Functional motor compensation in amyotrophic lateral sclerosis[J]. J Neurol，2005，252（8）：944-952.

[44] 朱钧. 人体内环境的稳态及调节 [J]. 新课程学习：基础教育，2010（11）：146-147.

[45] 沈自尹. 从调理内环境着眼，论肾阳虚与老年人潜能的异同 [J]. 中国中西医结合杂志，1993（6）：362-364.

[46] Wikipedia. Time [EB/OL]. [2017-04-26]. https：//en.wikipedia.org/wiki/Time.

[47] Hawking S，Inam T. A brief history of time[J]. Teen Ink，2002，9（2）：123-131.

[48] Paul Davies. About time：Einstein's unfinished revolution[J]. New York：Simon & Schuster，1996.

[49] 耿全现. 非痴呆帕金森病患者轻度认知障碍与发病年龄和疾病阶段的关系 [J]. 郑州大学学报（医学版），2012，39（12）：84-87.

[50] 刘辉. 以年龄为标志量化分析疾病和机体的康复效能 [J]. 中国临床康复，2006，10（16）：12-14.

[51] 史冬玲. 老年疾病与生物年龄关系：附1114例干部体检结果分析 [J]. 浙江实用医学，1996（2）：1-2.

[52] 张小方，刘运河，崔尧，等. 糖尿病发病率与年龄相关性的调查与分析 [J]. 实验与检验医学，2008，26（6）：686.

[53] 李长玉. 病程在疾病诊断中的意义 [J]. 海军医学杂志，1996（1）：1-2.

[54] 于斐. 2型糖尿病病程与冠心病病变程度的相关性分析 [D]. 太原：山西医科大学，2011.

[55] 樊越涛，林黎明，王平，等. 糖尿病慢性并发症的相关危险因素分析 [J]. 中国实用医

药，2010，5（33）：121-122.

[56]　А·И·斯特鲁柯夫，何建平．对病理学中因果关系某些问题的看法 [J]. 医学与哲学，
　　　1983（2）：51-53.

[57]　谢立奎，唐承安．论病因病理学中原因和结果的对立统一规律 [J]. 湖南中医杂志，
　　　2000（5）：6.

第二篇

四维医学模式基础理论

由于现代科学技术的快速进步，医学发展也已经进入加速期。但是威胁人类健康的多因素、多基因复杂疾病的发病率越来越高，危害越来越大。如何在引入精准医学合理内核的情况下，对这种复杂疾病进行早期诊断、早期治疗和早期预防，是医学界和所有人的目标。让人遗憾的是，目前的各种医学模式还无法完成这一划时代的任务。因此，为了能更好地从形式上解决多因素、多基因复杂疾病的发病问题并最终阐明所有疾病的发病机制，在总结和分析传统模式理论的基础上，经过长期的基础研究和临床实践，结合现代科学新理论和哲学思想，我们提出了四维医学模式理论。

第五章

四维医学模式概论

一、四维医学模式的定义

基于前述的理论基础，我们对四维医学模式进行如下的定义：影响疾病与健康的基本因素分为环境因素、遗传因素和稳态维持因素 3 类，这 3 类因素的综合作用结果决定了人体是疾病还是健康，并随着第四类因素——时间因素的变化而处于动态变化之中。这就是四维医学模式。其中，环境不利因素增加了疾病出现的外在可能性，环境有利因素降低了疾病出现的外在可能性；遗传不利因素增加了疾病出现的内在可能性，遗传有利因素降低了疾病出现的内在可能性；稳态维持因素是对机体内环境稳态维持起主要作用的稳态维持系统。稳态维持系统的启动决定于机体稳态控制中枢所接受到的各种信息，其绝对或相对强弱（与环境因素和／或遗传因素的综合作用相比）则决定了疾病是否会出现及可能的预后；而时间因素则描述了各因素的动态变化过程并展示了机体的稳态维持状况与结果。每个个体是否会患病及患病过程均可通过这 4 个参数进行准确描述。因此，疾病的出现，是在外界环境（有利和不利）因素和内在遗传（有利和不利）因素作用下，机体稳态维持系统功能相对或绝对不足，导致机体稳态失衡，出现的机体生理结构或者功能的异常，这些因素将随着时间的变化而处于动态的变化之中（图 5.1）。

这里所说的稳态维持系统是人体在健康状况下体内存在的、标准的内环境稳态维持系统。正常情况下，由遗传因素决定，是相对稳定的、不变的。在受到环境因素（有利于和不利于机体）和遗传变异（有利于和不利于机体）的影响下，稳态维持系统可能会更稳定（功能加强）、更不稳定（功能减弱），或者无明显影响（功能无明显变化）。在人体则表现为健康、疾病或疾病前期。如果这是一个理想的系统，也就是说这个系统不存在不利于机体的变异，对于整个人类都是通用的、相同的系统，那么只需要我们通过比较每个人的基因组变异即可以很容易地识别出导致疾病的遗传因素。事实上，尽

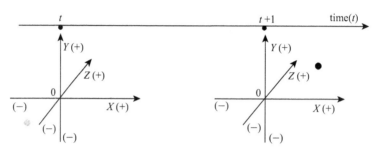

图 5.1　疾病发生发展的四维医学模式

注：X 代表影响疾病的环境因素，Y 代表机体的稳态维持因素，Z 代表影响疾病的遗传因素，t 代表时间因素。大圆点代表个体各因素作用的综合结果。+ 表示促进疾病发生的作用，- 表示有益于健康或抑制疾病发生的作用。三维空间中的每一个大圆点对应于不同的遗传、环境、稳态维持 3 种因素，其综合作用的性质决定了某一时间点个体的健康状况。随着时间的变化，遗传、环境、稳态维持 3 种影响疾病发生的因素也在不断变化，个体的健康状况处于动态变化之中。

管一般情况下所有个体的基因组基本上是相同的，但是每个个体的遗传背景则存在着差异，其原因就是在人类进化和演变的过程中，由于生物的、社会的压力及基因组本身在遗传过程中存在着变异和重组等造成人类基因组的变化。虽然这种变异不会导致个体的消亡，但是会导致个体的异质性。这是个体差异存在的主要的和根本性的原因。这时，理想的、相同的稳态维持系统已经不存在了，有的只是差异比较大的、个体化的稳态维持系统。正是由于这种差异较大的稳态维持系统，在面对不同的环境因素、遗传因素时，表现出了不同的健康与疾病状态；同样，在面对相同的环境与遗传因素时，也表现出不同的健康与疾病的状态，其根源就是稳态维持系统的巨大差异。

这里用"维"而不用"元""要素""因素"等概念的原因主要在于后3 种概念没有引入时间参数。因此，缺乏对疾病的动态认识。由于时间因素的引入，而"时空"具有不可分割性，引入了时间的概念，空间的概念相应而生。

按照四维医学模式的定义，疾病发生、发展过程如下：在正常情况下，机体通过有效信息的获得、加工和传递，依赖于其精密的控制系统对机体的整体和 / 或局部稳态进行调控，以维持其正常的生理功能。但是在损伤性因素（来自环境和 / 或遗传因素）的作用下（同时也可能存在着环境和 / 或遗传有利因素），机体无法通过正常生理条件下的调节（如直接调节作用，动用机体组织、器官和细胞等的储备能力）维持内环境稳态时，非生理性稳态维持因素（主要为超出器官和组织等储备能力的非生理性的代偿作用）就会发挥作用。如果稳态维持因素的作用远远大于损伤性因素的作用并可以完成对损伤性作用的平抚，那么机体的健康状况不会出现明显的变化；如果损伤性因素进一步增强，直到稳态维持因素接近最大限度，这时任何小的因素的改变可能会引发旧平衡的破坏和新阶段的出现。在此新阶段，机体继续进行稳态的维持和试图建立新平衡。如此以往，重复下去。在此过程中，既可能因为损伤性因素的减弱和／或稳态维持因素因为某种原因增强而进入良性循环而恢复健康，反之也可能进入恶性循环而发展，增加到稳态维持机制无法维持的阶段，机体死亡。在整个稳态维持过程中，机体是被动的，而非主动的过程。但是作为有思想和主观能动性的人本身，则可能存在着通过多种手段主动减少损伤性因素和／或增加其稳态维持能力的主观意愿和行为。当然，由于稳态维持的根本目的在于维持人体的内环境稳态不被破坏，因此，如果没有稳态破坏信息的传入，正常情况下机体也不会出现稳态维持反应。

　　稳态维持因素的区分是本模式与其他所有模式不同之处的一个非常重要的方面。我们不但强调稳态维持因素，而且也将稳态维持因素（主要是代偿因素）和环境与遗传因素的作用区分开来。其主要原因在于环境与遗传因素会引起稳态失衡，而稳态维持因素的功能则是维持稳态平衡。稳态维持的过程就是来自于机体内、外的损伤因素与机体稳态维持因素相互作用、相互斗争的过程[1-2]。斗争的结果决定了疾病的发生与否，也体现为人体的健康与疾病状态。事实上，稳态维持因素与损伤因素的性质并不是固定不变的，而是根据其在疾病发生中的作用而改变的。例如，在高血压时，Ang Ⅱ等升高血压的因子是损伤因素，ANP等降压因子是稳态维持因素；但是在低血压时，则完全可能相反，即ANP等是损伤因素，Ang Ⅱ等则是稳态维持因素[3-6]。

　　由于人体是一个自组织体系，对于这个体系，机体有自身的维护系统，以保持其内环境的稳定。这种稳定是建立在各种内、外因素的影响之下的，并且是针对各种内、外因素的作用的，其目的是维持机体的稳态，这种稳态是机体存在的基本前提条件[7-8]。如果没有这种稳态，那么机体必然在各种内、外因素的作用下失去了其自身存在的前提，也就根本谈不上疾病和健康。正是在机体的这种稳态的维持过程中，出现了疾病和健康的状态。既然这种稳态的维持是如此重要，那么在医学模式中又怎么能不体现出来呢？除此之外，由于人区别于动物的特征在于其主观能动性。人可以利用和创造工具，从而可以改变环境条件，也可以改变自身的生物学特征，甚至改变自己的基因，因而相对于动物式的稳态调节，人类更具有主动性，调节的范围更大、程度更强、种类更多。这也体现了人体是一个自组织体系的泛化意义。因而在疾病和健康的医学研究和临床实践中，这些内容也必然要考虑到。这样才可能比较准确地理解疾病和进行精准的医学实践。

如前所述，医学是一门复杂性学科，它具有复杂性学科的所有特点；同时，疾病的发生和发展也符合系统论、控制论、信息论及自组织理论等最新理论和观点，其根本原因就在于稳态维持因素的存在。这里我们通过将稳态维持因素从其他因素中分离出来并整合到四维医学模式中，就可以将复杂性学科的特征和整体性的观点体现出来。因而该模式整合了现代医学发展的精髓，是一种比较完善的模式。在医学实践中，与其他医学模式的不同之处在于本模式可以准确、完美地解释任何疾病，而且使用这种医学模式，对任何疾病的解释显得极为简洁明晰。

二、四维医学模式的意义

医学学科包括医学认识和医学实践两个方面，医学模式也就相应地包括医学认知模式（Medical model）和医学行为模式（Medical pattern）两个方面。前者是指一定历史时期人们对医学自身的认识，即医学认识论；后者是指一定历史时期人们的医药实践活动的行为范式，即医学方法论。医学模式是从实践中抽象出来的理论概念，常用语言文字或图像表示。医学模式一经形成，便会成为医学实践的指导[9-10]。四维医学模式不同于历史上其他医学模式，主要在于如下几个方面：①它将对影响机体稳态的因素区分为环境因素、遗传因素，并进一步细分为环境损伤因素和环境保护因素，遗传损伤因素和遗传保护因素。该模式涵盖了目前对人类疾病和健康认识的所有方面，环境因素方面既包括来自生物的因素，也包括来自于社会环境的因素，同时还包括了心理因素。遗传因素方面也包括在内，这是因为随着分子生物学和分子遗传学的发展，遗传因素的作用及对其作用的认识达到了一个新高潮，增加这方面的内容有助于对疾病和健康进行更深层面的了解。②引入稳态维持因素。其意义不但在于将人体作为一个整体和自组织系统进行了研究，避免了还原论和线性论的简单、直接，因而更接近和更能反映疾病发生时人体的真实情况。③时间因素。时间因素的引入也是本模式的一个非常重要的特征。

　　整体而言，四维医学模式是与科技发展相适应的，是疾病认识模式的进步，同时也是科技发展的需要，是医学行为模式的要求。尤其是分子遗传学研究的快速发展，是在原有的医学模式已经不能对多因素、多基因复杂疾病进行解释的情况下产生的，因而具有非常重要的现实意义，并指导着未来医学的发展方向。如果能遵循这个模式的指引，则医学必然会更快速地发展，而疾病尤其是多因素、多基因复杂疾病的早期诊断、个体化治疗和精准预防则可能会很快解决。同时，也会促进对疾病的定义、临床研究方法学等方面的重大变化，下面我们将对这些问题分别进行讨论。

（一）疾病的解释

　　四维医学模式基本上可以完整地解释和描述目前所有的疾病和健康问题：简单的疾病、复杂的疾病；单基因疾病、多基因疾病；单因素疾病、多因素疾病；心理疾病、功能性疾病和器质性疾病；物理性因素所致的疾病、生物性因素所致的疾病；等等。

　　从整体上，我们可以将人体设定为一个抗干扰的自组织体系，能自行维持自我存在所需的稳态。当受到来自于环境因素和遗传因素的损伤性作用时，稳态维持系统（因素）即通过清除、对抗、代偿、修复等方式去除病因，调整机体的结构和功能，以维持机体稳态。而机体是否能维持稳态主要决定于稳态维持因素、环境因素及遗传因素的相对强弱，其综合作用结果决定了机体是健康还是疾病状态。当然，稳态维持系统自身异常也同样会导致相关的疾病。

　　这里我们主要按照传统的疾病分类方法将人类疾病分为传染性疾病和非传染性疾病，下面从形式上分别进行简要解释。

1. 传染性疾病

　　机体感染了病原体如病毒、立克次氏体、细菌、原虫、蠕虫、节肢动物等（环境损伤因素）后，如果机体免疫能力（稳态维持能力）相对或绝对不足，就不能通过自身的免疫能力防止疾病发生。随着时间的进展，就会出现病理生理方面的多种变化。一般说来，年轻力壮、抵抗力强者不易发病，而老年人、婴幼儿及体弱多病者容易发病。对于那些没有患病者则是由于其机体免疫能力（稳态维持能力）的相对或绝对强大，这主要决定于正常或者较强的先天遗传因素[11]，较好的后天环境因素如充足的营养、健康的体魄和良好的生活习惯，以及病原体的损伤因素相对或绝对不足等。

2. 非传染性疾病

（1）遗传病

由环境或遗传因素引起的受精卵形成前或形成过程中遗传物质发生改变造成的疾病。遗传物质主要体现在 DNA 的结构和功能方面的变化；同时，基因表达的"时空"异常也是遗传疾病的重要原因。遗传物质的变化既可以表现为基因复制等过程中出现的自发变异，也可以是由于环境因素的影响而出现的异常。当然，遗传物质的变异并不会必然地导致疾病的出现。因此，遗传病可以解释为由于环境损伤因素的影响或者由于遗传物质自身的突变或异常重组导致的、机体的稳态维持系统未能完全纠正的基因变异而引起的疾病。

据世界卫生组织估计，人群中每个人携带 5～6 种隐性遗传疾病的致病基因，但是并不是每个人都会患遗传疾病[12]。这些基因为什么没有导致疾病的出现呢？其原因可能一方面在于这种隐性基因并不会导致基因表达的质或量的改变，另一方面可能是由于那种变化不够强大，因而子代可以被机体稳态维持系统纠正或代偿。在随机婚配（非近亲婚配）时，由于夫妇两人无血缘关系，相同的致病基因很少，他们所携带的隐性致病基因不同，因而子代不易形成隐性致病基因的纯合体从而导致发病。而在近亲结婚时，夫妇两人携带相同的隐性致病基因的可能性很大，容易在子代相遇，结果造成严重的损伤。如果稳态维持机制的功能相对或绝对不足，无法纠正致病基因所导致的异常，从而使后代出现遗传病表型。例如，肝豆状核变性（又称 Wilson's disease）是由于 ATP7B 基因突变所致的一种铜代谢异常的常染色体隐性遗传病，人群患病率 1/100 000～1/30 000，而在表兄妹结婚生育的后代中，竟高达 1/64[13-14]。近亲结婚生育的后代中，各种先天性缺陷、矮小、多发畸形、智力障碍等也明显偏多。例如，马立宁等[15]对我国三地区近亲结婚子女所患各类遗传疾病及先天性畸形进行了综合分析，并估算了近亲结婚对其子女导致患各类遗传病及先天性畸形的危险度。结果发现近亲结婚子女的总患病率为 6.7%，为非近亲子女的 7.4 倍。在近亲结婚子女所患各类遗传疾病及先天性畸形中，神经、精神疾病高达 60.4%，特别是精神发育迟滞和精神分裂症，其特异危险度分别为 24.1% 与 12.3%，均远远高于正常人群的患病率。

因此，遗传疾病的出现既涉及环境因素，也与遗传因素本身密切相关。而机体遗传基因的修复功能（稳态维持能力）的强弱会影响遗传病出现的概率。另外，不同年龄组其后代出现遗传病的概率也是不同的，如年龄较大的夫妇生育的后代则更容易出现遗传病等。

（2）物理、化学损伤

损伤可以是急性的和慢性的，如化学物质的中毒、烧伤等。物理因素造成的冻伤、烧伤、电击伤、放射性损伤、高原病、潜水病，以及噪声对听觉、血压的不良影响等。这些环境因素可以导致各种疾病。这些疾病同样是可以用四维医学模式进行解释的。例如，环境因素，一方面物理、化学损伤来自于环境；另一方面环境因素还可以影响患者是否容易出现二次损伤，是否容易受到其他并发的感染。遗传因素影响了个体是否容易出现瘢痕、耐受力是否强大等。稳态维持能力则影响了个体损伤的严重程度、是否容易出现并发症等。时间因素方面，表现为年龄可以影响患者是否具有较强大的稳态维持能力及病程的长短，而损伤持续时间的长短也影响着疾病的预后等。因此，物理、化学损伤是通过这 4 个方面决定了物理、化学损伤后个体的发病与预后等。

（3）免疫源性疾病

指免疫反应紊乱所致的疾病，又可分为两大类：一是对外部或环境中某种抗原物质反应过强；二是免疫系统对自身的组织或细胞产生不应有的免疫反应，即自身免疫性疾病。免疫反应紊乱的本质是机体的免疫系统稳态失调，是机体由于遗传缺陷和／或环境因素的损伤作用引起的、免疫功能异常导致的、机体免疫稳态无法维持造成的。这种疾病也同样涉及了外界的环境因素与机体自身的遗传损伤因素[16]。如果机体的稳态维持能力强大，则机体可能通过自身的调节作用而防止免疫因素的过度损伤；相反，如果稳态维持能力弱小，则疾病的损伤作用就可能比较大。随着年龄的变化和病程的进展，老年人由于免疫力下降[17]，这种疾病的发病率下降，在疾病的诊断、治疗和预防时均要考虑这些方面，则可能会更好地解释疾病、诊断疾病和预防疾病。

（4）异常细胞生长

细胞的不正常生长称为增生。增生时细胞的形态并没有改变，仍具有正常细胞的功能，如甲状腺细胞增生，出现甲状腺功能亢进。一般增生都由激素或慢性刺激引起，人体内正常细胞的增殖有一定限度，到了这个限度就停止增殖。增殖的调节机制削弱，就出现细胞的增生；如果这一调节机制完全丧失就会导致肿瘤出现。那么为什么会出现细胞正常增殖机制的失控呢？这主要是由于机体受到外界环境因素的不良影响及机体自身的遗传变异引起的。而人体的细胞增殖调控机制则是要通过机体自身的稳态维持能力防止细胞的过度增殖，一旦机体的稳态维持能力降低或者环境与遗传危险因素过度强大，则必然会出现细胞的异常生长[18-19]。

（5）内分泌代谢疾病

包括先天性和后天性疾病，主要涉及内分泌器官和功能障碍或异常。其原因来源于环境因素的损伤作用和遗传因素本身的异常。例如，放射性物质对甲状腺的损伤可导致甲状腺功能减退，而第四型糖原累积病则是由于染色体17q23-25上编码酸性麦芽糖酶的基因异常导致的常染色体隐性遗传性疾病[20]。稳态维持能力的下降也可以导致相关疾病的出现。例如，机体通过增加胰岛素分泌或强化血糖的清除等措施降低血糖以维持机体血糖的稳态，当胰岛素分泌不足或血糖的清除能力下降时即可能导致糖尿病。另外，年龄也是内分泌疾病的一个重要原因。例如，随着年龄的增长，内分泌功能如甲状腺素、生长素、胰岛素等的分泌均出现了明显的下降[21]，而这也会导致糖尿病等内分泌代谢疾病的出现。

（6）营养性疾病

因体内各种营养素过多或过少，或不平衡引起机体营养过剩或营养缺乏及营养代谢异常而引起的一类疾病。营养性疾病的分类主要为：营养失调症、肥胖症、维生素缺乏症、维生素过多症。这些疾病主要由环境危险因素引起。例如，长期进食热量较高的食物，而且活动减少等。当然，遗传因素也发挥着重要的作用。例如，最新研究发现肥胖主要是由于体内肥胖基因的异常作用引起的，包括过氧化物酶体增殖物激活受体γ（PPARG）、瘦素受体

（LEPR）、β2 肾上腺素受体基因（ADRB2）、肥胖相关基因（FTO）、胰岛素诱导基因 2（INSIG2）、血小板型磷酸果糖激酶（PFKP）等[22-23]。除环境和遗传因素外，如果机体具有较好的稳态维持能力，如在饮食过多时能减少其吸收能力，而在饮食过少时能增加其吸收能力，就可以避免营养性疾病。这方面在现实生活中有很多这样的例子。例如，有些人没吃太多食物但是容易发胖，而另外的人进食量很大却仍然体形偏瘦。另外，随着年龄的变化，个体生活的环境因素、自身的活动量、激素的调节等对营养性疾病的发生也具有重要的作用。

（7）精神失常性疾病

遗传因素可以导致一些精神疾病，如精神分裂症、抑郁症。这些疾病可能与自己体内的遗传系统有直接关系。还有一些精神失常性疾病也表现智力问题，如先天愚型[23]、亨廷顿氏舞蹈病[24]、苯丙酮酸尿症[25]。药物和一些化学物质（如铅、类固醇激素），也常常引起精神症状。青壮年人容易得精神分裂症，女性患抑郁症的比例是男性患者的 2 倍以上，而老年人则容易患焦虑症，其主要原因则在于老年人由于退休后生活环境的改变、社会角色的转变、人际互动的减少、亲人朋友的离世及各种老年性疾病等。作为精神失常性疾病发病的主要方面，稳态维持能力具有非常重要的作用。同样的社会和工作压力，有些人会出现精神失常性疾病，而大多数的人并不会得，这主要表现在遗传易感性或者机体稳态维持能力方面的差异。同时，有的人可以通过自身的心理调节，吸烟、饮酒等舒缓或去除社会和工作压力，从而避免罹患相关的心理和精神疾病；而有些人则缺乏自我调节方面的能力，并最终在一些环境和遗传损伤因素的作用下患病[26]。

（8）老年性疾病

老年人最常发生问题的部位是心脏、血管和关节。老年人的抵抗力减退，容易发生感染、创伤。其原因就在于老年人的生活环境、生活方式、生理机能等的改变，长期环境损伤因素的累积损伤作用及细胞分裂中所积累的遗传物质的变异压力等，均可以引起基因表达调控能力、机体修复和代偿能力发生改变，尤其是随着年龄的增加和损伤的蓄积，更容易引起各种老年性疾病[27]。

（二）疾病的定义

按照四维医学模式的定义，我们可以给疾病进行如下定义：疾病是指各种环境因素（有利或不利）和／或遗传因素（有利或不利）的综合损伤作用相对或绝对地、持续地超出了个体的稳态维持能力而出现的一种不利于个体的形态、结构或功能的状态。疾病的发生是由于个体的稳态失衡。人体稳态的维持则需要机体稳态维持系统的作用。失衡的原因则是由于环境和／或遗传因素的综合作用相对或绝对地超过了机体稳态维持能力造成的结果。因此，环境因素、遗传因素、稳态维持因素缺一不可。同时，由于疾病的发生、发展和变化都是动态的，那么时间参数则不可或缺，所以这 4 个参数已经可以从形式上描述任何疾病，而且是完整的、系统的、符合疾病本质特征的。这个定义具有如下几个特点。

①从形式上包括了所有影响疾病发生和发展的因素，即影响疾病的因素不但包括了环境有利和不利因素、遗传有利和不利因素，同时也包括了个体稳态维持系统能力的强弱。传统的观点只考虑了不利因素即危险因素，事实上，尽管有利因素不会导致疾病的发生，但是却可以影响是否发病。因此，在对疾病进行定义时不能不予以考虑。

②单纯的损伤因素并不一定会导致疾病的出现，而是绝对地或者相对地超出了人体的稳态维持能力以后才可能出现疾病。也就是说，尽管损伤因素很多或者很强，但是如果还没有超出人体稳态维持能力的情况下，机体还是可以维持其生理稳态，不会出现疾病或呈现疾病状态。

③包括所有的疾病。无论是单纯环境还是遗传损伤因素致病，均包括在内；同时，也暗含了机体稳态维持能力本身变化所致的疾病，即可能是个体正常的稳态维持能力相对不足以对抗危险因素造成的；同时，也可能是个体稳态维持能力的低下或缺陷（绝对不足）造成的。

④疾病具有一种动态的、持续性的变化特征。由于是"持续性的"，因此，必须是时间段的表现而非时间点的描述。任何对疾病的一个点的描述对于疾病而言都是不够准确的。

⑤这里不再定义机体，即所有人采用同样的标准或者按照正态分布的特征使用所谓的正常范围，而是使用"个体"的概念，即与个体自身相比，表现出了异常的变化。这就避免了所谓正常范围的"一刀切"现象。与前述疾

病的最常应用的定义"对人体正常形态与功能的偏离"相比，具有更准确、更全面、更科学的特征。这主要体现在目前的定义没有解决很多问题，如"短暂的超出所谓的正常范围是疾病吗""正常的形态结构与功能的标准是什么""如果某种非正常形态有利于机体是疾病吗"等。

⑥依据四维医学模式的定义就可以对疾病的病因、发病机制、诊断、治疗和预防进行基本的规划，并依此进行医学行为。基本上可以达到诊断的早期化、治疗的个体化和预防的精准化。从概念上涵盖了个体化医学和精准医学的内涵和外延。

（三）疾病的发病机制

在疾病的发病机制方面，我们按照新的定义和四维医学模式的规定，可以更好地进行疾病发病机制的研究和更准确、更全面地解释所有疾病。由于疾病的发病涉及 4 个方面，那么我们在对疾病的发病机制进行研究时必然要从 4 个方面进行。只要从这 4 个方面进行，我们就能准确而完美地解释每一种疾病（包括目前认为最为复杂的多因素、多基因疾病），而正是因为能准确而完美地解释每一种疾病，其后的诊断、治疗和预防也就迎刃而解。因此，在疾病发病机制的研究时，我们必须要从环境因素、遗传因素、稳态维持因素及时间因素 4 个方面进行。

第一，人类生存的自然环境和社会环境是必不可少的。人不能生存在虚无里，因此，在研究疾病的发病机制时，环境因素必不可少。虽然这方面一般都会考虑，但是似乎考虑得还不够。比如在疾病时，我们更多地考虑了不利环境即环境损伤因素，但是对于环境有益因素却几乎不考虑或者考虑很少。事实上，环境损伤因素对疾病的发生和发展起重要的作用，但是环境有利因素同样也对疾病的发生和发展起重要作用。比如高血压，一些患者会在冬天北方天气比较冷的时候去如海南省那些空气温暖湿润的地方，而这可以使得血压不会因为北方的天气寒冷而导致血压的升高，相反几乎能明显下降，有些甚至能恢复到正常范围或减少降压药物的使用[28-29]。同时，轻松愉快的工作环境可以降低血压，而如出租车司机等高度紧张的工作环境则能增加血压的水平。

第二，对于遗传因素，在目前科学技术发展的情况下，应该更为重视。

以前限于科技条件和理论认识，对于遗传学方面了解得比较粗浅。随着人类基因组计划（HGP）、国际人类基因组单体型图（Hapmap）计划、国际千人基因组计划（1000 genomes project）的完成及测序技术的快速发展，人们对基因及其功能有了更多的认识和理解，这是一个非常重大的进步。众所周知，遗传基因是生物存在的根本，没有这个根本，就没有其他我们所要讨论的一切。因此，遗传对于人类的存在和疾病而言极其重要。那么，当我们有手段了解和了解了更多的时候，也是我们对人体自身和健康与疾病了解更深入的时候。通过全基因组测序，我们已经几乎可以了解我们每个人30亿个碱基中的每个碱基的信息。而通过比较，我们将可以直接得到不同人之间的碱基差别。而下一步则需要着重进行基因功能方面的研究。可见，人类历史已经进入了人类可以解开自身遗传秘密的关键时刻，只有了解了遗传秘密，人类才可以了解为什么有高矮胖瘦的差别、为什么会有肤色的不同、为什么会有智商的差异等[30-31]。

　　第三，关于稳态维持能力。稳态维持能力的本质，其实就是人体系统对各种内、外环境和遗传干扰因素的纠错能力。但是由于其功能的不同，因而要将其与遗传损伤因素和遗传保护因素分开进行分析研究。稳态维持能力的存在，才使得人体可以维持其内环境的稳定而不至于影响到机体的生存。稳态维持能力的差异，才使得疾病表现出不同的特征，预后千差万别，疾病的诊断、治疗和预防才显得困难重重。假如我们将稳态维持能力归于遗传一类，那时只有遗传和环境因素，则必然会出现目前对疾病尤其是多因素、多基因复杂疾病的不可把握的现状。其主要原因就在于疾病的特征会由于不同个体稳态维持能力的正常、增强或减弱而减少、消失或非典型化，这也是为什么同样的疾病其临床特征差异很大的主要原因。因此，稳态维持能力在疾病的研究中不但不能弱化而且要强化，因为它是机体维持稳态的唯一因素，而其他无论是环境因素还是遗传因素只是影响人体稳态的因素，要作用于人体系统才能发挥作用。如果没有人体系统，那其他的环境因素或遗传因素就是无本之木、无源之水。因此，也只有了解了稳态维持能力，才能理解为什么同样的环境，为什么有的人会患病而另外的人却不会；同样进食了超量的食盐，为什么有人会出现高血压而另外的人却不会等问题。

　　第四，时间因素。没有时间，就没有一切。同时，疾病是发展变化的，人体也是在生长和衰老的。不设时间指标，不动态地研究疾病，只研究某一时间点的疾病特征，根本无法准确反映疾病的实际情况。这在疾病的研究和疾病发病机制的研究中极为重要，但是，遗憾的是目前这方面还没有得到足够的重视。

（四）疾病的研究方法

四维医学模式的提出，不但对疾病相关的基础研究提出了新的要求，同时对疾病的临床研究方面也产生了非常重要的影响。这主要涉及研究时患者选择方面的一些问题。如果这些问题解决不好，即使花费再多的人力和物力，所得到的结果也没有什么实际价值。这方面很多 GWAS 研究是很好的反例。下面我们具体阐明。

1. 样本量问题

样本量又称"样本数"，是指一个样本的必要抽样单位数目。在组织抽样调查时，抽样误差的大小直接影响样本指标代表性的大小，而必要的样本单位数目是保证抽样误差不超过某一给定范围的重要因素之一。因此，在抽样设计时，必须决定样本单位数目，因为适当的样本单位数目是保证样本指标具有充分代表性的基本前提。

在实验工作中，如果样本容量过大，会增加调查工作量，造成人力、物力、财力、时间等的浪费；相反，如果样本容量过小，则样本不能充分而正确地代表总体，从而难以保证推算结果的精确度和可靠性；而如果样本容量确定得科学合理，不但可以在既定的调查费用下，使抽样误差尽可能小，以保证推算的精确度和可靠性，而且也可以在既定的精确度和可靠性下，使调查费用尽可能少，并能保证抽样推断的最大效果 [32]。

具体确定样本量可依据相应的统计学公式，不同的抽样方法对应不同的公式 [33]。整体而言，样本量的大小不是取决于总体的多少，而是取决于：①研究对象的变化程度；②所要求或允许的误差大小（即精度要求）；③要求推断的置信程度。也就是说，当所研究的现象越复杂，差异越大时，样本量要求越大；当要求的精度越高，可推断性要求越高时，样本量越大。因此，如果对不同城市分别进行推断时，大城市多抽样，小城市少抽样，这种说法原则上是不对的。在大城市抽样太多是浪费，在小城市抽样太少没有推断价值[34]。

由于人体的变异非常大，在临床研究中，如何选择有效的样本量对于得到可靠的研究结果具有非常重要的意义。有人可能会说：我们是通过已有的研究结果，通过科学的计算方法，按照统计学的方法，结合实验的 α、β 和一些其他参数得到相应的样本量，是准确可靠的。虽然这种做法是具有一定的可信度的，但是要注意的问题是，"那些已进行的研究结果"可靠吗？由于人体巨大的变异性，影响疾病发生的因素也极其复杂，导致疾病是否出现某种结果也极其的不稳定，可能随着样本量的不断变化，所得到的结果也在不断地变化。那么如果依据本身并不可靠的研究结果计算所得到的样本量自然也是无法让人信服的。

按照四维医学模式理论，疾病的发生发展涉及环境因素、遗传因素、稳态维持因素和时间因素 4 种，其中每一种因素又涉及更多的类型。例如，环境因素涉及若干种物理因素、化学因素、生物因素、社会心理因素等；遗传因素依据疾病的种类，可能涉及很多个基因；稳态维持因素涉及与已经存在的个体稳态系统构成相关的多种遗传特征；时间因素涉及个体所处的年龄阶段，如老、中、青、幼，而疾病的病程则涉及早期、中期和晚期等方面。正是因为人类生存的环境复杂，更是比动物增加了复杂的心理和社会因素等，尤其是还涉及患者可能在对疾病有一定了解的情况下主动地增加了一些有利的环境因素，这就更增加了疾病在发生和发展过程中的复杂性，其结果就是样本数可能要求非常高。试想一下，如果有 10 种（有利的和不利的）环境因素、10 种（有利的和不利的）遗传因素，那么其可能的组合方式有 $1023 \times 1023 = 1\,046\,529$ 种；如果再考虑 10 种影响个体稳态维持能力的因素和 3 种年龄因素，那么其可能的组合方式可能是 $1023 \times 1023 \times 1023 \times 3 = 3\,211\,797\,501$ 种[35]。这完全是天文数字，那么任何对多因素、多基因复杂疾病的研究都将变成不可能实现的目标。如果研究所使用的样本量未达到要求，那么所得到的结果也是非常不可靠的。可能正是因为这样，对于多因素、多基因复杂疾病的研究一直是雾里看花，水中捞月。这也就解释了为什么用了10 万左右样本量的 GWAS 也无法得到临床上可靠的结果[36]，也无法对多因素、多基因复杂疾病的发病机制进行准确的阐明。值得庆幸的是，近几年来GWAS 研究已经明显减少。其实，从样本量这一个方面来看，这种研究结果是早就确定了的。当然也有一些解决这种问题的办法，在后面我们一并进行讨论。

2. 遗传背景问题

不同的种族，存在着非常大的遗传背景差别[37]，同一种族也存在着很大的遗传背景差别，而即使是同一个家族和家庭遗传基因上也存在着较大的差异[38]，可见遗传差异是多么的常见。而正是因为这种差别导致出现了人群中个体的巨大差别，如高矮胖瘦的体型、棕黄黑白的肤色、千差万别的个性特征等。不同地域的人群其遗传背景也存在着巨大的差别，这种差别既可能来源于种族遗传方面，也可能来源于长期的自然和社会文化背景等的选择压力而造成的突变和自然的变异。在临床研究中要特别注意这一点。但是，令人遗憾的是目前大多数的临床研究中这方面做的并不是很好，如经常有一些所谓的包括东、南、西、北、中的多中心临床研究[39-42]，而每一个中心则选取了很少的病例。虽然也得到了一些"阳性"结果，但是这种结果很让人担心，且不说样本量够不够，光是遗传背景的巨大差别就让人觉得有很大的问题。由于遗传背景的巨大差异及由此而导致的巨大的个体差异，即使经过统计学方法调整了某些因素的影响，也不可能分析出一个符合实际情况的结果来。因为，从病例的选择那一刻起，错误的选择和不可能达到的病例样本数就注定了结果的不可靠[43]。

3. 环境因素问题

事实上，无论自然环境还是社会环境，均对于疾病的发生具有重要的影响，尤其是多因素、多基因复杂疾病。那么在临床研究中，不考虑环境因素或者考虑不足都可能会极大地影响临床研究结果。比如，北方人食用盐远远高于南方人，北方的气温远低于南方，北方的海拔远高于南方，大城市的社会和工作压力远大于中小城市和农村地区等[44]。这些因素的综合结果则可能对某种疾病的发生产生重大影响。但是在临床研究中，虽然有一些流行病学研究及其他临床研究也考虑了这类因素，但是还是有相当多的因素没有考虑或者考虑很少，这也必然会影响对疾病的研究结果。

4. 年龄及病程

不同的年龄，具有不同的生活方式和暴露于不同的环境。例如，年轻人好动而生活规律性较差，但是机体处于一种代偿旺盛的黄金时期，所接受的不良因素的影响时间也比较短，因而患病的概率相对较低；人到中年，工作和家庭压力大，活动较少且生活也不规律，机体处于一种亚健康状态并逐渐走向衰弱，接受不良因素的影响日益增加，患病的概率大幅度上升；待到老年，退休后工作生活压力减少，但是由于疾病日益增多，活动明显减少但生活相对规律，机体功能已经明显衰退，代偿能力差，暴露的环境危险因素损伤已经累积到最大。可见不同的年龄其环境因素的差别是非常大的[45]。如果我们承认环境因素的作用，那么在临床研究中对于因年龄而造成的这些环境因素方面的差别就不能视而不见或淡化其作用，而是应该重视并加以区分和考虑，才可能获得较好的临床研究结果。因此，同样的疾病如果发生得早就表明患者环境因素和／或遗传因素的损伤作用更强而稳态维持能力相对或绝对不足的程度更为严重；相反，如果疾病发生得比较晚，则损伤性因素的作用就可能没有那么严重和／或个体的稳态维持能力相对或绝对不足的程度可能较轻。其原因主要在于年轻人稳态维持能力本身就强，而中年人和老年人的稳态维持能力相对较弱，在这种情况下，发病年龄反映了年轻人所具有的损伤因素的强烈程度和／或稳态维持能力低下的程度比中年人和老年人更强[46]。

至于病程，也同样重要。病程不同，既反映了疾病发生的时间早晚不同，同时也反映了疾病的严重程度不同。如果发病后很快到了疾病的终末期，那么这种疾病本身很严重，致病因素很强和／或机体的稳态维持能力必然存在着严重的相对或绝对不足。反之，如果疾病维持很长时间，进展缓慢，那么这种疾病本身不是太严重，致病因素不是很强和／或机体的稳态维持能力相对或绝对不足的程度也相对不是太明显。这种现象在临床工作中很常见。如有的疾病一发现即为晚期，无法治疗和治愈；而有些疾病则进展缓慢，几十年后才出现明显的并发症。因此，我们在临床实践和研究工作中对病程的问题也要加以重视。而事实上，在目前的临床研究中，考虑病程的几乎没有或者很少，即使考虑也不是将其作为一个重要的指标去进行研究，这就极大地降低了研究的可靠性和科学性。

5. 计算机模拟和预测模型的构建

数学模型与计算机模拟模型是以解决某个现实问题为目的，经过分析、简化，将问题的内在规律用数字、图表或者公式、符号表示出来，即经过抽象、归纳把事物的本质关系和本质结构用数学语言来描述，建立正确的数学结构，并用科学的方法，通过编写程序求解问题，得出供人们作为分析、预报、决策或者控制的定量结果。由于疾病尤其是多因素、多基因复杂疾病，其影响因素非常复杂，且存在着相互作用。如果仅仅依靠经验和临床观察，那是永远也不可能对疾病有准确的把握。针对这个问题，我们可以开发出相应的计算机软件，模拟疾病的发病风险、治疗效果、药物敏感性和疾病预后评价等，这具有非常重要的临床应用前景和现实的临床应用价值[47]。

但是，值得注意的是，在影响疾病的因素非常多的情况下，如何才能进行准确的预测就显得非常重要。国内外已经有人单纯使用流行病学资料或遗传学资料对高血压的发病情况进行了预测，最近我们课题组将流行病学资料和遗传学数据整合起来对高血压进行预测，结果发现对高血压的预测准确率基本上在 70% 左右，即使在验证人群中，也基本上没有太大的变动。事实上，在进行预测前，首先必须要搞清楚的就是到底有多少个变量在影响着疾病的发病，对于这些变量的归纳越准确、越全面，那么对于疾病的模拟和预测就会越准确。相反，如果只是纳入了一部分的影响因素，那么所得到的计算机模型必然会有很大的缺陷，其实际应用价值就必然要大打折扣。例如，对于某种多因素、多基因复杂疾病，必须要将环境因素、遗传因素、稳态维持因素和时间因素都考虑到并纳入模型，而不能只纳入环境因素和／或遗传因素，这样得到的模型即使表面上具有较高的预测价值，也可能是一种假象，其内在的原因可能是由于使用了类似的样本进行的验证引起的，也可能是由于样本量的不足等原因，一旦扩大样本或者应用到其他样本中就必然要出现问题。

其次，要搞清楚各种因素之间的逻辑关系。例如，应该将致病因素与稳态维持因素分开，即将前者作为正相关的因素，而后者作为负相关的因素纳入模型才可能进行准确的预测。否则即便纳入所有的变量，如果逻辑关系本身就错了，那永远也不可能得到正确的结果。

再次，要使用正确的计算机计算模型和方法。目前已经有一些计算方法和模型，如时间序列分析、广义线性模型（Generalized linear model, GLM）／广义可加模型（Goneralized additive model, GAM）、贝叶斯统计和机器学习等。使用正确的计算方法，对于计算机疾病模拟和预测模型的成功与否同样具有非常重要的意义。

最后，要有确定的正常人的指标参考范围。只有知道正常才能确定是否异常，正常与异常是相对而言的。如果没有正常则无所谓异常。对于疾病而言，我们先要确定的是健康，然后才可能确定是否是疾病。例如，糖尿病要确定正常的血糖范围，高血压要确定正常的血压标准，白细胞减少要知道正常人血液中白细胞的数量等。当然，这些指标的正常与否并不能必然地定义为疾病，其主要原因在于人类个体之间存在着巨大的差异，而具体的机制则在于人体稳态维持系统的存在。在计算机模拟和模型建立时，必然地要有一个正常的指标范围，但是如何确定这个正常指标范围，则需要大量的基础和临床研究才能确定。

（五）疾病的诊断

对于疾病的诊断问题，一是要确定适当的诊断标准，只有标准适当才可能准确地进行疾病的诊断，否则可能会出现大量的假阳性和假阴性；二是如何才能发现具有早期诊断价值的、特异性和敏感性都比较高的指标。下面我们将主要从这两个方面进行论述。

1.诊断标准

关于疾病的诊断，目前国内外大部分临床学科都有疾病的诊断指南与标准并定期进行修订，这些指南和标准的更新是建立在不断有新的临床和基础研究证据的基础之上的；另外，专业学会和一些大型国际会议也经常提供一些建议，这表明了这些所谓的指南和标准并不是最后的真理，而是存在着这样那样的问题，并随着各种基础和临床研究结果进行修正。那么，修改后的就一定是正确的吗？由于人体的异质性、疾病发病机制的复杂性、研究方案的合理性、研究工具的精密性、统计学方法本身的缺陷等问题，均使得在一些研究中得到的结果并不能完全应用于其他人群，后一次得到的研究结果并不一定比前一次更接近疾病的真实情况，有时候可能是完全相反的结果。因此，依据一些人群的流行病学调查或临床研究结果来制定所谓的标准和正常范围存在着很大的不足。

在疾病的诊断方面，目前的常规依据是分子生物学指标、影像学检查、临床症状和体征及病理学检测等。事实上，目前对于疾病的诊断起重要作用的是分子生物学标准，因为其他的标准一旦出现即意味着疾病已经进展到了一定阶段或者中晚期。因此，为了能在早期阶段进行诊断和治疗，需要通过研究筛选并确定一些指标尤其是分子生物学指标。如果过一段时间又出现了新的研究结果，发现该指标并不适合其他人群或者发现了所谓的新的更有价值的指标，那么诊断指标和其"正常"范围又可能会被修改。其主要原因并不是因为某指标不重要，而是由于人体的异质性，这种指标并不适合于所有人。正因为不是适合于所有人的指标，所以在不同的研究中所得到的结果相差很大。

在病因学诊断方面，如果控制某种因素，某病的发病率出现了明显的下降，这时人们便认为某种因素非常重要，要采用这样那样的治疗和预防措施。例如，研究发现减少食用盐可以减少20%高血压的发病率，于是大力推进限盐就成为医学界及相关部门控制高血压的一个重要措施。事实上，如果某种原因导致了某种疾病的发病率下降了20%，那么在统计学上无疑具有非常明显的差别。假设该研究是准确的，结果是可靠的，该因素的作用是巨大的，那么为什么发病率没有下降到0呢？为什么还有人继续患病呢？是不是说明那种指标事实上并没有那么重要呢？例如，将食用盐下降1克可以降低20%的人患高血压，但是30%的总人群患有高血压，那么降低20%则变为24%的总人群即使食用低盐饮食还是要得高血压。如果研究是准确的，那么就因为6%的人食用高盐饮食会导致血压升高，结果就要求另外24%的高血压患者全部食用低盐饮食吗？甚至推荐所有人食用低盐饮食？还有关于全民服用含碘盐的问题也是如此。想象一下，如果研究不是太准确的话，那就有更多的人要因为小部分人的问题而接受更多的不便和生活质量的下降，甚至引发其他疾病。那么是不是只对那些盐敏感人群或者由于高盐饮食导致高血压的人限制食盐、对缺碘的人补碘盐更好呢？

另外，目前的诊断标准中所提出的正常参考范围是95%的研究人群在此范围中，而另外5%则并不在此范围中。因此，这5%的人群则可能被过高或者过低地估计了[48]。也就是说，事实上这5%的人可能是正常的，也可能是异常的，但是被人为地划分到疾病的范围内，即假阳性。而另外也有一定比例的人是异常的却被划分到正常范围中去了，即假阴性。例如，无论是1.49米高的女性还是2.26米高的男性，使用的是同样的高血压诊断标准。即使是一个没有任何医学知识的人也认为这种情况很可笑。但是事实上，指南和标准就是如此制定的，不知道是没有考虑这些问题呢还是没有想到办法。因此，目前这种按照所谓的正常参考范围进行的划分是有很大问题的。但是如果按照四维医学模式，我们可以制定不同人的完全个体化的诊断标准。即通过结合个体的生物学和生理特征，动态地观察其变化来定制诊断标准进行诊断。例如，检测身高比较高的男性成年后每年的血压，如果血压水平无明显变化，那么可以确定其没有高血压；相反，如果逐年增加明显，则其得高血压的可能性很大。如果同时配合血液中相应指标的检测，完全可以为其制定个体化的诊断标准。

因此，疾病的诊断标准应该从根本上改变，要从个体的自身动态变化上着手，从其遗传基因的个体化特征上着手进行诊断，而不是大家共同采用一个所谓的正常标准和范围。只有这样才可能达到诊断的个体化和精准化。

2．早期诊断

目前，疾病之诊断，主要靠已经出现的症状、体征及一些临床生化等指标，也有一些临床指标具有一定的早期诊断价值，但是特异性及敏感性一般都不能满足临床需要。因此，如何寻找早期的特异性好且敏感性高的临床指标是临床上迫切需要解决的问题。令人遗憾的是目前尚未找到这种指标，其主要原因在于某种指标只针对某种疾病是非常少见的，而且即使只针对某种疾病，但是由于在早期其浓度变化较小不容易判断。如果变化太明显则可能已经出现了临床症状或体征而失去了早期诊断价值。因此，寻找敏感性高、特异性好、可靠的早期诊断指标是非常重要的[49]。但是，如何去寻找呢？

我们知道，疾病的发生不是无缘无故的，而是必定有着背后的物质基础，即使是功能性疾病也是如此。因此，理论上必然可以寻找到具有早期诊断价值的、敏感性和特异性均比较高的指标（组）。但是如何去寻找并怎样解释其意义则是一个首先要解决的问题。事实上，既然四维医学模式是一种可以解释一切疾病的"万能"模式，可以明确疾病的发病机制，那么四维医学模式可不可以用来指导我们寻找疾病的早期诊断指标呢？

从四维医学模式的定义中，我们知道有 4 种因素决定了疾病的发生和发展过程。那么我们将从这 4 个方面进行分析。

首先，人生活于某种环境当中，既然是人体的疾病，那么不论其好、坏、大、小，人体都会受到环境的影响。受影响后的人体会出现一些相应的变化，这些变化会以某种方式表现出来。如果在疾病的早期，可能是由于变化轻微，并不会立即出现疾病典型的症状和体征，只会以无症状和无体征的表现出现，但是无论如何是会出现变化的。因此，疾病的早期诊断和早期诊断指标的筛选一定要考虑环境因素的变化及其影响，并将其与疾病的原发性病因进行区别，这样有利于找到价值更高的早期诊断指标。

其次，由于遗传因素的存在，如果是由遗传因素导致的疾病，那么这种疾病会逐渐表现出其特征的。在早期，同样会有所表现，只不过要经过适当的检测手段才能发现。由于分子遗传学进展迅速，如果能早期对个体的全基因组进行检测以对个体进行分子分型、危险程度分组和发病预测，那么肯定可以在一定程度上达到更早期的诊断和预防。虽然目前已经开始使用了一些SNP 位点进行疾病的早期诊断，但是由于相关 SNP 的预测价值和作用并不肯定，而且由于疾病的复杂性，检测少量的指标其诊断和预测价值太低，因而达不到早期诊断和预防的目的。这方面应该是医学界、一个国家甚至是全世界努力的方向。美国提出的检测 100 万人基因组的精准医学计划，具有很强的战略性，也具有很大的经济、政治、军事和医学价值[50]。

再次，环境因素和遗传因素由于存在着损伤性（不利）因素，也存在着保护性（有利）因素，其总的效应也并不能决定是否会患病（出现症状和体征）或者出现异常的表现，因为还有一个机体稳态维持因素在起着非常关键的作用。由于稳态维持因素决定了机体的稳态是否会维持，而且这也是机体最重要的、全面对抗遗传和环境损伤因素的"抵抗者"，其作用就更显得重要，当然也包括那些有利的环境因素和遗传因素。稳态维持因素与遗传和环境因素的综合结果决定了机体是否会患病。比如，升高血压的因子 Ang II 明显升高，那么就可能会导致血压升高并出现高血压[51]，这时，我们如果只用这个指标去判断个体会出现高血压，就明显的不准确，因为还有很多因子如 ANP、NO 等可以引起血压的降低，尽管环境因素或者遗传因素导致了 Ang II 的升高，即使是持续升高，高血压也未必就会发生。此时，不但要考虑 Ang II 的变化，还要考虑 ANP、NO 的变化及其时间变化特征。如果经过一定的时间，血压持续升高，Ang II 持续增加而 ANP 和 NO 等的变化不明显，那么个体就必然会患高血压。相反，如果 Ang II 持续增加且 ANP 和 NO 等也持续增加，那还需要进行动态的观察才可能做出诊断。如果 Ang II 增加一段时间不再增加而 ANP 和 NO 等也不再增加而血压维持相对稳定的水平，则可能不会患高血压。可见，高血压的早期诊断并不能靠某种指标的简单升高或者降低而判断，而是要考虑其稳态维持因素的变化。

最后，由于疾病症状的出现并不是一蹴而就的，而是一个连续发展变化的过程。因此，动态的检测个体疾病相关的指标并结合其时间变化特征去判断是否患病才是更敏感、更特异的指标。如血压、血糖、血脂等指标逐年上升对于疾病的诊断价值远比一次性检测更具有临床意义。

在临床疾病的早期诊断中，用四维医学模式去考虑问题，无疑会给医生和患者带来更大的益处。而那种单纯考虑和设计某种指标来进行早期诊断明显是不符合疾病的发病机制及其变化规律的。这在临床工作中要特别注意，这也可能是目前为止对于疾病的早期诊断没有可靠指标的重要原因之一。

当然，目前情况下，由于检测技术相对落后和医学模式的过时，疾病早期诊断还存在着很多问题，但是随着科学技术的发展和四维医学模式的建立，相信这些问题很快会得到解决。

（六）疾病的治疗

1. 治疗的必要性

疾病会引起症状和体征，会增加个体的精神和肉体的痛苦，会导致生活质量的下降和寿命的缩减。因此，在出现了精神和肉体的痛苦时需要进行治疗这无疑是正确的选择。但是，很多疾病并没有上述所说的情况存在，那要治疗吗？当然需要治疗。这是因为现在没有症状，并不代表将来不会有，而且将来可能会导致更严重的并发症。那么，我们如何去判断这一点呢？比如原发性高血压（EH），收缩压高于 140 mmHg 和 / 或舒张压高于 90 mmHg，但是没有任何不适需要降压治疗吗？如果身高高于平均身高需要治疗吗？如果有其他危险因素（如家族史、血脂异常）需要治疗吗？这里所谈的治疗与否的问题也同样涉及上述正常参考范围的问题。如果参考范围有问题，那么治疗必然会出现问题。因此，在实际工作中，我们必须考虑到患者的环境因素、遗传因素、稳态维持因素及时间因素 4 个方面并给予动态观察，从这4 个方面综合确定个体患病的危险程度，再确定对个体进行治疗的必要性，而不应该只要达到所谓的标准即无条件地进行药物治疗，从而导致出现过度医疗的问题。当然，同时也要确保治疗不及时和不足的问题。

2. 治疗的个体化

治疗方案的确定，目前也有一套既定的指南或者标准。但是如何才能达到治疗方案的个体化，这是一个非常难回答的问题，也是一个不容易实现的问题。由于目前的治疗药物有限，对于一种疾病，医生不可避免地同样地使用同一种药物，结果尽管最后也达到了一定的效果，但是却并非最佳的选择。如何才能达到最佳的治疗效果，我们认为要按照四维医学模式所提供的思路，依据患者的环境因素、遗传因素、稳态维持因素和时间因素的特征，针对性地选择治疗方案和治疗药物，必然会出现更好的结果。当然这种思路是很先进的，在实际中却受医生对各种因素的把握和缺乏相应药物的限制，可能达不到要求。在这方面，中医可能具有比较好的先天优势，这是因为中医考虑天时、地利、人和3个方面，并能从整体上考虑疾病的发展变化规律，因而已经在某种程度上部分体现了四维医学模式所提出的治疗方案之精髓，因而与西医相比这方面具有较大的优势。美国提出了精准医疗的概念，这在一定程度上是个体化治疗的一种体现，表明美国已经意识到了这个问题的重要性。

3. 治疗药物的选择

治疗药物的选择，目前在治疗中医师限于药物的种类较少，没有机会进行更多的选择，但是这也并不表明医师在这方面无所作为。比如，如果能从四维医学模式所提出的4种影响疾病的因素考虑，完全可以选择针对性强的、尽可能合适的药物。比如，对于原发性高血压，如果经过临床检查和分析认为 Ang II 是主要的原因，那么 ARB 药物无疑是最好的选择；如果是盐敏感型高血压，那么限盐及利尿剂类药物的使用无疑可以更好；如果是由于交感神经过度兴奋引起的，那么β受体阻断剂类药物则可能会更好。这就完全可以避免无任何选择地对所有的 EH 患者一律使用 ARB 或者 ACEI 或者钙离子拮抗剂类药物。既可以发挥药物的最好作用，也可以降低其不良反应（因为机体内的每种成分都是机体生理状态不可缺少的重要部分，在治疗一种疾病时影响另一种有益成分也是不适当的，如钙离子拮抗剂类降压药物可以降低血压，但是由于钙离子在体内的作用非常多，也非常重要，如果扩张了血管的同时却影响机体细胞的信号传导、心肌的收缩和舒张、组织和细胞的生长和分化则是不利于机体的）。因此，正如 2013 年欧洲高血压防治指南中所提出的，对于 EH 的治疗并不能明确具体哪一种降压药物是最好的，只有最适合于患者疾病的药物[52]。

4. 新型药物的筛选

稳态维持系统不但可以防止疾病的出现，同时，稳态维持系统的缺陷也可以直接导致疾病的出现。比如，在 ANP 基因敲除的 WKY 大鼠可以出现稳定的高血压，由于 ANP 是高血压时的一种代偿性降压因素，机体可以通过 ANP 来维持血压的稳态，因而 ANP 基因敲除会导致个体对血压的稳态维持出现异常并最终导致高血压[53]，这可以理解为稳态维持系统的缺陷致使稳态维持能力不足而导致高血压的例子。当然也可以理解为 ANP 是一种对抗血压升高的病因，这种病因导致了血压升高和高血压。

事实上，机体内存在很多这样可以降低血压的因子。理论上，这类因子的功能下降均可以导致高血压，因此，在高血压的治疗过程中，不但要针对环境因素、遗传因素、时间因素及寻找稳态维持因素相关因子是否出现了变化，还要考虑是单纯的稳态维持相关因子的异常还是稳态维持相关因子只是一种合并异常，即同时存在着主要的某种致病因素。如果能明确是由于稳态维持能力（因子）的变化，那么就可以针对稳态维持能力（因子）使用相应的药物，也可以开发相应的治疗药物，因而可以在控制疾病病因的同时，避免由于使用针对性不强的药物而导致机体的其他稳态调节异常，因而具有更好的效果，也具有更少的不良反应等。但是，目前为止这方面做得比较差。一方面，稳态维持能力（因子）的重要作用还没有得到大家足够的认识，当然也没有开发出相应的药物。另一方面，没有认识到或者根本就不认为稳态维持能力（因子）也可以导致高血压。这方面，估计将来随着科技的发展和四维医学模式的广泛应用会得到改善。

（七）疾病的预防

目前的疾病预防方案和策略主要是依据在大量人群研究中所得到的结果。这些结果是目前疾病诊断、治疗和预防的主要依据。比如，有人研究发现中国的 EH 患者相当多的一部分人血液中 Hcy 水平比较高，同时发现这些血液中 Hcy 水平高的患者似乎发生脑卒中的比例也要高于血液中 Hcy 较低的患者。由于 Hcy 可以增加血管的通透性、损伤血管、增加动脉硬化等，因而有人便将 EH 分为 H 型高血压和非 H 型高血压。

《JAMA》上的一篇研究论文指出："中国脑卒中一级预防研究（CSPPT）由中国北京市北京大学第一医院的研究者们将 2.0702 万名没有卒中或心脏病病史的高血压成年患者随机分配并让这些患者每日服用一颗内含依那普利（10毫克）和叶酸（0.8毫克；n=10 348）的组合药片或服用一颗仅含依那普利的（10毫克；n=10 354）药片 [54-55]。这一试验是从 2008 年 5 月至 2013 年 8 月在中国的江苏省和安徽省的 32 个社区中进行的。参与者接受了 MTHFR C677T 基因变化（CC、CT 和 TT 基因型）测试，这些变化可能会影响叶酸的水平。在治疗中位时间为 4.5 年的时段中，依那普利－叶酸组中有 282 名参与者（2.7%）出现了首次卒中，而在依那普利组中有 355 名参与者（3.4%）出现了首次卒中，它代表了绝对风险下降了 0.7%，相对风险下降了 21%。分析还显示在依那普利－叶酸组的参与者中，缺血性卒中风险（2.2% vs 2.8%）和复合心血管事件（心血管性死亡、心脏病发作和中风）（3.1% vs 3.9%）皆有显著的下降。但是，这两组研究对象在出血性卒中、心脏病发作或全因死亡率或不良事件发生频率上都没有显著差异。"

与西方人群相比，我国人群的 Hcy 水平较高，Hao L 等 [56] 的研究表明，中国人群高 Hcy 发生率高，以血浆 Hcy>16 μmol/L 为判断标准，南方为 7%，北方为 28%。以血浆 Hcy>10 μmol/L 为判断标准，则南方为 32%，北方为58%，平均为 45%。高血压人群 Hcy 水平显著高于正常人群。有研究者 [57] 在7 个研究中心入选 456 例 I 级、II 级 EH 患者的研究中发现中国高血压人群基线 Hcy 均值约为 15 μmol/L，如以血浆 Hcy>10 μmol/L 为标准，总体高 Hcy发生率为 75%，其中男性为 91%，女性为 63%，男性 Hcy 平均水平高于女性。

因此，一些人认为，这两种药物可以降低高血压患者中风的危险，于是《中国高血压防治指南》便指定该药为唯一有效的一级预防用药 [58]。且不论这些研究的结果是否正确地反映了客观实际，如选择多中心的研究方案是否合理，样本量是否足够，是否尽可能多地包含了影响高血压出现脑卒中的 4 类因素，能否依据多中心的少量患者就确定中国高血压人群基线 Hcy 均值等，对于 H 型高血压的存在与否，目前还不好判断。但是，一个值得注意的问题是：EH 是多因素、多基因复杂疾病吗？如果是，那么血液中成千上万种的因子都出现了升高或者降低的变化，对于血液中与高血压相关的因子、基因、核酸物质等，很多都会损伤血管和心肌等，导致动脉硬化、血管通透性增加和血脂异常等，那不是就要命名出成千上万种"X"型高血压来吗？

目前，所应用的疾病预防方案和策略是建立在人群疾病抽样研究的基础上的。这时，人群的研究就显得极为重要。但是，实际情况是这方面的研究由于存在着很多问题，尤其是没有按照四维医学模式进行研究，结果就出现了上述有关 Hcy 研究的情况，即用 7 个中心的 456 例患者就可以确定一个 3 亿多患者使用的标准参考范围，在没有尽可能地考虑所有的环境因素、遗传因素、稳态维持因素、年龄及治疗过程中多种因素的情况下便给出了高血压患者用药的所谓"大处方"。

近年来，对于遗传学的研究已经进入了新的飞速发展的时代，可以比较准确地确定个体的全基因组序列，而环境因素也可以进行人为的控制。因此，为了更好地进行疾病的预防，我们不应该局限于多中心、较少病例的研究结果，应该从四维医学模式中所提出的要求，明确遗传因素、减少环境危险因素、增加环境有利因素、区分稳态维持因素，并结合时间因素进行预防，找出那些确实需要预防某种危险因素的个体进行预防，从而做到预防的精准化，而不是简单地直接依据一个小样本的研究结果就直接要求 EH 患者使用同样的预防方案。这样的做法类似于仅依据少量的盐敏感性高血压患者的结果就要求所有人即使是低血压患者也低盐饮食；少部分人缺碘就全民补碘；少部分人叶酸摄入不足就全民补叶酸⋯⋯这里需要强调的是，对于稳态维持因素我们还有很多的工作要做。如果对于致病的危险因素我们无法预防，那么完全可以通过增强稳态维持系统的能力来预防疾病的出现。无论是一级预防、二级预防还是三级预防均是有用的，其根本依据就在于稳态维持系统就是人体本身，它时时刻刻在起作用，而且起着非常关键的作用。

三、四维医学模式的实现

如何将四维医学模式的理论变为现实呢？从目前的科技水平看来，这并不是一个困难的问题。由于四维医学模式与其他模式的区别在于增加了稳态维持因素及时间因素，而这两类因素在已有研究中并不是没有涉及，也不是没有研究，而是研究得比较少，没有得到足够的重视，也没有进行有机组合以研究疾病。如果我们在以后的研究中考虑并重视这两种因素，那么就自然而然地实现了四维医学模式。

第一，为了考虑稳态维持因素，在今后的研究中，我们要将所有影响疾病的因素进行区分，即哪些是疾病的原发性因素，哪些是疾病的稳态维持因素（继发性代偿因素等）。要区分原发性致病因素和继发性致病因素，则必须先对疾病的类型与特征进行研究，确定其在人体生理和病理状态下出现的时间先后，进行纵向和横向的对比，结合其在实验研究中的功能特征，即可进行区分。比如，如果个体出现了血压升高，那么通过纵向研究其血液中影响血压水平的因子就可以发现收缩血管的因子升高，血压舒张血管的因子也出现了升高，但是收缩因子水平的升高早于舒张因子的升高，再通过与同龄的无高血压个体的血压水平及其相关收缩和舒张血管因子的横向比较，就可以对原发性血压升高因素和代偿性降压因素（稳态维持因素）进行区分。目前已经完成了150个左右的高血压相关基因的功能及检测研究[59]，对于这些因子的检测已经可以实现。

第二，对于时间因素的考虑就更为简单，这涉及建立人群中每个人定期体检的结果数据库，通过比较其不同时间段内的结果数据即可。由于目前很多人已经实现了年度体检，所需要进一步完善的是将数据进行统一的处理，同时由于目前检测的指标还没有达到大数据所需求的质和量的要求，这方面需要较大的投入。相信随着科学技术的发展，检测成本的下降，这方面可以很快实施。如果数据的质和量的指标达到要求后，进行大数据处理也可以很快完成。

第三，综合个体生活的环境因素及遗传因素的特征，建立大数据信息中心[60]，通过进行高通量生物数据处理，即可明确某个体的生理及病理状态。目前可能还不能对所有的人实施这一方案，但是随着经济的发展、科技的进步和数据的积累，最终完全可以达到对个体进行早期诊断、个体化治疗和精准预防等。

如果基因组是相同的，或者相似的，那么理论上在没有受到明确的环境因素的影响时，其他相关的指标也同样是相似的。比如双胞胎，其基因组的相似度非常高，那么如果在同样的环境中，其在疾病的发生和机体的稳态维持系统方面也非常可能是很类似的。由于人类表型的复杂和多样性主要在于其基因组上的巨大差别，因此，为了更好地应用四维医学模式，我们必须先建立一个标准的、理想的人体遗传基因图谱系统，这个图谱系统要经过正常人群的反复验证才能确定，比如就像目前我们使用的美国国家生物技术信息中心（National Center of Biotechnology Information，NCBI）中提供的正常人的基因组信息，而且需要阐明基因的功能；在此基础上，对于某一具体疾病，则需要区分疾病的遗传学特征（遗传危险因素）及标准的稳态维持系统遗传特征。通过对比疾病时个体基因组的变化及相应的稳态维持系统的遗传学特征，就基本上可以从遗传学角度确定某个体的疾病风险和机体的抵抗疾病风险（稳态维持）能力的大小。此时，结合在不同环境损伤和保护因素影响下发生疾病的可能性及疾病特征，就可以对疾病的发病机制有一个基本的了解。如果进一步结合疾病发生时各种指标的动态变化特征，对疾病发病机制的研究将更为可靠、更为科学、更为完整。

参考文献

[1] 李贺. 充血性心力衰竭心气虚证大鼠神经体液因素 ANP、CGRP、PRA、Ang Ⅱ、ET、AVP 变化规律及中药调节作用的实验研究 [D]. 沈阳：辽宁中医学院，1997.

[2] 李小曼，徐红德，蔺美娜，等. DNA 损伤修复反应的双刃剑效应在肿瘤与衰老发生发展中的作用 [J]. 中国细胞生物学学报，2013（2）：134-140.

[3] 韦晓淋. 血管紧张素 Ⅱ 与高血压及其代谢性危险因素的关系 [D]. 苏州：苏州大学，2013.

[4] 彭博仁，王自正. 原发性高血压患者血浆 PRA 和 ANP 水平相关性分析 [J]. 放射免疫学杂志，1995（4）：239-240.

[5] 孙捷，李颖新. 原发性高血压左室肥厚与 Ang Ⅱ、ET 和 ANP 浓度的关系 [J]. 中华临床医学杂志，2005（2）：16-17.

[6] 金兆清，刘长林，薛越，等. 慢性低血压与心血管活性物质、睾丸酮及甲状腺功能指标等关系的临床研究 [J]. 西北国防医学杂志，2010，31（1）：22-24.

[7] 董承统. 人体自稳态 [J]. 自然杂志，1987（8）：51-55，82.

[8] 徐柯. 相反相成与机体自稳态 [J]. 医学与哲学，1987（6）：50-51.

[9] 马骏. 医学模式和医学模式转变 [J]. 继续医学教育，1988（2）：136-140.

[10] 鲍忠诚. 谈谈医学模式的转变和今后的任务 [J]. 华南国防医学杂志, 1987 (1): 73-75.

[11] 周钢桥, 贺福初. 人类传染性疾病的遗传易感性 [J]. 基础医学与临床, 2004, 24 (5): 491-496.

[12] 张爱民. 从遗传学看"近亲结婚"的危害 [J]. 济宁师范专科学校学报, 2000 (6): 36-37.

[13] 邱正庆. 重视肝豆状核变性病症状前病例的诊断 [J]. 中华儿科杂志, 2013, 51 (6): 406-408.

[14] 伏家芬. 历代血缘婚配小考: 炎黄子孙繁衍原因初探 [J]. 贵州文史丛刊, 1994 (1): 72-86.

[15] 马立宁, 马丽新, 张玉河. 我国三地区近亲结婚子女所患遗传疾病及先天性畸形的综合分析 [J]. 精神医学杂志, 1998 (2): 9-11.

[16] 曹春伟. 自身免疫病易感基因与致病突变遗传学分析 [D]. 北京: 中国科学院大学, 2013.

[17] 汪雪萍. 老年患者的护理要点 [J]. 安庆医学, 2001 (1).

[18] 符淳. 滋养细胞肿瘤细胞增殖失控机制的研究 [D]. 长沙: 湖南医科大学, 1998.

[19] 侯宇. 抑癌基因新发现和致癌机制新观点 [J]. 国际肿瘤学杂志, 1995 (2): 65-68.

[20] 陈琳, 郭玉璞, 任海涛, 等. 少年起病的Ⅱ型糖原累积病五例临床病理研究 [J]. 中华神经科杂志, 2005, 38 (1): 51-54.

[21] 吴瑞以, 陈述林. 健康老龄人群多种内分泌激素测定 [J]. 山东医药, 1993 (10): 12-13.

[22] 朱虎. 全基因组肥胖相关表型基因间相互作用的研究 [D]. 长沙: 湖南师范大学, 2014.

[23] 李长富, 林治光, 冯国鄞, 等. 先天愚型的遗传流行病学研究 [J]. 神经精神疾病杂志, 1982, 8 (3): 159-160.

[24] 张宇瑾. Huntington 舞蹈病 [J]. 临床医学, 1998 (2): 19-20.

[25] 白汉玉. 苯丙酮酸尿症 [J]. 中国临床医生, 1989 (9): 43-44.

[26] 秉忠. 世界卫生组织 (World Health Organization 简称 WHO) 简介 (十一): 特种疾病的防治 [J]. 北京医学, 1983 (4): 287.

[27] 孟俊琴. 老年性疾病的病因和防治 [M]. 北京: 中国广播电视出版社, 1992.

[28] 张廷源. 冬季的高血压防治 [J]. 家庭医学, 2013 (1): 22.

[29] 陈文贵. 高血压病人如何应对夏季酷暑 [J]. 心血管病防治知识, 2014 (8): 28-30.

[30] 刘莹. 遗传密码起源的研究概况及展望 [J]. 辽宁高职学报, 2000 (1): 51-52.

[31] 枚得. 当今遗传学研究进展 [J]. 国外医学情报，1989（13）：6-7.

[32] 张勇. 样本量并非"多多益善"：谈抽样调查中科学确定样本量 [J]. 中国统计，2008（5）：45-47.

[33] 刘建平. 临床试验样本含量的计算 [J]. 中国中西医结合杂志，2003，23（7）：536-538.

[34] 薛长青. 浅谈影响样本容量大小的因素和对调查误差的认识 [J]. 工业技术经济，2001（4）：53-54.

[35] Wang Z，Peng X，Wei Y，et al. Neglect of several important indexes during the study of human essential hypertension[J]. Journal of Clinical Hypertension Greenwich，2013，15（11）：769-771.

[36] Johnson T，Gaunt T R，Newhouse S J，et al. Blood pressure loci identified with a gene-centric array[J]. Am J Hum Genet，2011，89：688-700.

[37] 万新亮. BRCA2 基因编码区多态性在乳腺癌预后中的研究 [D]. 苏州：苏州大学，2011.

[38] 谭振轩. 对国内一家族性 CADASIL 病 Notch3 基因突变的确认 [D]. 哈尔滨：哈尔滨医科大学，2012.

[39] 中华医学会心电生理和起搏分会索他洛尔临床研究协作组，黄永麟. 索他洛尔治疗阵发性心房颤动的前瞻性多中心临床研究 [J]. 中华心律失常学杂志，2000，4（1）：7-10.

[40] 蔡业峰，贾真，何春霞，等. 卒中专门生存质量量表（SSQOL）中文版多中心测评研究：附 537 例缺血中风多中心多时点临床测评研究 [J]. 中国中医基础医学杂志，2007，13（7）：551-553.

[41] 郭佳，张瑞明，黄宗文，等. 运肠胶囊治疗功能性便秘的多中心随机、双盲、阳性药对照Ⅱ期临床研究 [J]. 中西医结合学报，2009，7（12）：1123-1129.

[42] Shefner J M，Cudkowicz M E，邓剑平. 多中心临床试验中运动单位数量统计学评估的应用 [J]. 世界核心医学期刊文摘（神经病学分册），2005（2）：53.

[43] 江基尧. 客观分析颅脑创伤患者国际多中心循证医学研究结论 [J]. 中华创伤杂志，2009，25（8）：673-674.

[44] 原培培. 工作压力、社会支持与工作投入的关系研究 [D]. 开封：河南大学，2014.

[45] 沃树华，李宁燕，谭晓云. 广外社区居民生活方式疾病相关危险因素分析 [J]. 中国民康医学，2006，18（8）：244-245.

[46] 李长玉. 病程在疾病诊断中的意义 [J]. 海军医学杂志，1996（1）：1-2.

[47] 舒光亚，张洪普，陈克伟，等．布病预测的概率模型与计算机模拟 [J]．中国地方病防治杂志，1987（5）：289-292．

[48] 袁国英，刘敏．生理指标个人参考值的建立与应用 [J]．航空军医，1999（5）：231-232．

[49] 聂赣娟，周建华，李茂玉，等．肺鳞癌患者与健康人血清的差异蛋白质组学研究 [J]．生物化学与生物物理进展，2008，35（3）：349-355．

[50] 江艺泉，马晋平．奥巴马推出精准医疗计划倡议 [J]．世界科学，2015（3）：4．

[51] 韦晓淋．血管紧张素 Ⅱ 与高血压及其代谢性危险因素的关系 [D]．苏州：苏州大学，2013．

[52] 刘德平．2013 版欧洲高血压指南解读 [J]．中国心血管杂志，2013，18（4）：241-244．

[53] Melo L G，Veress A T，Ackermann U，et al. Chronic regulation of arterial blood pressure in ANP transgenic and knockout mice： role of cardiovascular sympathetic tone[J]. Cardiovascular Research，1999，43（2）：437-444．

[54] Huo Y，Li J，Qin X，et al. Efficacy of folic acid therapy in primary prevention of stroke among adults with hypertension in China： the CSPPT randomized clinical trial[J]. JAMA，2015，313（13）：1325-1335．

[55] 李建平，霍勇，刘平，等．马来酸依那普利叶酸片降压、降同型半胱氨酸的疗效和安全性 [J]．北京大学学报（医学版），2007，39（6）：614-618．

[56] Hao L，Ma J，Zhu J，et al. High prevalence of hyperhomocysteinemia in Chinese adults is associated with low folate，vitamin B-12，and vitaminB-6 status[J]. J Nutr，2007，137（2）：407-413．

[57] 赵峰，李建平，王淑玉，等．高血压人群基线同型半胱氨酸水平对依那普利叶酸片降压及降同型半胱氨酸疗效的分析 [J]．中华医学杂志，2008，88（42）：2957-2961．

[58] 蒋承建，郭航远，赵飞．依那普利叶酸对 H 型高血压治疗研究进展 [J]．心脑血管病防治，2014（4）：322-324．

[59] Natekar A，Olds R L，Lau M W，et al. Elevated blood pressure：Our family's fault？ The genetics of essential hypertension[J]. World J Cardiol，2014（6）： 327-337．

[60] 相海泉．公共卫生的大数据应用：专访中国疾病预防控制中心信息中心主任马家奇 [J]．中国信息界：e 医疗，2013（5）：43-44．

第三篇

四维医学模式的应用

　　四维医学模式是针对所有有关疾病的研究、诊断、治疗和预防等方面的，因此，四维医学模式可以应用于疾病的方方面面。同样，也可以应用于所有疾病，即无论是单基因疾病还是多基因疾病，单因素疾病还是多因素疾病，也无论其病因学，均可被纳入四维医学模式的范围内。下面我们将通过 5 个例子说明四维医学模式在不同疾病中的具体应用。

第六章　四维医学模式与原发性高血压

一、引言

原发性高血压（EH）极为常见，流行病学研究发现 20% 以上的成人患有 EH，仅中国就有 2 亿多患者，并随着经济的发展和自然环境的恶化而日益增多。由于 EH 的高发病率、高致残率和高致死率，所以如何防治 EH 是人类必须解决的重大问题。

目前认为 EH 是一种没有明确病因的多因素、多基因复杂疾病，形式上表现为一种由环境危险因素和／或遗传危险因素相互作用引发的慢性疾病，是一种"二元（环境因素和／或遗传因素决定的）论"发病机制模式。经过多年大量的研究，有关 EH 的实质性研究已经取得了巨大的进步，如 EH 的具体发病机制涉及肾素－血管紧张素－醛固酮系统（RAAS）、交感神经系统、血管内皮、血管平滑肌和心脏等。这些机制均经过动物实验和临床验证，因而是阐明 EH 发病机制的基石。尤其是随着分子生物学的高速发展，在高血压相关基因、RNA 到蛋白质等方面取得了很大成就，为进一步阐明 EH 的发病机制创造了前提基础。但是令人遗憾的是，到目前为止在回答"有环境和／或遗传危险因素就一定会出现 EH 吗"这个问题时，环境－遗传二元模式理论在形式上不能提供明确解释，临床工作者也无法给出可靠的答案，因而"原发性"高血压的概念在当前的条件下继续存在。这种有限认识对临床工作有很大的影响。例如，EH 的诊断只能依赖于血压的间接测量并达到人群所谓的高血压"标准范围"而无个体化的早期诊断手段；治疗药物的选择则是建立在几类降压药物的"试验性"应用基础之上仅专注于血压的降低和靶器官的保护而无病因方面的个体化治疗；预防策略则统一为避免暴露于 EH 发病的"群体性"环境危险因素而无精准的预防方案。2013 年欧洲 ESH/ESC 的高血压指南和美国的 JNC8 均提到了环境因素和遗传因素是 EH 发病的两类危险因

素 [1-2]，但没有深度阐明。

由于目前认为 EH 的发病没有必然的致病因素而只有危险因素，而危险因素的概念体现了概率论因果观（即许多因素与慢性病有一定程度的相关联系，但大多具有非特异性、多变性和不确定性等特点，不具有必然的因果联系）。那么，为什么 EH 的危险因素不能"必然地"导致 EH 的出现，而只是"可能"导致 EH 呢？既然是"危险"因素，那么要"危险"到何种程度才可能出现 EH 呢？是质（种类）的增加和 / 或量（程度）的积累？还是存在着其他一些未知的可导致 EH 发病的因素未被挖掘出来呢？

大量的群体遗传学、分子遗传学（如 GWAS）、遗传流行病学、反向遗传学、流行病学及其他相关的临床研究均表明：目前所发现的常见的环境和 / 或遗传危险因素只对一小部分人而言可以致病，而对绝大部分人而言并不会致病（如处于相似的环境和 / 或具有相似的遗传危险标记，绝大部分人并不患EH）。也就是说大部分人即便存在这些危险因素，却不会出现 EH。同时，一些似乎没有明显危险因素的人，却出现了 EH[3-5]。这似乎暗示无论危险因素的质（种类）和 / 或量（程度）对绝大部分人而言已经足够导致高血压。而那些具有相似的环境因素和 / 或遗传危险因素的人，之所以没有相似地罹患 EH，并不是在于环境和 / 或遗传因素本身而非常可能是因为存在着其他更关键的因素。由于经典的二元论无法准确地回答这个问题，因此，我们将跳出遗传与环境两类危险因素的限制寻找答案，那么是否存在着其他影响 EH 发病的因素呢？

为了解决这个问题，我们将对影响 EH 发病的所有实质性相关因素进行形式上的分类，以期能对 EH 的发病机制进行更为准确的把握。

二、影响 EH 发病因素的新分类

如上所述，影响 EH 发病的因素并不仅仅包含环境和遗传两种危险因素。即有了环境因素和遗传危险因素，并不是必然会引起血压升高并导致 EH。那么是否还存在着其他影响 EH 发病的因素？为了解决这个问题，我们将对影响 EH 发病的所有实质性因素进行形式上的分类，然后观察并验证其是否能从形式上对 EH 发病的所有问题从理论上进行阐明，从而弥补经典认知模式的缺陷，为建立一种新的致病模式提供前提条件。

（一）环境因素

相对于人体自身而言，环境因素是外部因素，包括来自于物质的自然环境（生物、物理、化学）、意识的社会环境等，或者说来自于非人类自身的因素。

目前所认识的可能会影响 EH 发病的环境因素有应激、吸烟、饮酒、高钠低钾饮食和环境污染等[6]。环境因素可以是自然环境，也可以是社会环境。但是区别于人体内环境的是，环境因素均为非人体本身存在的、来自于外部的因素。这里需要进一步强调的是，环境因素对于 EH 发病而言并不是一成不变的，而是会随着时间的变化而变化的。例如，环境因素可能随着患者生活方式、工作环境、心理因素、社会环境及自然环境等的改变而改变。同时，随着患者对高血压了解程度的增加，在医生建议或者自身知晓程度增加的情况下避免一些不良的环境因素，如改变心态、调整生活方式、更换工作、增加活动量等，也会影响 EH 的发病。

环境因素既存在着有利的环境因素，同时也存在着不利的环境因素。有利的环境有利于血压的降低，而不利的环境则会促使血压升高。

不但人生存的环境因素会改变，而且人也会主动地改变自己生存的环境，即可能去寻找一些有利于血压控制的环境。但是由于人类自身的特征，即社会的或者心理的压力等多种原因也有可能促使其坚持生活于不利环境或更恶劣的环境。这进一步促使环境因素成为一个多变的影响 EH 发病的因素。

（二）遗传因素

相对于外部的环境因素而言，内部遗传因素主要包括可遗传的生物必然因素（遗传因素和人体系统缺陷）、非遗传的生物偶然因素（基因表达的质、量或时空的随机变异）、自我的心理因素等。

遗传因素对 EH 发病的作用不容置疑。目前已经发现了 150 个与 EH 相关的基因。这些基因通过主基因效应或微效基因的方式直接或间接发挥作用，并涉及 EH 发病机制的多个方面[7]。常见的如交感神经系统、RAAS、激肽释放酶 - 激肽系统、血管内皮、血管平滑肌、心肌和 miRNA 调节等[8]。从出生到消亡，个体已经出现的影响血压的基因变异一般是不变的，但是基因表达是会随着"时空"的变化而变化的。这就非常有利于从遗传基因的角度对 EH

进行研究。

实际上，尽管遗传基因基本保持不变，但是遗传因素对 EH 发病的影响力则是会随着时间的变化而变化的。一方面，是由于随着患者年龄的增长，一些与 EH 直接相关的基因表达可能会出现不同程度的表达变化（例如，随着机体的老化和细胞分裂的增加，机体的细胞会出现线粒体基因的丢失，结果导致线粒体处理氧化代谢产物相关酶类的表达及相应的功能下降，这将会在细胞内产生大量的氧化产物，如超氧阴离子、过氧化物等，即氧化应激状态。这些氧化产物会损伤血管壁、刺激血管平滑肌细胞的增殖等；同时，随着年龄的增加，胰岛 β 细胞分泌胰岛素的功能下降，肾上腺分泌肾上腺素和甲状腺分泌甲状腺素的能力下降，这也会导致血压增高）[9]。另一方面，随着年龄增加，一些与 EH 不直接相关的基因功能也会出现变化。虽然这些基因与 EH 无直接关系，但是却可能会影响机体的生理性和病理性代偿调节能力和自然修复能力等 [10]。由于无论是直接相关的因素还是间接相关的遗传因素都会随着时间的推移而变化，因而造成遗传因素对血压影响的程度也随之发生变化。

（三）血压稳态维持因素

血压稳态维持因素主要体现的是血压稳态维持系统的作用，那么该因素的本质是什么？是一些明确的血压调节因子？是一种机体对于高血压的调节能力？还是一种机体对高血压的调节过程？事实上，我们认为血压稳态维持因素可能就包含这几方面的内容。即血压稳态维持因素是继发于高血压的一些作用明确的血压调节因子，它反映了机体对高血压促进因素（环境和遗传因素）的反应性对抗能力，其作用的过程即为机体对血压异常升高的调节过程。血压稳态维持系统的作用在于对抗、平衡血压升高因素的作用。比如，自发性高血压大鼠血液中具有血管收缩功能的内皮素（ET1）升高了，可以导致高血压的出现。而具有扩张血管、利尿功能的利钠多肽（ANP）的升高则被认为是一种代偿性升高，其目的是为了维持血压稳态 [9]。这些调节因子降低血压的过程则是机体对高血压发生时机体的血压稳态维持过程 [10]。其目的是维持原有的血压平衡状态，直到这种旧的平衡被打破，新平衡建立，并呈现出一种动态的变化过程。血压维持系统的作用方式及其机制很复杂，详细内容参考前文。

在正常情况下机体自主地维持着血压稳态，但是在机体内、外界因素的影响下血压稳态受到不同程度的干扰。而人作为一个具有思想和主观能动性的个体，与动物相比，具有更多的手段和需求及先天的优势发挥其主观能动性来进行主动的血压稳态维持，如寻找合适的环境、避免危险因素的损伤、通过药物和适当的环境来修复受损的代偿机制，从而战胜损伤性因素，而达到维持机体自身血压稳态的目的。

（四）时间因素

众所周知，机体是一个动态的、变化的有机体。在不同的生理阶段，人体会出现不同的生理变化，如青少年期、成年期和老年期等不同时期，机体对环境因素的敏感性、机体自身生理生化及内分泌功能都是不同的。在病理条件下，则涉及疾病发展的不同时间阶段，如 EH 发病初期、进展期及并发症期，这些因素均与时间参数相关[11-12]。

由于 EH 是一种慢性、进展性疾病，并与致病因素的长期累积和机体的血压稳态维持过程等密切联系[13]。如前所述，无论在 EH 发展的不同阶段，还是同一患者在不同的年龄阶段，其所暴露的环境因素、遗传因素（有些基因在不同年龄阶段会失活或激活，如乳糖酶；还有许多基因的转录表达会受到外界环境、自身生理等影响）及机体的血压稳态维持因素也是不同的，因而在 EH 发病及心血管重塑中的作用也是不同的。只有设置时间的概念，才能更准确地理解 EH 的发病机制和发病过程。因此，在高血压发病机制的研究中，不应该采用一种刻舟求剑的方法，或者形而上学的态度去理解和研究高血压。采用动态的、时间点或时间段相结合的研究策略将更有助于全面了解 EH 的发病机制。

（五）不同因素的相互作用

上面提到的 EH 患者发病机制的 4 个因素中，不同的因素之间相互影响、相互作用、相互依存、相互制约对血压进行调控，这体现了影响 EH 发病的4 个因素之间是广泛联系的，同时也表明了 EH 研究的复杂性。

遗传因素决定了机体对环境因素是否敏感，这表现在性格比较急躁的人如果长期处于应激的环境中，其发生 EH 的发病率可能会明显增加；而如果性格比较沉稳的人，即使处于应激的环境中，其 EH 的发病率并未见明显增加。其原因可能是后者对环境因素的影响具有更好的耐受能力、调节能力和修复能力，因而可以平衡或者抵消不良环境的影响，最终避免罹患 EH。相反，长期环境因素的变化，也会对遗传因素(主要是对基因表达产物的量或质)产生影响。一些化学物质如镉可以引起细胞线粒体的损伤。如果是偶发的，机体会对损伤的细胞进行清除或者修复。但是长期的损伤作用将会使得细胞突变，并可能会导致可遗传的变异。因此，环境因素与遗传因素是相互作用、相互影响的[14]。

环境因素、遗传因素也与血压稳态维持因素之间存在着相互作用。不同的个体从出生之日甚至从受精卵形成那一刻起，一些个体与其他个体相比，即具有更强的血压稳态维持能力，更好的细胞生长、分裂和修复能力。这些能力可能与 EH 直接相关，也可能无关。但是，机体正是通过这种血压稳态维持因素的作用防止了 EH 的出现。其结果是即使他（她）食入过多的盐、处于应激的环境中和具有高血压家族史，却仍然不会出现高血压。

环境因素、遗传因素及机体的血压稳态维持因素等可以决定 EH 患者是否具有较长的生存时间，是否会经历青年、中年和老年等阶段；同时，在机体生长发育的不同阶段，也决定了个体具有不同的血压稳态维持能力，暴露于不同的环境因素和受遗传因素影响的程度也不同。这种差别来源于时间的变化且随着时间推移而发生动态变化。因此，时间因素也与环境因素、遗传因素及血压稳态维持因素密切相关并存在相互作用。

随着人们对医学模式从神灵主义、自然哲学、机械论式、生物医学到现代生物－心理－社会医学模式认识上的转变，对疾病发病机制模式上的认识也在不断地加深。但是，目前为止还没有一种理论或模式能在形式上完整地、明确地解释 EH 的发病机制。即便环境危险因素与遗传危险因素的"二元论"理论也同样不能。因此，需要一种新的发病机制模式对 EH 进行更为准确的解释，结合四维医学模式理论，我们提出高血压发病机制的四维医学模式理论，以期能从形式上对 EH 进行完整、明确的解释。

三、EH 四维医学模式的建立

综合爱因斯坦的"时空"理论、现代医学研究成果、长期的临床实践和研究结果，我们建立了 EH 发病机制的四维医学模式理论，即环境 – 遗传 – 稳态维持 – 时间模式理论。用遗传、环境、稳态维持因素的强弱为参数来描述在三维空间中的血压[15]。换言之，在每一个时间点，都对应着一个具体的遗传、环境、稳态维持因素参数，这3个参数的动态变化决定着血压的动态变化（图 6.1）。

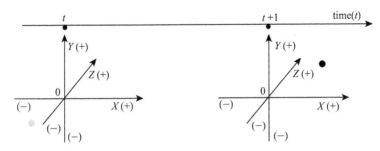

图 6.1　原发性高血压发病机制的四维医学模式

注：X 代表影响血压的环境因素，Y 代表机体的血压稳态维持因素，Z 代表影响血压的遗传因素，t 代表时间因素。大圆点代表患者的血压水平。+ 代表促进血压升高的作用，– 代表不具有血压升高作用或有益于血压降低（调节）的作用。每一个大圆点对应于不同的遗传、环境、稳态维持3种因素，并决定了某一时间点的血压水平。随着时间的变化，遗传、环境、稳态维持3种影响血压因素的不断变化，血压处于动态变化之中。

　　综上所述，我们对 EH 发病机制四维医学模式的定义为：影响 EH 的基本因素分为环境（损伤性和保护性）因素、遗传（损伤性和保护性）因素和血压稳态维持因素3类，这3类因素决定了血压的水平并随着第4类因素——时间因素的变化而处于动态变化之中。其中，环境损伤因素增加了 EH 出现的外在可能性，环境保护因素降低了 EH 出现的外在可能性；遗传损伤因素增加了 EH 出现的内在可能性，遗传保护因素降低了 EH 出现的内在可能性；血压稳态维持因素的相对强弱（与环境因素和 / 或遗传因素的综合作用相比）则决定了高血压是否会出现，而时间因素则用以描述各因素及血压的动态变化。每个个体的血压可通过这 4 个参数进行描述[15]。

　　在四维医学模式下，"有环境和 / 或遗传因素是否会患 EH"这个无法确定的难题将会在理论上得到比较完美的解决。即环境（损伤或保护）因素和 /

或遗传（损伤或保护）因素只是 EH 发病的部分因素，EH 发病还决定于血压稳态维持因素的相对强弱及其时间变化特征等。在某些情况下，即使环境因素和／或遗传因素比较弱，但是如果机体暴露的时间比较长并且最终超过机体的血压稳态维持能力；或者尽管环境因素和／或遗传因素比较弱，但是血压稳态维持因素更弱，那么同样某个体也会患高血压。也就是说，在任一时间点，与环境和／或遗传损伤因素所引起的升压作用相比，血压稳态维持因素降压作用的相对强弱才是 EH 发病与否的关键。这里我们将 EH 发生的危险因素、疾病发展过程及发病调控模式进行了总结（图 6.2）。

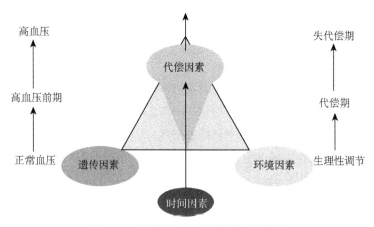

图 6.2　原发性高血压发病的调控模式

注：在环境和／或遗传损伤因素的压力下，血压稳态维持因素通过血压稳态维持机制来对抗血压升高的压力，如果血压稳态维持因素相对于危险因素而言足够强大则血压可能维持正常或保持于高血压前期；如果血压稳态维持因素相对较弱，则会出现高血压。

引自：王佐广，彭晓云．原发性高血压发病机制的四维模式 [M]. 北京：科学技术文献出版社，2012.

上面我们详细介绍了 EH 发病机制的四维医学模式。由于传统模式认为 EH 的发病机制简单，因而导致多年来对 EH 的研究没有实质性进展。在确信 EH 的发病机制是基于四维模式后，如何在这种新的发病模式下对 EH 进行研究就显得特别重要。

首先，改变传统的 EH 研究思路和方法。综观目前各种 EH 的研究方法，不外乎对 EH 相关基因和蛋白质进行研究，而这些研究并没有准确地将血压稳态维持因素和时间因素考虑到其中。即使所有的研究都限制了研究对象的年龄，也不是因为考虑了时间因素，而是为了增加样本筛选的便利性、统计学上的可比性、减少继发性高血压的可能性及防止生理性因素造成假性 EH 等。同时，也没有考虑患者病程的长短。因此，为了能更好地对 EH 进行研究，可能需要我们对人体生理机能的变化、机体的血压稳态维持因素进行考虑。比如，有些因素可能是原发性可以导致血压升高的因素，而有些可能是继发性的血压稳态维持因素，而这在目前的研究中只是考虑为一种相关的因素，而对其原发性或者是继发性则不去做判断，也做不出判断。因而造成 EH 十分复杂的表面现象，尤其是在这些因素还存在着相互作用的条件下。在这种情况下，如何能对 EH 的发病机制进行准确的研究呢？理论上，EH 的发病虽然存在着很多个调控因素，但是逻辑上不可能每个个体全部的高血压相关基因均出现异常及均暴露于所有的环境因素。因此，对血压稳态维持因素导致的继发性 EH 相关因子的变化的研究对于阐明 EH 的发病机制也是十分重要的。

其次，需要对 EH 相关的时间因素（主要是患者的年龄、发病时间的长短及疾病所处的阶段）进行更为准确的确定，如在大型研究中进行更多的年龄因素的考虑（更为细致的年龄分层）。这方面可能需要对人体生理变化与时间因素相互结合得更为深入的研究，从而为 EH 的病理生理学研究提供依据。

最后，需要对 EH 发病的血压稳态维持因素与机制进行研究。在环境因素和遗传因素无法控制的情况下如果能增加患者的血压稳态维持能力，也有利于 EH 发病和并发症的防治。事实上，目前对 EH 的治疗也是通过增加患者的血压稳态维持能力发挥作用的，如使用药物增加扩血管的力度进行降压。而如果能对血压增高时的血压稳态维持机制进行有效的研究，也肯定对 EH 的诊断和治疗及预防产生更大的益处。

四、EH 四维医学模式的意义

四维医学模式理论的提出，引起了相关医学领域的重大变化。作为一种重要的多因素、多基因复杂疾病，EH 的定义、诊断、治疗和预防策略均要随着四维医学模式的提出而出现改变。这种改变优化了有关 EH 相关的一揽子医学问题，因而对 EH 具有非常重要的意义。

（一）EH 的定义

疾病的定义反映了疾病最基本的和最本质的特征，也反映人们对疾病认识的深度和广度。只有对某种疾病的定义准确了才可能更好地进行进一步的诊断、治疗和预防。这里我们将经典的 EH 定义进行分析，并依据四维医学模式理论进行重新定义。

1. 经典的 EH 定义

EH 是一种没有明确病因的病症，但是有家族倾向，并存在环境因素和遗传因素的相互作用。因此，尽管血压存在着很大的变异性，大部分的权威人士和指南将 EH 定义为：一种多因素、多基因疾病，一种慢性、进展性心血管综合征，可以导致心血管系统的结构和功能改变，不同日 3 次出现收缩压 BP ≥ 140 mmHg 和 / 或舒张压 BP ≥ 90 mmHg 即诊断为高血压[16-18]。

血压的调节涉及心血管、肾脏、神经、内分泌和局部调节等多器官和多系统。高血压是在 19 世纪后期才被证实，从那时起人们逐渐发现了很多因素与高血压的发病有关。一些环境因素如寒冷、高纬度、肥胖、高盐饮食、应激等可能会增加易感人群高血压的患病率。不同的环境因素可能会导致不同的高血压的发病率。然而，虽然生活在类似的环境中，只有 20% ～ 30% 的成人患有 EH[19]。遗传相关研究已经识别出了 150 个高血压候选基因，如血管紧张素原基因和 α- 骨架蛋白等，而遗传连锁研究也发现了有几个基因组部位与 EH 相关[20]。基因组相关性研究仅可以解释 1% ～ 2% 的血压变异[21-22]。家族研究发现血压在同胞兄弟姐妹之间及父母与子女之间的相关性，与收养的子女相比，血压水平与遗传的相关性在生物学子女中表现得更为明显，而在同卵双生子中表现得也比异卵双生子表现得明显[23]。然而，这些研究结果单独还是结合在一起并不能解释普通人群中高血压的发病情况。表观遗传学是描述遗传和环境之间的相互作用的一个学科，研究发现表观遗传可以通过影响中间表型而引起高血压。例如，DNA CpG 岛的甲基化可以限制肾单位的发育，高盐饮食即可导致出现高血压[24]。然而，表观遗传学也同样只能解释部分 EH。

目前为止，已经研究了几乎所有的高血压相关基因、相关的遗传因素及表观遗传学方面的一些问题，也有大量的研究揭示了与 EH 发病相关的详细的信号传导机制。然而，这些结果仍然不能阐明 EH 的发病机制。这导致目前所定义的 EH 的概念表述得很不清楚。

2015 年 9 月 11 日，《纽约时报》报道了一则重要新闻，标题为《Lifesaving Study Points to Overhaul in Treating High Blood Pressure》。美国联邦卫生部门正式宣布，一项最初由 National Heart, Lung, and Blood Institute（NHLBI）主导，NIH 基金参与的大型临床研究项目"Systolic Blood Pressure Intervention Trial（SPRINT）"提前终止，因为试验结果已经非常明确清楚，为了挽救更多人生命，无须等到原定的 2017 年结束时间的到来，就立刻公布研究结果。该研究启动于 2009 年，由全美 100 多个医疗机构中符合研究标准的 9300 名 50 岁以上的高血压患者参与，这是迄今为止美国最大的高血压临床研究项目。其目的是为了回答一个医学界争议不休、迷惑不解的问题：高血压患者究竟血压降多少才算达到正常指标？该研究具体设计为：将符合试验要求的 9300 名患者随机分为两组，一组的收缩压治疗控制标准为低于 120 mmHg，此组患者平均需要服用 3 种降血压药物。而另一组则是收缩压治疗控制指标为低于 140 mmHg（传统标准），他们一般需要服用 2 种降压药物。试验到 4 年时的结果是：120 mmHg 组的中风率比 140 mmHg 组低了 30%，而病死率低了 25%。从统计学来说，这个差异非常显著。

在接下来的日子里，医学界有的人表示震惊，认为应该重新制定指南以挽救患者的生命；有的人表示怀疑，整个研究符合要求吗？是不是过度解读了这一结果？有的人则不以为然，原因是血压标准一直在变。但是值得我们深思的是：为什么会出现这种情况？先前的标准不是都依据大量的研究结果制订出来的吗？难道是以前的研究结果都出了问题？否则为什么会出现标准经常性的改变？因为客观规律不会出现如此高频率的改变，所以这样高频率改变的血压标准必然没有揭示客观规律。基于此，我们认为对 EH 重新进行定义极为必要。

2.EH 的新定义

内环境稳态维持是机体在与外部环境进行物质、能量和信息交换过程中对其体内稳态的维持作用。例如，波动范围很小的体温和血液 pH 的维持。为了维持内环境稳定，人体每时每刻都在动态地维持着由于环境和遗传因素导致的机体变化，即人体的生理性调节。这种调节主要依赖于机体组织和器官的储备调节功能。在病理条件下，机体内环境稳定的调节则依赖于代偿因子和代偿机制[25]。代偿因子可以在血压升高时通过代偿机制降低血压，该过程涉及交感神经系统、RAAS（Renin-angiotensin aldosterone system）、血管内皮系统、心脏和肾脏等。

这里的代偿因素主要指的是那些可以降低血压或与血压降低密切相关的因素。如果没有机体的代偿机制，一些小的环境或遗传因素就可能会导致明显的血压波动。此外，在同样的环境条件下，由于那些正常血压者遗传背景不可能相同，那么只有一小部分人患高血压也从侧面证实了代偿机制的重要性。而且，高血压的维持并不全是促进性因素（损伤因素或者升压因素），保护性因素（降压因素）也是非常重要的，如交感神经可以促进血压升高而副交感神经则相反，Ang Ⅱ 是收缩血管的而 Ang1-7 则是舒张血管的，内皮素 1（ET-1）是收缩血管的而 NO 则是扩张血管的，以及由肾脏分泌的多种血管收缩和舒张的因子等。事实上，是代偿机制决定了 EH 的发病与否。例如，如果某种代偿能力的作用能与目前使用的一些降压药物的作用相比，那么可能就不会出现高血压或者高血压患者的血压不会太高。相反，代偿能力太弱则可能会导致高血压，如研究发现删除肌球蛋白磷酸酶锚定亚单位 1（Myosin phosphatase-targeting subunit 1，MYPT1，一种肌球蛋白轻链磷酸酶调节亚单位，可以强化肌球调节轻链的磷酸化和血管的收缩能力）时就可以导致血压升高[26]。然而在 EH 患者中，促进血压升高的因素（损伤因素）似乎总是高于保护性因素（代偿因素）。从这个角度来看，高血压的出现是由于其代偿能力相对不足或者代偿能力绝对下降导致的。因此，促进血压升高的危险因素（包括环境损伤因素和遗传损伤因素）非常重要，而降低血压的因素（代偿因素）在高血压发病的过程中也是非常重要的。而且，由于代偿因素总是抵消了损伤因素的作用，如果不将代偿因素的作用从损伤因素中分离出来，基因型可能就不能准确反映表型，即基因的表现并不能反映血压的水平。例如，一个个体的血压正常，一方面可能是由于他（她）具有正常的基因型，另一方面也可能是由于他（她）尽管具有致高血压的基因型，但是同时也具有强大的血压代偿调节机制的基因型，其结果是他（她）具有正常的血压表型。因此，为了更准确地研究和分析基因的功能及基因型与表型的相关性，代偿因素一定要从遗传损伤因素中分离出来，在 EH 的定义和研究中，要将代偿因素与其他遗传危险区别开来，作为 EH 独立的相关因素去分析、研究，并给予同样甚至更多的关注，而不能将代偿因素与其他因素混为一谈[27]。

另一个在 EH 定义中被忽略的因素是时间因素。要强调时间因素的原因之一在于环境因素、遗传因素和代偿因素都会随着时间、年龄的改变而改变[28-30]。血压相关的系统如内分泌系统、肾脏和内皮系统，也会随着一个人的年龄增大而改变。从高血压开始出现到高血压晚期，患者可能具有完全不同的生活方式并且生活在不同的生活环境中。而遗传因素也随着时间的推移和年龄的增长发生明显的变化。例如，在老龄化过程中，染色质状态的改变可以引起基因表达的变化，从而对细胞的生理学产生年龄相关的损伤作用[31]。另一个原因可能是血压促进因子需要时间积累才能超过保护性因子的作用从而导致高血压，而保护性因子也需要时间进行代偿和抵消来自危险因素的致高血压作用。如果来自于危险因素的高血压促进作用突破了来自代偿因素的保护性作用并持续作用，或者导致恶性循环的出现，那么高血压就形成了[32]。

以前，在 EH 的临床和实验研究中，几乎所有的相关研究只考虑在研究进行时患者的年龄，这是非常不合理的。比如，一个年龄 45 岁的男性高血压患者，已经具有 10 年的高血压病史，其所具有的环境因素、遗传因素及代偿因素必然不同于一个 45 岁只有 1 年病史的患者，前者可能具有更严重的损伤因素和 / 或较低的代偿因素，可能更容易出现心血管并发症等。因此，高血压出现的年龄、疾病持续的时间及研究时的年龄均是非常重要的指标。如果时间因素在高血压研究时不考虑在内，研究结果非常可能不会反映出在高血压时人体的改变和疾病特征，因此，包括时间参数的 EH 的定义是非常重要的。

目前为止，在 EH 研究时，人们过多地考虑了损伤因素而对保护性因素考虑得很少或者几乎不考虑。因此，即使对于环境和遗传损伤因素考虑得已经比较多了，但对于 EH 的发病机制仍然无法阐明。其主要原因可能在于高血压时代偿因素的作用被人为地混杂到高血压的相关因素中了，或者没有深入考虑，甚至视而不见。由于代偿因素的作用与遗传和环境损伤因素的作用是相反的或者是相互对抗的，如果不加以区分，依据目前研究中常用的终点事件评估的方式，必然很难理解或阐明这些因素在 EH 发病中的作用。因此，如果将代偿因素从环境和遗传损伤因素中区分出来，那么通过人群研究，无论是代偿因素、环境因素还是遗传因素的作用就可以被确定，这非常有助于对 EH 发病机制的最终阐明。

一个需要非常重视的问题是：目前的指南中高血压诊断标准为收缩压 BP ≥ 140 mmHg 和 / 或舒张压 BP ≥ 90 mmHg。这个标准已经实施多年，可是突然出现一个的 SPRINT 项目的提前终止，认为收缩压 BP ≥ 120 mmHg 和 / 或舒张压 BP ≥ 80 mmHg 这个标准更靠谱，这给人们造成了巨大的困惑：血压到底有正常标准吗？会不会过几年又突然出现某研究认为收缩压 BP ≥ 100 mmHg 和 / 或舒张压 BP ≥ 70 mmHg 是最靠谱的呢？

事实上，按照四维医学模式的理论，这些标准都有问题。为什么这么说呢？第一，这个实验设计和实施本身肯定存在着这样那样的问题（参见下文中四维医学模式理论对 EH 研究的影响）。第二，既然收缩压 BP ≥ 120 mmHg 和 / 或舒张压 BP ≥ 80 mmHg 意义那么重大，为什么不是直接将中风率和病死率降至 0 呢？既然不是降至 0，就说明还有其他的因素在起作用；或者这个标准本身也是不靠谱的。第三，如果这个结果是可靠的，那么为了可以降低小部分人的中风率和病死率，就让全世界的高血压患者去服用更多的药物？不是说全世界大量的病死都是药物导致的吗（据 WHO 的数据显示，全世界 1/3 的患者死亡不是因为疾病，而是缘于药物的不合理使用）？第四，血压存在的目的是为了供应血液，那么对于 213 cm 高的男性和 149 cm 高的男性，其血压能按照同一标准来参考吗？因此，血压的标准也应该是个体化的。即血压的标准应该按照个体在一定时间段内升高的绝对值或者升高率，并结合其他临床和实验室指标及辅助检查来确定。而不需要全世界的人订一个统一的标准，一刀切式的诊断、治疗和预防。比如，149 cm 的男性如果在几年内，收缩压 120 mmHg 和 / 或舒张压 BP ≥ 80 mmHg 左右有很大的波动（如增加 20% 以上），血液检测的血压相关活性因子有明显的变化，有头晕等不适的感觉，超声检测心脏和血管有一定的变化；同时横向与同龄的相似个体相比，也比较高，那么这个个体可能已经是高血压了，并可能需要治疗。相反，213 cm 高的男性，收缩压 150 mmHg 和 / 或舒张压 BP ≥ 90 mmHg 左右无很大的波动（如增加 20% 以上），血液检测的血压相关活性因子无明显的变化，无头晕等不适的感觉，超声检测心脏和血管也没有明显的变化；同时横向与同龄的类似个体相比，也没有明显差别，那么这个个体可能并不是高血压，可能并不需要治疗。

另外，除心血管系统外，其他如生殖系统、免疫系统等也与 EH 的发病和并发症相关[33-35]。这些指标也应当在 EH 的定义中进行反映。

综上所述，在四维医学模式的指导下，我们可以给 EH 一个新定义：一种由环境和／或遗传（有利的和不利的）因素的持续作用伴随着血压稳态维持因素绝对或相对的不足引起的多因素、多基因、慢性、进展性心血管综合征。它可以引起多器官、多系统尤其是心血管系统的结构和功能损伤，血压水平具有个体化的特点，诊断应该依赖于个体在一定时间段内升高的绝对值或升高率。

3. EH 新定义的意义

在新定义中，我们强调的不但是血压的动态改变，也强调了 EH 发病过程中血压稳态维持因素的重要作用。同时，也强调在 EH 发病过程中，多系统参与而并非仅仅心血管系统。这对于无论是 EH 的基础研究还是临床实践具有非常重要的意义。例如，在不同的个体中，其基线血压水平是完全不同的，因此，对于所有的人群使用同一标准非常不科学。按照上述新定义，如果观察血压的动态改变或血压增加率可能更具有早期诊断和个体化诊断的特色。而 EH 的预防集中于个体化的病因和危险因素的预防而不是所有人采用同一方案。治疗则不能仅笼统地针对 EH 的人群危险因素，应该强调个体化，并且对于血压稳态维持因素也要给予足够的重视。另外，除了血压降低和 RAAS 抑制外，对其他靶器官损伤相关的损伤性和保护性因子也要给予重视。这不但有助于阐明 EH 的发病机制，对于药物的研发也具有重要的意义。而且，对于所有的 EH 患者而言，如果危险因素相似且不能很好地控制或者避免，对血压稳态维持因素的增强可能是一个很不错的选择，中医在这方面做得比较突出。因此，无论是基础研究还是临床研究，对 EH 重新进行定义都具有重要的意义。

为了验证这个新概念，需要进行较长时间的临床研究。这些研究包括长时间的、动态的血压检测，环境因素和遗传因素及血压稳态维持因素的评估。而人群的选择则需要在固定的、大样本的人群中进行。同时，还需要对多个系统尤其是心血管系统的结构和功能进行检测。

新的 EH 的概念对传统的 EH 的认识是一个新的挑战，它将会引起 EH 诊断、治疗和预防及研究方面的重要变化。随着科技的进步和研究的进一步深入，新概念的价值将会逐渐体现。

（二）计算机模拟模型的构建

疾病预测在疾病的早期诊断、早期预防及公共卫生方面具有很重要的意义。目前已经有很多相关的研究对疾病的发病风险、治疗效果、并发症等进行了预测。例如，王薇等 [36] 为了探讨中国人群主要心血管病危险因素与心血管病发病绝对危险的关系，并建立中国人群心血管病发病危险的预测模型，通过采用前瞻性队列研究的方法，对 1992 年建立的 11 省市 35 ～ 64 岁队列人群（中国多省市队列研究，China Multi-provincial Cohort Study, CMCS）共31 728 人基线危险因素水平和 1992—2002 年发生的心血管病事件（包括急性冠心病事件和急性脑卒中事件）进行单因素和多因素分析，利用预测模型计算不同危险因素水平与缺血性心血管病发病概率。结果表明：随着危险因素个数的增加，心血管病发病的绝对危险增加，不同危险因素之间有协同作用，不同的危险因素组合对心血管病发病的危险作用强度有所差别。因而提出了危险因素与心血管病发病绝对危险的评估比相对危险度具有更重要的公共卫生意义；并进一步提出在评价不同个体的心血管病危险因素时不应仅看危险因素的个数，还应考虑危险因素的不同组合等观点。

另外，也有对 EH 发病风险等进行预测模型的建立。Psrikh 等 [37] 利用美国 Framingham 子代心脏研究人群构建了非高血压≤ 4 年的近期高血压发病风险，该模型主要包括了 7 个危险因素，即年龄、性别、收缩压、舒张压、体质指数（BMI）、高血压家族史和吸烟。国内的郑黎强等 [38] 在此基础上增加了饮酒与食盐量两个因素，研究了辽宁省一个地区 4 万余人，并建立了相应的模型。结果表明：增加了危险因素后预测价值明显增加，但是预测价值还是比较低。

Toshiaki Otsuka 等 [39] 通过对一个公司的 15 025 人进行的年度体检进行研究发现：这些人平均年龄为（38.8±8.9）岁，随访期为 4.0 年。在研究前将这些人分为两部分，一部分（n=12 020, 占总人数的 80%）为推导队列（the derivation cohort），另外一部分（n=3005，占总人数的 20%）为验证队列（the validation cohort），高血压的标准为美国高血压预防、检测、评估与治疗联合委员会第 7 次报告（JNC 7，The Seventh Report of the Joint National Committee on Prevention, Detection, Evaluation, and Treatment of High Blood Pressure: the JNC 7 Report）的推荐标准。在推导人群中应用多变量 Cox 比例风险模型进行分析后发现，年龄、体质指数、收缩压和舒张压、当前的吸烟状态、过度饮酒和高血压家族史是独立的高血压发病预测因素。将此模型应用于验证人群后，所得到的曲线下面积为 0.861，95% 可信区间为 0.844 ～ 0.877，Hosmer-Lemeshow x^2 值为 15.2（$P=0.085$），显示了对工作年龄的日本人比较好的高血压发病预测价值。这个模型总体设计上包含了家族史及一些常规的危险因素指标，已经比较全面。但是，由于高血压的遗传度为 40% ～ 60%，也就是说有差不多同样多的高血压患者并没有家族史，因而家族史对于高血压的作用也是有限的。由于遗传因素是高血压发病的根本所在，因此，家族史的预测价值低并不代表遗传因素的预测价值低，产生这种结果的原因是我们忽略了由遗传因素决定的稳态维持因素的作用。如果能够将家族史细分为遗传因素与稳态维持因素，则必然会具有更大的预测价值。该研究的另一个缺陷是使用了同样公司的人群进行验证，这本身就是不合适的。因为同样公司的人群必然在某些方面具有很大的相似性，如自然环境相似、饮食相似、工作压力相似等。因而采用这样的验证模型即使得到良好的结果也是不合理的。因为研究模型的目的是可以应用于其他人群，甚至所有人群中。Justin B. Echouffo-Tcheugui 等 [40] 对目前 MEDLINE 和 EMBASE 数据库中的高血压相关预测模型进行分析后发现目前共有 11 个研究提出了 15 个预测模型，其中年龄、性别、体质指数、糖尿病状态和血压是最常用的预测变量。虽然所得的结果其曲线下面积达到了 0.70 以上，但是这些模型的共同问题是缺乏在其他种族或者人群中的验证，因而对于高血压患者的诊断、治疗和预后方面的预测价值还需要进一步确认。

除以环境因素为主要变量进行预测外，有些研究者也使用遗传指标进行了高血压的预测。例如，Golan D 等 [41] 使用 SNP 结合个体全基因组相似性对高血压的发病进行了预测，结果发现这种模型的曲线下面积可以达到 0.62，也具有较好的预测价值。

但是，目前为止还没有将环境因素与遗传因素两者很好地结合在一起的研究，也没有建立包含这两种因素的模型。事实上，即使包括这两种因素还是不够的，其根本原因就在于 EH 是一种多因素、多基因复杂疾病，对于疾病模型的建立就要尽量多地在模型中加入损伤因素和保护因素。由于这些研究的共同特点是没有将遗传损伤 / 保护因素和环境损伤 / 保护因素同时纳入模型中，这就更降低了模型的预测价值。按照四维医学模式的要求，不但要考虑环境因素、遗传因素，更要考虑血压稳态维持因素和时间因素。只有将所有的或者可能多的影响 EH 发病的因素考虑在内并纳入模型，才可能使得模型具有更大的实际价值。

（三）EH 的研究

1. 病例筛选

在临床研究中，我们经常碰到的一个非常常见的问题就是：为什么针对同一个问题，不同的研究会出现很大的差别，有些研究甚至会得到完全相反的结果（最简单的方法就是分析一些 Meta 分析中所涉及的研究）。首先，由于通常使用的方法都是相同的，那么样本本身的问题必然是最重要的；其次，样本的质量控制及样本量等也非常重要。但是在目前的大部分临床研究中，研究者们对样本的选择标准相差很大，而这可能是造成研究结果差异很大的根本原因。

在样本的选择方面，首先要提出的是样本的遗传背景。多年来，很多大型的临床研究总是要选择多个研究中心，似乎只有这样才显得某项研究很有价值；而某些杂志则发表相关的内容为标准。其目的似乎也只是为了找到不同地域人群的共同特征，似乎这样是很具有实际价值的。但是，事实上这种想法和做法存在着很大的问题，尤其对于一些多因素、多基因复杂疾病，如 EH。这主要是因为 EH 是一种多因素、多基因复杂疾病，目前已经发现了至少有 150 个基因可能与 EH 的发病有关。不同地域的不同人群，其具有不同的遗传背景、不同的 SNP 特征和不同的与 EH 相关的突变，以及不同的血压稳态维持特征 [20]。例如，生活在南方的中国人与生活在北方的中国人相比，具有不同的祖先，因而也具有不同的遗传背景。因此，尽管他们都患有 EH，从遗传学上讲，他们是不同的。因为研究发现即使是同一家庭的同胞之间其基因的变异也是不同的，更不用说那些丝毫没有血缘关系的个体。因此，在 EH 的研究中，为了得到更为准确的研究结果，应该选择遗传背景相同或者相近的人群比较好。这可能会降低遗传背景噪声所造成的个体差异。尽管那种研究结果的使用具有局限性，但是其结果是可靠的。例如，弗莱明翰研究只是针对一个小镇的人群，这种结果的可信度就非常高，尤其是其结果对于那个小镇是非常准确可靠的。也许有人会说我们有对照组，或者说我们通过统计学方法调整了某种（些）因素。但是，如果数据资料从来源上就不科学、不准确，即使通过技术也不能得到一个可靠的、科学的结果。

在环境因素方面，多种族、多地域及不同生活方式对疾病也存在着巨大的影响。例如，中国南方人喜欢吃甜食，北方人食盐量大；南方湿润、温暖，而北方干燥、寒冷；南方海拔低氧含量高、阳光直射较少，而北方海拔高氧含量低、阳光直射较多；北方人喝高度酒较多，而南方人喝低度酒较多等。在这种情况下，怎么能期待找到一个共同的发病机制？即使是疾病的药物治疗方面的研究，多中心研究也不是一个明智的选择。

除遗传有利和不利因素外，其他如机体的血压稳态维持能力强弱也影响着 EH 的发病与否。血压的稳态维持主要依赖于一些活性因子，这些因子即血压稳态的维持因子，血压稳态维持因子这里主要指的是那些可以降低血压或者与降低血压明确相关的因子，由遗传控制，受环境因素影响。当血压升高时，血压稳态维持因子可以通过血压稳态维持机制降低血压。例如，副交感神经、Ang1-7 及 NO 是交感神经系统、Ang II 及内皮素最重要的血压稳态维持机制。而且，也可能存在着其他一些非直接相关的基因，如 β-内啡肽可以通过减少延髓髓质去甲肾上腺素的释放而影响 EH 的发病 [42]。

因此，在 EH 病因学研究中，危险因素是很重要的，但是可以影响机体血压稳态维持能力的血压稳态维持因素也同样非常重要，这可能就是为什么在类似的遗传变异和环境因素中，只有少部分人患 EH 而大部分的人并不患 EH 的关键原因。

然而，对于目前为止的大部分研究中，只区分了白人和黑人，或者北方人和南方人，却并没有区分详细的遗传背景，在这种情况下，遗传背景的差异可能是临床研究中一个非常重要的混杂因素。因此，在此类研究中，选择相似遗传背景的研究对象具有非常重要的意义。

2. 样本量

一直以来，在多因素、多基因复杂疾病遗传相关的研究中，样本量的大小问题一直困扰着研究者们。目前常用的方法是根据已经研究的结果计算出样本量的大小，但是问题是如果这种小样本的结果本来就存在问题，那么样本计算量的方法无论多么完美，也不可能得到合理的样本量。那么到底需要多少样本量才能足够对多因素、多基因疾病的遗传学研究得出可靠的结论呢？

目前为止，最大的 GWAS 研究中，高血压的研究人群可以达到 80 000 人[43]，那么这种样本量足够大吗？在前文中，我们探讨了影响多因素、多基因复杂疾病发病的因素，如果有非常常见的 10 种环境因素、10 种遗传因素、10 种代偿因素和 3 种年龄因素影响 EH 的发病，那么我们可得出至少有 3 211 797 501 [[C (10, 1) + C (10, 2) + … + C (10, 10)] × [C (10, 1) + C (10, 2) + … + C (10, 10)] × [C (10, 1) + C (10, 2) + … + C (10, 10)] × 3 =1023 × 1023 × 1023 × 3] 种影响 EH 发病的因素组合，这完全是个天文数字。当然实际情况可能并不完全如此，影响因素的分布可能还是正态的，即有些常见因素可能大家都具有，而有些因素可能都比较少。但是，我们还是可以从这种简单的计算中得出研究多因素、多基因复杂疾病时的样本量大小是一个多么重要的问题。当我们自觉样本量已经足够大时，实际上可能还是非常少的。因此，目前所用的样本量的确定方式和样本量的大小还存在着很大的问题。但是将样本量增加到非常大在实际工作中并不现实，因此，我们可以采用一些行之有效的方式来增加样本的有效性，如尽量选择遗传背景相似或相近的研究对象来研究环境因素的影响，那样可能会大幅度降低遗传背景差异过大而样本量不足引起的研究误差；同样，我们也可以通过选择环境因素相似或相同的研究对象来研究遗传因素的影响，来大幅度降低环境因素差异过大而样本量不足引起的研究误差，从而大大增加研究结果的可靠性。

3. 年龄

有关年龄的问题，也是临床研究中一个容易忽略的问题。这主要表现在对患者的年龄选择上只明确和分析患者在研究时的年龄而非患者发病时的年龄。事实上，无论是患者的发病年龄还是研究时患者的年龄均是非常重要的指标，这两项指标决不能忽视，这方面前文已有描述 [27, 32]。一个值得注意的问题是在选择患者时，目前的研究只考虑了"成人"（一般是大于 18 岁），但是事实上大部分的 EH 的发病是在 40 岁以后，这时即使在研究中选择了所谓的"正常"对照组，如何保证这些所谓的"血压正常的对照组"人群在 40 岁以后不会出现高血压呢？而同时，如果实验组中小于 40 岁发病时，其无论是环境损伤因素、遗传损伤因素及代偿因素可能与其他年龄发病的 EH 患者存在着更大的差别，如上所述，不但存在着样本量不足的问题，而且将相当一部分潜在的高血压患者作为正常对照，同时也将其他一些可能更为严重的患者或者发病机制完全不同的患者纳入同一实验组进行比较，又如何能得到可靠的结果？

通常情况下，随着年龄的增大，来自环境损伤因素的损伤将会不断积累；同时，神经内分泌调节、机体的代偿能力和器官功能也将随之下降。对于年轻的 EH 患者而言，可能意味着严重的遗传损伤因素、较强的代偿能力及相对较弱的环境损伤因素。中年人则可能环境与遗传因素均较为重要，因年龄改变所致的生理性调节功能下降相对较弱。老年人则可能意味着降低的神经内分泌调节能力、代偿调节能力和器官功能，因年龄增加所致的生理性调节功能的改变则可能逐渐发挥着更为重要的作用。可见，即使经过统计学的年龄调整，年龄对于研究结果也具有非常重要的影响。为了降低因年龄差异所致的影响，在选择正常对照组和实验组时，应该采取一些有效措施，以提高对环境因素和遗传因素的研究效率和研究结果的可靠性。我们建议对于不同年龄组分别进行研究，如设立年轻人、中年人和老年人组分别进行研究，可能更为科学和合理。

4. 性别

男性与女性的差别不仅仅在于其性器官上。近年来，关于性激素和性别对血压的影响及与 EH 相关性的研究逐渐在增加。目前，已经有很多的研究发现女性在停经前其患 EH 的概率下降，而停经后则升高，其潜在的病理生理机制还未阐明，但是肯定不仅仅是由于雌激素的作用，这是因为针对老年女性的雌激素替代治疗研究（Women's health initiative 和 Heart and estrogen/progestin replacement study，HERS）并未对于女性心血管事件提供一级或二级预防的效果。男性性别本身也被认为是男性在年轻时 EH 发病率高于女性的一个危险因素，而这也被认为不能简单地归因于睾酮引起的，这是因为男性心血管疾病和其他慢性疾病患者其雄激素水平下降。事实上，很多的研究者相信是由于雄性激素水平下降才导致许多男性慢性疾病包括 EH 的发病率增加[44]。而且，男性与女性的不同表现在很多方面而不仅仅是性激素水平，如生活方式、工作类型、饮食习惯、应激反应、化妆品的使用等。但是，在 EH 相关的临床研究中，仅有很少的一部分研究将男性和女性分开，大多数只是简单地区分性别并进行简单的相关性分析，并未深入探讨，这可能是导致 EH 发病机制未能阐明的一种原因。因此，在临床研究中，应该将男性与女性分开进行研究，而且也要结合前面提到的对研究年龄的区分建议，也只有这样才可能得到更为可靠的结果。

5. 环境因素

社会环境因素如应激、工作、信仰及经济状况等对血压水平也具有很大的影响。随着经济和社会的发展，由于社会竞争和压力的增大，人们的生活和社会压力更大，心理和精神压力也更大。在一些发展中国家如中国，生活压力更大而生活方式则更不健康。而且由于贫富差距的增加，人们的心理状态也越来越不健康。信仰丢失更增加了人们的心理应激。另外，在一些发展中国家，尤其是贫穷落后的地区，人们注重饮食超过注重其健康。事实上，在经济发达的国家，经济和文化环境也对 EH 的发生率具有明显的影响[45]。因此，在 EH 的研究中，经济社会环境因素应该加以考虑。

除社会环境因素外，自然环境如寒冷、纬度、空气质量等也影响血压水平。不同的自然环境对血压具有不同的影响。例如，生活在温暖环境中血压要低于寒冷环境，夏天的血压低于冬天。研究发现暴露于低温环境不但可以引起外周血管血流动力学的改变，而且对主动脉也可以产生类似的影响。另外，Adamopoulos D 等[46]发现空气中 PM_{10} 的含量与男性中心动脉的反射波相关，并能导致明显的中心动脉压改变。

事实上，目前所有的临床研究只是考虑了部分环境因素，而大部分的环境因素并没有考虑到或者没有进行较好的定量，如除吸烟、饮酒、高盐饮食、肥胖等之外的空气污染、生活方式、心理压力、化学物品（包括毒性物质）和病原体暴露、放射性暴露、睡眠状况等因素。而这些因素也是重要的与 EH 相关的因素，不考虑这些因素而进行研究就非常可能得出不可靠的结果[47-48]。而且，不同的 EH 患者和正常血压者其本身就具有不同的环境因素，而 EH 是一种多因素、多基因复杂疾病，当我们对其中一些变量不进行固定而去研究另外一些因素的作用，如不固定环境因素而去研究遗传因素，或者不固定遗传因素而去研究环境因素，怎么可能得出可靠的结论呢？即使得到了一些阳性结果，EH 的发病机制又怎么能阐明呢[49-50]？因此，在 EH 研究中，不但要考虑更多的环境因素，而且要对其进行定量，并作为重要的参数进行分析研究，如果在不可行的情况下，最简单的方法是尽量保持相似，这样才可能最大限度地减少 EH 研究中的混杂因素，从而为真正揭示 EH 的机制提供依据。

总之，四维医学模式告诉我们，影响 EH 的因素有 4 种，在临床研究中要对这些因素给予足够的重视，设计合理的实验方案进行研究，才可能得到可靠的结果，也才有可能对 EH 的发病机制进行阐明。如果还按照目前所认识的医学模式进行研究，对于单基因疾病，有可能搞清楚。但是，对于多因素、多基因复杂疾病，采用旧的医学模式是不可能搞清楚其发病机制的。

（四）EH 的诊断

在 EH 的诊断方面，四维医学模式理论也具有重要的意义。比如，目前所使用的 EH 的诊断通常是进行血压的间接测量，并依赖于人为制订的高血压标准来确定是否为高血压，而不能进行更为早期的诊断，虽然目前出现了一些利用高血压相关基因的多态性对患高血压的风险进行一些低层次的、结果还不肯定的、遗传学方面的筛选[51-53]。在四维医学模式理论提出以后，我们将会对所有的人或者有一定发病危险的人的环境因素、遗传因素、机体的代偿情况及其动态变化结果进行检测和评估，这将比以前的及现在所用的诊断方法更为准确和完整，也更具有诊断价值。可以说没有四维医学模式理论，耗费大量的人力、物力和财力，也不能对 EH 进行早期的、准确的诊断。四维医学模式理论的建立则有了早期诊断的潜在能力。通过四维医学模式理论提供的思路，如果能对 EH 进行研究，将会去除一些假性的与 EH 相关的因素，找到 EH 的真正病因，从而对 EH 进行分型和早期诊断、准确诊断。

（五）EH 的治疗

在 EH 的治疗方面，四维医学模式理论也有很大的价值。比如，目前临床上对 EH 的治疗主要是对于 EH 危险因素的预防、药物降压治疗及防止靶器官损伤等。可以说对于所有的 EH 患者不分青红皂白，在参考适应证和禁忌证的基础上，随意使用这些相关的药物和治疗方式[54]。但是在四维医学模式理论的指导下，临床上对 EH 的治疗则会考虑更多的因素。例如，不同的高血压类型使用不同的降压药物（目前由于未能对 EH 病因进行有效的区分，因此其治疗方面也没有进行药物的区分，只是依据适应证、禁忌证及医生的经验等进行药物选择）、高血压发展的不同阶段使用不同的药物（如发病早期主要针对危险因素和主要病因的治疗）、针对高血压的主要病因针对性地使用药物（即针对某一具体的病因采用相应的治疗药物和方案，而不是如同现在的治疗模式，只要是高血压患者，一律低盐低脂饮食。事实上，对于那些非盐敏感性、肾脏代偿能力强的患者，或者脂肪吸收能力差的患者根本不必要限制低盐低脂饮食）、不同的年龄使用不同的药物（有些药物对年轻人的副作用较小，但是应用于中老年人则会出现较强的不良反应）等。当然由于目前所能使用的药物种类有限，因而治疗方案也有一定的限制。但是采用四维医学模式理论对 EH 进行研究以后，由于对其病因有了更准确的认识，诊断将会更为明确，因而对高血压患者的治疗更为个体化，这为患者提供更好的治疗方案提供了基础。而且依据四维医学模式理论针对 EH 的病因可以研发出更多、更具有实用价值、更为有效的药物，因而针对病因的个体化治疗将成为可能。

（六）EH 的预防

在 EH 的预防方面，目前的预防方式主要表现在避免不良环境因素及生活方式方面的改善。由于在个体发展的不同阶段，环境因素、遗传因素及机体的血压稳态维持能力等均存在着明显的差别，以前的那种预防方式明显不能满足 EH 预防的需要。比如，目前使用的 EH 的预防主要是在男性中年以后及女性绝经之后对环境因素和生活方式注意得比较多，而年轻人及青少年则比较少，尽管已经有人意识到了可能需要进行早期预防，但是还没有达到共识和全面执行。2003 年美国预防检测评估与治疗高血压全国委员会第七次报告里正式提出高血压前期的概念，这是一种进步，至少表明了 EH 的发展不是一蹴而就的。因此，EH 的预防也应该是具有针对性、动态变化的，而非"一成而不可变"的[55-56]。同时，是否人人早期进行目前所采用的 EH 危险因素的预防会有益还不得而知。但是四维医学模式理论则在目前这种预防方式的基础上，更强调动态的调整和预防。例如，青少年的血压变化是否符合其发展规律（如血压高于正常青少年平均水平）？血压变化是否与其生活方式相关？与血压相关的血管活性物质和高血压相关基因的表达是否在正常可接受的范围内？机体是否出现了血压稳态维持变化及程度如何？中年以上但是尚未出现高血压者其生活方式、接触环境是否不利于血压的控制？这种比较全面的考虑对于 EH 的预防明显要优于目前所采用的一刀切的预防方式，因而能更具体、更准确、更早期地对血压进行预防；同时，也非常人性化，如不会出现医生建议患者均采用低盐低脂低糖饮食的局面。

五、四维医学模式的实现

上文描述了 EH 发病机制四维医学模式的基本含义和基础与临床研究意义，那么如何才能对四维医学模式进行实践操作呢？在图 6.3 中，对四维医学模式的实现进行了描述。例如，利用血压检测、基因表达芯片、基因单核苷酸多态性芯片和蛋白质芯片等对不同年龄、处于不同 EH 分期的患者进行环境、遗传及血压稳态维持因素进行检测和评估[57]，通过与数据库中的正常参考值进行比对，就可以得出差异的基因表达与蛋白质及相关的血压水平。再通过病理生理学、基因敲除与基因敲入、RNA 干扰或转基因等技术，继发性的 EH 相关因素就可以排除而且能筛选到一些原发性的 EH 相关病因。动物模型的建立及细胞学研究可以用于进一步的证实。然后，经过证实的 EH 病因可以用于 EH 的分型。经过分型以后，新型模式指导下的对 EH 的发病机

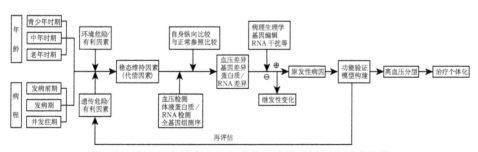

图 6.3 建立原发性高血压发病的四维模式机制的技术路线

注：⊕：阳性结果；⊖：阴性结果。

改自：王佐广，彭晓云. 原发性高血压发病机制的四维模式 [M]. 北京：科学技术文献出版社，2012.

制、诊断、治疗与预防策略则不难实现。在这种操作模式下，我们可以顺利地实现对 EH 发病机制四维医学模式的理解和应用，真正实现 EH 的诊断、治疗和预防的个体化。而且该操作模式并不涉及难以实现的方法和技术，所涉及的均是目前比较成熟的理论和技术方法，在实践中完全具有可操作性。临床或者科研工作者可以在该模式的指导下进一步对 EH 进行研究，这种研究结果更接近于 EH 发病的真实过程，因而与传统的研究思路相比更准确、更可靠、更具操作性。在未来的 EH 的研究中将发挥更重要的作用。

六、展望

EH 发病机制四维医学模式的出现不是偶然，而是由 EH 发病机制的研究现状决定的。这主要体现在一方面是因为目前的 EH 研究已经到了瓶颈，另一方面则是 EH 的高发病率及高致死、致残率要求人们更深入地对 EH 进行研究。目前情况下，还缺乏必要的研究结果以应用四维医学模式对 EH 进行准确、完整的诊断、治疗及预防。但是，在已有的研究基础上进一步的深入则可以在短期内完成应用 EH 发病机制四维医学模式所需要的条件。事实上，四维医学模式的实现也不难，只需要在现在研究的基础上进行适当的调整即可。例如，对青少年进行血压和高血压相关基因的表达动态检测，对 EH 患者进行治疗前、后相关环境因素和遗传因素的动态检测，对有并发症与无并发症的患者进行高血压相关因素的动态检测等。这些检测在目前的条件下均是可行的。但是在没有四维医学模式以前，一方面这类研究很少，另一方面即使有了检测结果也没有针对性地进行分析。因此，研究主要集中在危险因素与 EH 的相关因素方面（当然也取得了一定的进展）。有了 EH 发病机制的四维医学模式以后，如果采用动态的方式，将高通量的研究方法如蛋白质芯片、基因表达芯片、基因单核苷酸多态性芯片结合起来，将会得到更为有价值的结果。这种研究将四维医学模式中的时间因素结合起来，同时由于是动态研究，也将代偿因素纳入研究中，因此，将会更好地体现四维医学模式的优越性，得到更好、更多的研究结果。那样我们不但能得到不同年龄人群、不同地域、不同性别人群的血压水平及其变化的趋势，同时还能通过对青少年人群血压、遗传因素、环境因素等的动态变化的检测和评估，区分出原发的高血压相关基因（因素）和继发性的因素。在那种情况下，EH 的概念可能会被改写。依据"常见疾病常见变异"的理论[58]，不会每一个高血压患者都会有 100 种以上与 EH 相关的基因全部出现异常。如果真的出现，那将是不符合逻辑的。因此，我们估计最终可能筛选出几十种常见的 EH 遗传致病因素。再依据这些致病因素进行治疗和预防，从而将 EH 的危害阻断在预防、治疗阶段，以期能彻底防止 EH 并发症的出现。

虽然 EH 发病机制的四维医学模式理论的提出与建立对于 EH 的基础研究与临床实践有重大的意义，但是在缺乏系统的基础研究和大型临床研究结果的前提下，还只是粗糙的、基础性的和理论性的。一些具体的问题可能还需要相应的研究结果才能进行修正。同时，四维医学模式的建立牵涉包含 EH 在内的多因素、多基因复杂疾病的早期诊断、个体化治疗和精准预防等更深层次的一揽子问题，对这类复杂疾病的研究策略与方法、诊断、治疗和预防等均将会产生重大的影响。由于本理论是建立在大量的前人研究成果、笔者自己的研究结果和临床工作基础之上的，因此，对于本理论的最终实现和应用价值是不言而喻的。

参考文献

[1] Mancia G，Fagard R，Narkiewicz K，et al. 2013 ESH/ESC practice guidelines for the management of arterial hypertension [J]. Blood Press，2014，23（1）：3-16.

[2] James P A，Oparil S，Carter B L，et al. 2014 evidence-based guideline for the management of high blood pressure in adults：report from the panel members appointed to the Eighth Joint National Committee（JNC 8）[J]. JAMA，2014，311（5）：507-520.

[3] Lu X，Wang L，Lin X，et al. Genome-wide association study in Chinese identifies novel loci for blood pressure and hypertension[J]. Hum Mol Genet，2015，24（3）：865-874.

[4] Polonia J，Martins L，Pinto F，et al. Prevalence，awareness，treatment and control of hypertension and salt intake in Portugal：changes over a decade. The PHYSA study [J]. Journal of Hypertension，2014，32（6）：1211.

[5] De Lobel L，Thijs L，Kouznetsova T，et al. A family-based association test to detect gene-gene interactions in the presence of linkage[J]. Eur J Hum Genet，2012，20（9）：973-980.

[6] Pope C A 3rd，Turner M C，Burnett R T，et al. Relationships between fine particulate air pollution，cardiometabolic disorders，and cardiovascular mortality [J]. Circ Res，2015，116 (1)：

108-115.

[7] Simino J, Rao D C, Freedman B I. Novel findings and future directions on the genetics of hypertension[J]. Curr Opin Nephrol Hypertens, 2012, 21 (5): 500-507.

[8] Heggermont W A, Heymans S. MicroRNAs are involved in end-organ damage during hypertension [J]. Hypertension, 2012, 60 (5): 1088-1093.

[9] Fox E R, Musani S K, Singh P, et al. Association of plasma B-type natriuretic Peptide concentrations with longitudinal blood pressure tracking in african americans: findings from the jackson heart study[J]. Hypertension, 2013, 61 (1): 48-54.

[10] Tang Y, Mi C, Liu J, et al. Compromised mitochondrial remodeling in compensatory hypertrophied myocardium of spontaneously hypertensive rat[J]. Cardiovasc Pathol, 2014, 23 (2): 101-106.

[11] Wang Zuoguang, Peng Xiaoyun. Pathogenesis of essential hypertension: development of a 4-dimensional model [J]. Hypothesis, 2013, 11 (1): e3.

[12] Fava C, Sjögren M, Montagnana M, et al. Prediction of blood pressure changes over time and incidence of hypertension by a genetic risk score in Swedes[J]. Hypertension,2013,61(2): 319-326.

[13] Kaess B M, Rong J, Larson M G, et al. Aortic stiffness, blood pressure progression, and incident hypertension[J]. JAMA, 2012, 308 (9): 875-881.

[14] Joseph P G, Pare G, Anand S S. Exploring gene-environment relationships in cardiovascular disease[J]. Can J Cardiol, 2013, 29 (1): 37-45.

[15] 王佐广, 彭晓云. 原发性高血压发病机制的四维模式 [M]. 北京: 科学技术文献出版社, 2012.

[16] Chobanian A V, Bakris G L, Black H R, et al. The seventh report of the Joint National Committee on prevention, detection, evaluation, and treatment of high blood pressure[J]. JAMA, 2003, 289: 2560-2572.

[17] Messerli F H, Williams B, Ritz E. Essential hypertension[J]. Lancet, 2007, 370: 591-603.

[18] Carretero O A, Oparil S. Essential hypertension. Part I: definition and etiology[J]. Circulation, 2000, 101: 329-335.

[19] Sorlie P D, Allison M A, Avilés-Santa M L, et al. Prevalence of hypertension, awareness, treatment, and control in the Hispanic community health study/study of Latinos[J]. Am J

Hypertens, 2014, 27: 793-800.

[20] Natekar A, Olds R L, Lau M W, et al. Elevated blood pressure: our family's fault? The genetics of essential hypertension[J]. World J Cardiol, 2014, 6: 327-337.

[21] Taal H R, Verwoert G C, Demirkan A, et al. Genome-wide profiling of blood pressure in adults and children[J]. Hypertension, 2012, 59: 241-247.

[22] Fox E R, Young J H, Li Y, et al. Association of genetic variation with systolic and diastolic blood pressure among African Americans: the Candidate Gene Association Resource study[J]. Hum Mol Genet, 2011, 20: 2273-2284.

[23] Williams R R, Hunt S C, Hasstedt S J, et al. Are there interactions and relations between genetic and environmental factors predisposing to high blood pressure[J]. Hypertension, 1991, 18 (Suppl): I29- I37.

[24] Millis R M. Epigenetics and hypertension[J]. Curr Hypertens Rep, 2011, 13: 21-28.

[25] Nagasu H, Satoh M, Kidokoro K, et al. Endothelial dysfunction promotes the transition from compensatory renal hypertrophy to kidney injury after unilateral nephrectomy in mice[J]. Am J Physiol Renal Physiol, 2012, 302: F1402-F1408.

[26] Qiao Y N, He W Q, Chen C P, et al. MYPT1 regulates the contraction and relaxation of vascular smooth muscle and maintains blood pressure[J]. J Biol Chem, 2014, 289: 22512-22523.

[27] Wang Z, Peng X, Wei Y, et al. Neglect of several important indexes during the study of human essential hypertension[J]. J Clin Hypertens (Greenwich), 2013, 15: 769-771.

[28] Yin G, Zhang S, Yan L, et al. Effect of age on aldosterone/renin ratio (ARR) and comparison of screening accuracy of ARR plus elevated serum aldosterone concentration for primary aldosteronism screening in different age groups[J]. Endocrine, 2012, 42: 182-189.

[29] Hannes M Findeisen, Kevin J Pearson, Florence Gizard, et al. Oxidative stress accumulates in adipose tissue during aging and inhibits adipogenesis[J]. PLoS One, 2011, 6 (4): e18532.

[30] Lucia Pagani, Karen Schmitt, Fides Meier, et al. Serum factors in older individuals change cellular clock properties[J]. Proc Natl Acad Sci USA, 2011, 108: 7218-7223.

[31] Jiang N, Du G, Tobias E, et al. Dietary and genetic effects on age-related loss of gene silencing reveal epigenetic plasticity of chromatin repression during aging[J]. Aging (Albany NY), 2013, 5: 813-824.

[32] Wang Zuoguang, Peng Xiaoyun. Pathogenesis of essential hypertension: development of a

4-dimensional model [J]. Hypothesis，2013，11：e3.

[33] Mathis K W，Broome H J，Ryan M J. Autoimmunity： an underlying factor in the pathogenesis of hypertension[J]. Curr Hypertens Rep，2014，16： 424.

[34] Kakkavas A，Tsioufis C，Tsiachris D，et al. Erectile dysfunction and target organ damage in the early stages of hypertension[J]. J Clin Hypertens（Greenwich），2013，15：644-649.

[35] Rodríguez-Iturbe B，Pons H，Quiroz Y，et al. Autoimmunity in the pathogenesis of hypertension[J]. Nat Rev Nephrol，2014，10：56-62.

[36] 王薇，赵冬，刘静，等. 中国35～64岁人群心血管病危险因素与发病危险预测模型的前瞻性研究[J]. 中华心血管病杂志，2003，31（12）：902-908.

[37] Parikh N I，Pencina M J，Wang T J，et al. A risk score for predicting near-term incidence of hypertension： the Framingham Heart Study [J]. Ann Intern Med，2008，148（2）：102-110.

[38] 郑黎强. 辽宁省阜新县农村社会环境高血压高发区高血压发病风险预测模型的验证与建立 [D]. 沈阳：中国医科大学，2014.

[39] Otsuka T，Kachi Y，Takada H，et al. Development of a risk prediction model for incident hypertension in a working-age Japanese male population[J]. Hypertens Res，2015，38（6）：419-425.

[40] Echouffo-Tcheugui J B，Batty G D，Kivimäki M，et al. Risk models to predict hypertension： a systematic review[J]. PLoS One，2013，8（7）：e67370.

[41] Golan D，Rosset S. Effective genetic-risk prediction using mixed models[J]. Am J Hum Genet，2014，95（4）：383-393.

[42] Tsuda K，Tsuda S，Nishio I，et al. Effects of beta-endorphin on norepinephrine release in hypertension[J]. J Cardiovasc Pharmacol，2000，36：S65-S67.

[43] Johnson T，Gaunt T R，Newhouse S J，et al. Blood pressure loci identified with a gene-centric array[J]. Am J Hum Genet，2011，89：688-700.

[44] Maranon R，Reckelhoff J F. Sex and gender differences in control of blood pressure[J]. Clin Sci（Lond），2013，125：311-318.

[45] Lindroth M，Lundqvist R，Lilja M，et al. Cardiovascular risk factors differ between rural and urban Sweden： the 2009 Northern Sweden MONICA cohort[J]. BMC Public Health，2014，14：825.

[46] Adamopoulos D，Vyssoulis G，Karpanou E，et al. Environmental determinants of blood

pressure, arterial stiffness, and central hemodynamics[J]. J Hypertens, 2010, 28: 903-909.

[47] Kunes J, Zicha J. The interaction of genetic and environmental factors in the etiology of hypertension[J]. Physiol Res, 2009, 58: S33-S41.

[48] Wang Z, Liu Y, Liu J, et al. HSG/Mfn2 gene polymorphism and essential hypertension: a case-control association study in Chinese[J]. J Atheroscler Thromb, 2011, 18: 24-31.

[49] Ying C Q, Fu S B, Xu Q, et al. Multiple risk factor clustering and risk of hypertension in the Mongolian ethnic population of China[J]. Biomed Environ Sci, 2007, 20: 381-385.

[50] Glorioso N, Herrera V L, Bagamasbad P, et al. Association of ATP1A1 and dear single-nucleotide polymorphism haplotypes with essential hypertension: sex-specific and haplotype-specific effects[J]. Circ Res, 2007, 100: 1522-1529.

[51] Rafiq S, Anand S, Roberts R. Genome-wide association studies of hypertension: have they been fruitful[J]. J Cardiovasc Transl Res, 2010, 3: 189-196.

[52] McCarthy M I, Abecasis G R, Cardon L R, et al. Genome-wide association studies for complex traits: consensus, uncertainty and challenges[J]. Nat Rev, 2008, 9: 356-369.

[53] Wang Z, Liu Y, Liu J, et al. HSG/Mfn2 gene polymorphism and essential hypertension: a case-control association study in Chinese[J]. J Atheroscler Thromb, 2011, 18: 24-31.

[54] Gil-Guillén V, Orozco-Beltrán D, Márquez-Contreras E, et al. Is there a predictive profile for clinical inertia in hypertensive patients? An observational, cross-sectional, multicentre study[J]. Drugs Aging, 2011, 28: 981-992.

[55] Slama M, Susic D, Frohlich E D. Prevention of hypertension[J]. Curr Opin Cardiol, 2002, 17: 531-536.

[56] Wang Z, Peng X, Tao Y, et al. Is prehypertension really different from normotension and hypertension? A case-control pilot proteomic study in Chinese[J]. Clin Exp Hypertens, 2009, 31: 316-329.

[57] Ehret G B. Genome-wide association studies: contribution of genomics to understanding blood pressure and essential hypertension[J]. Curr Hypertens Rep, 2010, 12: 17-25.

[58] Lohmueller K E, Pearce C L, Pike M, et al. Meta-analysis of genetic association studies supports a contribution of common variants to susceptibility to common disease[J]. Nature Genetics, 2003, 33 (2): 177-182.

一、糖尿病的定义

按照目前的认识，糖尿病是一组以高血糖为特征的代谢性疾病。高血糖则是由于胰岛素分泌缺陷或其生物学作用受损，或两者兼有引起。糖尿病时长期存在的高血糖，导致各种组织，特别是眼、肾、心脏、血管、神经的慢性损害、功能障碍[1]。

依据四维医学模式的思想，糖尿病可以定义为在环境和/或遗传（损伤和保护）因素的综合作用下，胰岛素绝对/相对分泌不足和/或其生物作用受损，超过了机体的血糖稳态维持能力而引起的以血糖持续性增高为主要特征的疾病，能引起一系列并发症。

2型糖尿病（Type 2 diabetes mellitus, T2DM）原名叫成人发病型糖尿病，多在35～40岁之后发病，占糖尿病患者的90%以上。T2DM患者体内产生胰岛素的能力并非完全丧失，有的患者体内胰岛素甚至产生过多，但胰岛素的作用效果较差，因此，患者体内的胰岛素是一种相对缺乏状态[2]，这里我们将主要讨论T2DM。

二、糖尿病的病因

按照四维医学模式理论，可以将导致糖尿病的病因分为两类，即环境损伤因素和遗传损伤因素。由于机体具有稳态调节能力，且存在损伤累积效应，因而影响T2DM是否发病的因素则分为环境因素、遗传因素、血糖稳态维持因素和时间因素。

（一）环境因素

大量的流行病学研究表明，肥胖、高热量饮食、体力活动不足、吸烟及大量饮酒等是T2DM最主要的环境因素，高血压、血脂异常等因素也可以增加患糖尿病的风险。另外，由于紧张、劳累、精神刺激、外伤、手术、分娩，以及使用升高血糖的激素等，也可能会导致患者的胰岛素分泌能力及身体对胰岛素的敏感性逐渐降低，血糖升高，导致糖尿病。

1. 生活方式

摄入高热量及结构不合理（高脂肪、高蛋白、低碳水化合物）的膳食会导致肥胖。随着体重的增加及缺乏体育运动，胰岛素抵抗会进行性加重，进而导致胰岛素的生物学功能缺陷和 T2DM 的出现。

2. 营养因素

长期以来人们非常关注饮食结构、总热卡摄入与 T2DM 的相关性。大量研究表明，高热卡摄入与体重增加密切相关，超重或肥胖是 T2DM 的一个重要危险因素。食物结构也是极其重要的。研究表明，脂肪即使是植物油过多摄入，必然引起血浆脂肪酸的升高，后者可加重胰岛素抵抗与 β 细胞的损害。而多样化的饮食结构如膳食纤维与非精加工的糖类在一定程度上可以延缓餐后糖的吸收，对于缓解餐后血糖水平很有益处。最近发表的一项关于日本人的研究报道发现，未吃早餐的中年男性和女性可能意味着 T2DM 的高风险，而且这种风险是独立于生活方式及体质指数（Body mass index，BMI）和空腹血糖（Fasting blood glucose，FBG）的[3]。

3. 肥胖

肥胖常是 T2DM 的伴随和前导因素。T2DM 患病率随着 BMI 的增加而近乎线性地增加，患病率也与肥胖病的病期有关，两者呈正相关。近来的研究资料表明：肥胖和中心型肥胖明显与 T2DM 和糖尿病前期即糖耐量损伤（Impaired glucose tolerance, IGT）和空腹血糖受损（Impaired fasting glucose, IFG）相关。Siddiquee T 等对农村地区的孟加拉国人群的研究表明，与正常对照组相比，肥胖和中心型肥胖者其 T2DM、IGT 和 IFG 的发生率明显增高[4]。

事实上，并非所有肥胖者必然会发生 T2DM，目前已知，肥胖患者是否发生 T2DM 决定于胰岛素抵抗的程度和 β 细胞的功能状态情况。

4. 子宫内胎儿发育不良与节俭表型假说

研究发现，出生时低体重与逐渐增高的 T2DM 发病率、冠心病、性腺和生殖器异常、生长激素抵抗及青春期生长减慢等均存在相关性。婴儿出生时体重和成年后葡萄糖耐量减退及其他代谢症候群表现呈负相关[5-6]。Hates 和

Barker 认为葡萄糖耐量减弱、IGT 或 T2DM 及代谢综合征与出生时低体重即子宫内胎儿营养不良有关，与成年体重及社会经济地位无关。他们的解释是胎儿婴儿时期长期营养不良使胰腺内分泌组织受损，这种损害是永久性的，可以导致 β 细胞等组织发育不良，并提出"节俭表型假说"，即认为 T2DM 主要由环境因素决定，而遗传因素的作用很小甚至没有 [7]。McCance 等（1994）基于低体重胎儿高死亡率的研究认为胎儿营养不良而能生存者，即是节俭基因型携带者才能得以存活，因而子宫中胎儿营养不良与 T2DM 和代谢综合征易感性密切相关正是节俭基因型假说的有力支持 [8]。

5. 应激

生活中有很多应激因素，如低氧、低血压、心肌梗死、创伤、手术、烧伤、寒冷、社会环境压力、心理因素等可以通过不同的信号通路传导至大脑，后者再通过下丘脑自主神经中枢引致交感兴奋，分泌升高血糖的激素（如肾上腺素、胰高血糖素、生长激素等）等，导致肝糖生成增加，外周组织葡萄糖利用减弱和胰岛素分泌反应减弱，造成应激性高血糖。但也有一些应激（如运动）既可使血糖升高，又可使血糖降低。长期的情绪紧张和快速的生活节奏可以通过上述机制引发应激型高血糖，或与其他危险因子共同促进 T2DM 的形成。

6. 其他

目前，已经发现一些化学品或药物可促使胰腺 β 细胞功能减退或者加重胰岛素抵抗从而促进 T2DM 的形成。例如，喷他咪、四氧嘧啶、灭鼠优等可引起胰腺 β 细胞损伤，糖皮质激素、长效生长激素类似物等可加重胰岛素抵抗，吸烟可损害血管内皮细胞，酗酒可引起脂代谢紊乱而加重胰岛素抵抗等，均是 T2DM 的重要诱发因素。另外，研究发现，氧化应激、微生物、雄激素、空气污染等因素也可能是 T2DM 发病的重要危险因素 [9-12]。

（二）遗传因素

T2DM 有较为明显的家族史。种族因素也与 T2DM 相关，如与白种人及亚洲人比较，T2DM 更容易在土著美洲人、非洲-美洲人及西班牙人群中发生。另外，性别也可能与 T2DM 相关。针对 T2DM 的遗传因素已经进行了大量的研究，也取得了相当多的结果，但是整体而言，这方面的进展不是太大。

1. 流行病学研究

早在 20 世纪 30 年代，研究就已表明 T2DM 有明显的遗传倾向，即明显的家族聚集性，这种情况可见于不同的种族，而且女性更具家族遗传倾向。T2DM 的一级亲属发病率远较非 T2DM 患者的亲属发病率高，其中 T2DM 患者同胞的发病率也高于其子女。其一级亲属的累积发病率随年龄而上升。此外，T2DM 的双亲中母亲 T2DM 的发病率明显高于父亲。家族聚集性更表现为孪生子女患病率显著增高 [13-16]。

2. 节俭基因型假说

Neel（1962）最先提出"节俭基因型假说"。他指出，进化过程中所选择的"节俭"基因，有利于食物充足时促进脂肪堆积和能量储存以供发生天灾饥荒、食物短缺时耗用。这种"基因"的保留是进化进程中一种适应性选择，但一旦食物来源充足与结构变化，同时体力消耗减少时，携带这种基因的人群可因而导致肥胖和 T2DM。目前虽尚未阐明这种基因型的分子生物学本质，但普遍认为这是一类基因的组合，为维持机体的血糖平稳而发挥作用。目前这种假说虽然未得以证实，但是也没有该假说不成立的证据 [17]。

3. 易感基因理论

目前为止，公认的 T2DM 易感基因已经增至 20 个，同时还发现了 13 个影响空腹血糖的基因及 5 个影响餐后血糖的基因。

近年来，在对国外发现的多个易感基因位点进行了验证研究，确定了与中国人 T2DM 发病相关的一些基因，如人胰岛素样生长因子 2mRNA 结合蛋白 2（IGF2BP2）、CDK5 调节亚单位相关蛋白 1 类似物 1（CDKAL1）、过氧化物酶增殖体激活受体（PPAR）- γ 激动剂、核转录因子 -kappaB（NF-kappaB）、同源盒蛋白（HHEX）、转录因子 7 类似物 2（TCF7L2）、脂联素（ADIPOQ）和抵抗素基因（RETN）等。同时，也在中国汉族人群中发现了一些新的 T2DM 易感基因，诸如 8- 羟基鸟嘌呤 -DNA 糖苷酶（HOGG1）、血管紧张素转换酶（ACE）、肝细胞核因子 1β（HNF1B）、脂肪和肥胖相关基因（FTO）及一氧化氮合成酶 1 转接蛋白（NOS1AP）等 [18]。

尽管目前已被发现的 T2DM 易感基因越来越多，但是这些基因 OR 值多在 1.1 ～ 1.2，对疾病遗传性的解释也总共只有 10%。相关研究发现无论是在欧洲人群还是在中国人群中，这些易感基因对 T2DM 的预测价值仅与性别、年龄和体质指数相当，即使联合这些易感基因与性别、年龄和体质指数，也仅能使 ROC 曲线下面积提高 0.05[19-21]。如前所述，由于 T2DM 是一种与遗传密切相关的疾病，目前 T2DM 的基因预测不够准确的原因可能在于相关的发病机制还不清楚，在没有考虑更多混杂因素的情况下进行的预测，其价值肯定有限。但易感基因可以为探索疾病发生机制及寻找药物靶点提供线索，这些基因对于发现一些以前未被发现的可能会改变 β 细胞功能、胰岛素活动或其他代谢活动的生物学通路有很好的提示作用。

（三）血糖稳态维持因素

血糖稳态维持因素是指维持血糖平衡的、与致病危险因素相对抗以稳定血糖的因素。正常情况下，血糖稳态维持系统可以自主地维持血糖于稳定的范围内，以满足机体的生理需要。如果血糖增高是胰高血糖素分泌过多引起的，那么胰岛素分泌的增加等则是血糖稳态维持因素；而如果血糖增高是由于胰岛素抵抗引起的，那么胰岛素分泌增加和／或胰高血糖素分泌降低等则为血糖稳态维持因素。血糖稳态维持因素是机体用以维持其稳态的重要手段和工具，如果没有这种血糖稳态维持系统的调节作用，任何危险因素都可能会对血糖的稳态造成很大的影响，并可能形成恶性循环，从而危及机体的存在。因而，血糖的稳态维持性调节是血糖稳态的重要机制。其功能下降或缺陷就可能会导致糖尿病或者低血糖的出现。

（四）时间因素

随着糖尿病的进展及年龄的增加，环境因素、遗传因素和机体的血糖稳态维持因素也随着时间的进展而变化。例如，患者可能改变其饮食习惯，相关基因的表达情况也随着年龄增加而发生改变；同时，血糖稳态维持因素也同样发生了改变。因此，年龄与 T2DM 相关。

研究发现，40 岁以上的人群 T2DM 患病率显著上升。由于外周组织对胰岛素的敏感性随年龄增加而减弱等因素的影响，同时胰岛 β 细胞功能缺陷也随之加重，因此，T2DM 的累积发病率随年龄增加而增加。2007—2008 年我国糖尿病流行病学研究资料表明，人群年龄与 DM 患病率也存在着显著相关；25 ～ 34 岁人群患病率为 2.72%，35 ～ 44 岁为 6.57%，45 ～ 54 岁为 12.22%，55 ～ 61 岁则为 19.08%。大多数 T2DM 患者在 30 岁以后发病。在半数新诊断的 T2DM 患者中，发病时的年龄在 55 岁以上 [22]。

近来的一项针对中国农村地区的非肥胖双胞胎研究发现，青春期胰岛素抵抗存在着明显的性别差异，血浆血糖的轻度增加及 IFG、IGT 等与年龄相关。其中青少年女性血浆中餐后 2 小时血糖明显增高，且其 IFG 和 IGT 的发生率更高。因此，认为女性青少年的青春期是胰岛素抵抗和糖尿病前期的关键时期 [23]。

三、糖尿病的发病机制

T2DM 是一组由于胰岛素依赖性组织（主要是肝与骨骼肌等外周组织）对胰岛素生物学效应减弱（"胰岛素抵抗"）及胰岛 β 细胞缺陷而形成的、以空腹及餐后高血糖为主要特征的代谢异常综合征。

T2DM 发病是由于环境损伤因素和遗传损伤因素为始动因素，但是同时存在着血糖稳态维持能力的相对或绝对不足。即由于环境因素和 / 或遗传因素的影响使得升高血糖的因素（如高血糖素）增强，同时存在着机体血糖稳态维持能力的相对或绝对不足（胰岛素抵抗或胰岛素分泌不足），使得血糖不能控制到正常范围；或者升高血糖的因素（如高血糖素）分泌正常而降低血糖的因子存在异常（胰岛素分泌不足或胰岛素抵抗），使得血糖无法降低至正常水平。这一类疾病病因错综复杂，既有遗传又有环境多重因素参与，同时还存在着血糖稳态维持因素影响。各个相关基因之间及基因与环境因素之间存在着相互作用，因而形成了一类多因素、多基因复杂疾病。

从发病学方面讲，T2DM 是一类极具异质性的疾病，即各种致病因子在各个患者中所具有的效应存在着差异。下面对其发病的机制从几个方面进行阐明。

（一）胰岛素分泌绝对不足

胰腺 β 细胞的主要功能是分泌胰岛素，其功能缺陷会导致胰岛素的合成和分泌功能下降，胰岛素分泌的绝对不足，从而导致出现 T2DM。

β 细胞的功能缺陷，即 β 细胞对葡萄糖所介导的胰岛素分泌反应异常，从遗传特征上来说是相关基因及其变异所决定的。β 细胞功能缺陷的原因主要有如下几个方面。

1. 遗传性因素

既然遗传性因素是生物存在的根本，那么遗传性因素必然对每种疾病都有影响。糖尿病时 β 细胞的功能缺陷也不例外。因此，凡是涉及葡萄糖识别、胰岛素加工或分泌的特异性蛋白和 / 或基因突变均可能会导致 β 细胞功能紊乱。迄今为止，仅发现少数这类信号蛋白的基因突变，如葡萄糖激酶、线粒体 DNA、胰岛素及胰岛素加工的酶等。葡萄糖激酶突变导致 MODY2（Maturity-onset diabetes of the young，type2），线粒体基因突变导致多种呈母系遗传的综合征。线粒体基因突变糖尿病表现为糖尿病、肌病、耳聋和其他异常；胰岛素基因突变导致胰岛素抵抗综合征，可出现不同程度的糖耐量减低和高胰岛素血症。其他可能与 β 细胞功能缺陷有关的基因还有葡萄糖转运子2（GluT2）、β 细胞表面的钾通道蛋白和胰岛素受体等 [27-28]。

2. β 细胞数量

β 细胞数量是决定胰岛素分泌量的关键因素。大多数研究发现，在长病程时，T2DM 患者的胰腺 β 细胞数量呈一定程度的下降，减少 20% ～ 40%。目前 β 细胞数量减少的机制尚不清楚，也不能简单地归结为年龄因素，这是因为绝大部分人并没有因为到了相应年龄而患糖尿病，而且 T2DM 的发病率是成年后逐渐增加的。而在肥胖或其他胰岛素抵抗状态下，所伴有的 β 细胞数量显著增加现象可能是机体的一种代偿机制。由于胰腺 β 细胞数量在减少 80%～ 90% 的情况下才足以导致胰岛素缺乏和糖尿病，且目前尚不清楚在T2DM 的初期，是否存在 β 细胞数量的减少。但是整体而言，除 β 细胞减少外，毫无疑问其他致病因素的存在也损害了胰腺的胰岛素分泌功能。

3. 胰岛淀粉样变性

引起胰岛淀粉样变性的主要成分是由胰岛 β 细胞产生的胰岛淀粉样多肽（Islet amyloid ploypeptide, IAPP），这种物质也称作胰淀素（Amylin）。目前已知 IAPP 是由 37 个氨基酸组成的多肽，它与胰岛素共同存在于 β 细胞的同一分泌颗粒中，但 IAPP 的浓度明显低于胰岛素，两者的摩尔数比例为 1 ：（50 ～ 10）。在葡萄糖和其他促分泌因子的作用下伴随胰岛素以脉冲式的方式分泌 [1]。生理学的研究表明，IAPP 对糖代谢的影响主要是作用于骨骼肌和肝脏，抑制糖原合成、抑制胰岛素刺激引起的葡萄糖转运、抑制肌组织对葡萄糖的摄取、抑制肝细胞对葡萄糖的利用和促进肝糖的输出 [29]。

胰岛淀粉样变性是 T2DM 的特征性病理改变。胰岛淀粉样沉积物由 IAPP形成的不溶性纤维组成。淀粉样纤维在 β 细胞和毛细血管间沉积，且深深嵌入细胞膜，损害了细胞膜对葡萄糖的感知和胰岛素的分泌。诱导β细胞的凋亡和胰岛的淀粉样变性，最终导致胰岛素分泌功能的渐进性衰竭。有证据表明，胰岛淀粉样沉积可能在T2DM后期胰岛素分泌能力急剧下降中起重要作用，这也为T2DM的防治提供了新的药物靶点[30-31]。

4. 高游离脂肪酸与β细胞分泌障碍

肥胖型T2DM患者多伴有血浆游离脂肪酸水平升高，血糖与FFA升高的时序先后，因T2DM起病隐匿，常难判断。β细胞在体外高浓度游离脂肪酸培养液中温育或体内以高浓度游离脂肪酸灌注胰腺的实验提示，游离脂肪酸对β细胞功能的影响是双时相的，即在短期内主要表现为基础高胰岛素分泌和胰岛素分泌增强；长时间培养后则主要表现为基础高胰岛素分泌和胰岛素分泌障碍。后者恰为肥胖型T2DM患者胰岛素分泌的特征。有研究发现通过使用阿昔莫司可以降低肥胖伴T2DM患者血中游离脂肪酸、改善线粒体的功能和全身的胰岛素敏感性。药物降低血中游离脂肪酸也可以改善胰岛素抵抗尤其是T2DM患者骨骼肌胰岛素的信号传导，并与胰腺局部炎症的减轻有关，这可能意味着T2DM患者受到游离脂肪酸的损害作用较大[32-33]。

（二）胰岛素分泌相对不足

1. 胰高血糖素分泌异常

胰高血糖素（升糖素）是一种由胰岛α-细胞分泌的激素，由29个氨基酸组成直链多肽，分子量为3485道尔顿。胰高血糖素的作用与胰岛素的作用相反，是升高血糖的。胰岛素通过自分泌和旁分泌的方式对胰高血糖素发挥抑制作用。α细胞的功能正常与否是高糖血症的主要原因，这也反映了局部高胰岛素浓度对α细胞抑制作用的缺失，其机制可能是胰岛β细胞的功能衰竭和α细胞的胰岛素抵抗，当然也可能还存在着其他机制，如肠促胰岛素的作用等。

肝脏产生过量的葡萄糖就会导致空腹和餐后的高血糖状态，这是T2DM的主要特点。这种病理反应的主要特点是肝脏的胰岛素作用缺乏，原因是胰岛素抵抗和胰岛β细胞功能受损。需要说明的是胰高血糖素在肝糖生成紊乱和血糖稳态失衡中也发挥着作用。糖尿病患者中，血浆胰高糖素水平的不适当增高及高血糖反馈性抑制α细胞的作用减弱，导致血糖浓度异常升高。实验证明，这种现象导致空腹状态下肝脏葡萄糖生成的速度加快，而餐后下降的速度变慢。最近动物实验证明，在严重低胰岛素血症状态下，胰高血糖素的作用下降可以在改善血糖上发挥重要的作用[34]。

目前已经发现有三类药物可以应用于临床来治疗 T2DM，主要是针对胰高血糖素的异常分泌，即 GLP-1 受体激动剂（The GLP-1 receptor agonists，GLP-1RA）、DPP-4（the inhibitors of dipeptidyl peptidase-4，DPP-4）抑制剂和合成的人胰淀素类似物普兰林肽（Pramlintid）[35]。α 细胞和胰高血糖素受体成为糖尿病治疗的诱人的新靶点，但是，当临床前动物模型研究提示对胰高血糖素作用的长期干预也会造成不良影响时，了解新的治疗策略将会带来的最大益处是非常重要的[36]。

2. 胰岛素生物学功能受损

（1）胰岛素基因突变

胰岛素基因突变与异常胰岛素病又称异常胰岛素（原）血症，是由于胰岛素编码基因突变而引起的胰岛 β 细胞合成、分泌活性减弱且结构异常的胰岛素或胰岛素原所致，是糖尿病发病的原因之一[24]。正常情况下，体内的胰岛素原在激素原转换酶和羧基肽酶 H（Carboxypeptidase-H，CPH）的作用下，切掉 A 链氨基末端的 Lys64-Arg65 二肽和 B 链羧基末端的 Arg31-Arg32 二肽及 C 肽后转变为有活性的胰岛素。在某些情况下，如果胰岛素基因在以上 4 个氨基酸编码区发生突变后胰岛 β 细胞所合成的则是无法完全裂解的胰岛素原，即结构异常的胰岛素原分子，这将会导致机体胰岛素原类似物的非正常蓄积，该缺陷是一种常染色体显性遗传模式且是引起家族性高胰岛素原血症的主要原因。

胰岛素原只有微弱的胰岛素样生物活性，其主要原因可能是由于 C 肽部位遮盖了胰岛素与其受体的结合部位，或是在其结合时妨碍了胰岛素 B 链 C 末端的移动所致。胰岛素原是一种具有聚集倾向的分子并有相对较低的折叠率，在正常 β 细胞中，因成熟和加工处理过程的综合作用，胰岛素维持于自然和大部分非自然折叠状态的稳态平衡即胰岛素原平衡状态。这种机制使得机体内的胰岛素水平处于稳态，血糖的水平也在生理范围内波动。

但是在某些条件下，这种胰岛素原平衡稳态易受环境和遗传因素的影响。最近研究[25]发现，胰岛素原平衡稳态紊乱引起了其后胰岛素原转化过程

（胰岛素原转化为胰岛素和 C 肽）的缺陷，即胰岛素原 / 胰岛素比值增加，是导致糖尿病患者发生高胰岛素血症的一个致病因子，也就是说胰岛素原成熟缺陷是 β 细胞胰岛素形成障碍的促发因素。迄今为止，共发现 7 种胰岛素基因突变导致异常胰岛素病，根据发现地点将突变分别命名为胰岛素芝加哥、胰岛素洛杉矶、胰岛素和歌山、胰岛素原普罗维登斯、胰岛素原东京、胰岛素原京都、胰岛素原牛津 [24, 26]。其中胰岛素原东京突变最多见，亚洲人和欧洲籍白种人中均有该突变。虽然胰岛素基因的缺陷对于 T2DM 的发病具有重要的作用，但其致病性尚不足以单独引起 T2DM。其潜在的原因可能在于 T2DM 是一种多因素、多基因复杂疾病，除常见的环境因素与遗传因素的影响外，同时还存在着机体血糖稳态维持因素的影响，糖尿病的出现是在几种因素共同作用下的综合结果。

（2）胰岛素受体功能异常

胰岛 β 细胞存在胰岛素受体信号系统的表达。该信号系统可调节胰岛素合成、分泌与 β 细胞的增殖、生长、存活及葡萄糖代谢等，各种机体内、外因素均可以对该信号通路中一个或多个环节产生影响，这将会进一步干扰 β 细胞功能，促进 T2DM 发生。

另外，遗传因素也可以影响胰岛素受体。例如，一项针对胰岛素受体结合域基因突变与胰岛素受体（INSR）功能异常的关系的研究发现，2 型糖尿病患者 INSR 结合域基因第 2、第 3、第 6 三个外显子及部分相邻内含子进行基因突变与 T2DM 的发病存在着明显相关 [37-40]。

（三）血糖稳态维持能力不足

在糖尿病病程中，当早期出现胰岛素抵抗时，β 细胞可以代偿性增生来增加胰岛素分泌，也可以抑制高血糖素的分泌；同时增加肝糖原的合成、糖异生、组织糖利用，甚至从尿中排出等，以维持血糖正常。当这些维持血糖稳定的能力还不足以维持血糖稳态时，血糖必然会出现升高。

临床工作中发现，糖尿病患者胰岛素相对不足主要由于 β 细胞缺少足够的储备能力以分泌足够的胰岛素来代偿胰岛素的需要量，从而维持血糖稳态，这主要表现为重度胰岛素抵抗和胰岛素的相对不足。另外，按照四维医学模式理论，机体可能还存在着其他的血糖稳态维持机制，但是目前还没有发现和证实，原因可能是由于这种发病率比较低，或者是因为目前还没有进行相关的研究。

四、糖尿病的诊断

2010 年美国糖尿病协会（ADA）的糖尿病诊断标准为：①糖化血红蛋白 HbA1c ≥ 6.5%。②空腹血糖 FPG ≥ 7.0 mmol/L。空腹的定义为至少 8 小时内无热量摄入。③口服糖耐量试验时 2 小时血糖 ≥ 11.1 mmol/L。④在伴有典型的高血糖或高血糖危象症状的患者，随机血糖 ≥ 11.1 mmol/L。在无明确高血糖时，应通过重复检测来证实标准①～③。

该标准与以前的标准相比，主要有两个方面的进步：增加糖化血红蛋白指标；弱化了症状指标，更多人被纳入糖尿病范畴，以期得到早期治疗。

对于这个诊断标准，需要进一步慎重考虑的主要问题如下：

①无论是糖化血红蛋白，糖耐量试验还是空腹血糖，只针对一个具体的数字，那么是不是暗示着所有人的血糖应该是一致的？都应该采用同一个标准？这个范围是不是太绝对了？人类的个体差异极其巨大，全部使用同一个标准，科学吗？这种绝对的标准是不是会将一些正常人确认为糖尿病，同时却将另外一些血糖水平不高但却真是糖尿病的患者确认为正常人呢？也就是说存在着假阳性和假阴性。

②研究发现，如果出现了血糖的变化，在患者被诊断为 2 型糖尿病时，β细胞功能就已明显受损，已经是糖尿病形成阶段。因此，目前所用的诊断标准已经太晚了，是不是还可以有更早期的诊断指标？事实上，作为调节血糖的因子，在血糖升高之前，机体必须也已经通过其血糖稳态维持系统对这种异常表现进行了纠正，肯定在体内已经出现了异常的表现，通过某种检测手段可以检测到。只不过由于机体的血糖稳态维持能力仍然不能有效地抵消血糖异常增高的压力，最终表现出高血糖。因此，对于早期诊断问题还是可能通过早期的一些标记物进行诊断的。

在四维医学模式指导下，如果参考正常人的指标，并结合可能患者的血糖变化梯度，使用血糖的升高梯度、其他相关的异常致病因子的变化或机体代偿性因子的变化来进行诊断不但更具有个体化的诊断价值，而且具有早期的诊断价值。这远远优于目前使用的诊断标准。当然，对于血糖变化的具体梯度，应该进行相关的临床实验才能确定。从技术角度讲，这个问题很容易达到，而实践中也容易完成。

五、糖尿病的治疗

目前使用的降糖药物主要有口服降糖药和胰岛素、胰高血糖类似物等 3 类。目前的降糖药物主要在于其通过环境因素即化学药物的作用来减少糖的吸收、促进胰岛素分泌和糖代谢。在对糖尿病进行遗传因素方面的干预药物还很少。另外，对如何增加机体对糖尿病时的代偿能力方面的药物还属于空白。

（一）口服降糖药

1.双胍类

如二甲双胍等，这类药物具有减少肝脏输出葡萄糖的能力，并能帮助肌肉细胞、脂肪细胞和肝脏从血液中吸收更多的葡萄糖，从而降低血糖水平。

2.磺脲类

如格列美脲、格列本脲、格列齐特和格列喹酮等，这类口服降糖药的主要作用是刺激胰岛释放更多胰岛素。

3.噻唑烷二酮类

如罗格列酮和吡格列酮等，这类药物可以增强胰岛素敏感性，帮助肌肉细胞、脂肪细胞和肝脏吸收更多血液中的葡萄糖。不过罗格列酮可能会增加心脏病风险。

4.苯甲酸衍生物类

如瑞格列奈和那格列奈等，这类药物的作用机制与磺脲类药物相似，主要是刺激胰腺产生更多胰岛素来降低血糖。

5.α-葡萄糖苷酶抑制剂

如阿卡波糖和伏格列波糖等，这类降糖药能抑制人体消化道对糖类的吸收，主要作用是降低餐后血糖。

（二）胰岛素类药物

若是通过改变生活方式和使用口服降糖药仍然不能很好地控制住血糖，或者服用其他药物会给患者带来不良影响时，可以使用胰岛素笔等装置进行皮下注射 [41]。

（三）其他

胰高糖素样肽 -1（GLP-1）受体激动剂可以促进胰岛素的分泌。二肽基肽酶 -4 抑制剂是一种新型的口服降糖药，可以提高血液中 GLP-1 和糖依赖性胰岛素释放肽（GIP）的水平，可以有效地降低血糖并有良好的耐受性[42]。合成的人胰淀素类似物普兰林肽（Pramlintid）是一种多效激素类似物，主要通过抑制胰高血糖素的分泌、延缓胃的排空、减轻体重等调节血糖。

对于糖尿病患者的具体治疗，可以针对患者的具体情况，选择环境损伤因素进行针对性的治疗，如减少饮食的摄入、增加活动量、减少应激等。同时，对于其遗传损伤因素也应该进行针对性治疗。但是由于遗传损伤因素的研究还在起步阶段，一些相关基因的真正功能也没有完全搞清楚，更没有相应的药物，这方面还需要加强。需要注意的是，机体在胰岛素水平降低或者生物学功能下降时，血糖稳态维持系统会发挥作用，如增加胰岛素的分泌和增加受体的敏感性等。另外，应该加大研究力度，主要针对血糖稳态维持相关因子进行，进一步筛选出更多的、更有效的降糖因子和升高血糖的因子，以个体的致病因子和损伤因素为靶点进行药物的筛选和开发。不但能做到早期治疗，而且能进行个体化的精准治疗[43]。

六、糖尿病的预防

到目前为止，我们还无法控制人体的遗传因素。但是，随着分子生物学理论和技术的进一步发展，如果不考虑伦理学的问题，从技术角度考虑，我们有可能对相关的遗传和变异进行人工的控制和修饰，因而对相关的致病性基因的修改将成为可能。除此之外，我们能对引起 T2DM 的环境危险因素进行干预，从而尽可能地降低 T2DM 的患病率。另外，还可以早期对那些具有遗传损伤因素的潜在患者进行早期的检测、早期的预防。对个体而言，精准预防更为科学和理想[44]。

参考文献

[1] 金惠铭 . 病理生理学 [M].4 版 . 北京：人民卫生出版社，1998.

[2] 中华医学会糖尿病学分会 . 中国 2 型糖尿病防治指南（2013 年版）[J]. 中华内分泌代谢杂志，2014，30（10）：893-933.

[3] Uemura M, Yatsuya H, Hilawe E H, et al. Breakfast skipping is positively associated with incidence of type 2 diabetes mellitus：evidence from the Aichi workers'cohort study[J]. J Epidemiol, 2015, 25 (5)：351-358.

[4] Siddiquee T, Bhowmik B, Karmaker R K, et al. Association of general and central obesity with diabetes and prediabetes in rural Bangladeshi population[J]. Diabetes Metab Syndr, 2015, 9 (4)：247-251.

[5] Mericq V. Low birth weight and endocrine dysfunction in postnatal life[J]. Pediatr Endocrinol Rev, 2006, 4 (1)：3-14.

[6] Jiang X, Ma H, Wang Y, et al. Early life factors and type 2 diabetes mellitus[J]. Journal of Diabetes Research, 2013, 2013 (1)：485082.

[7] Hales C N, Barker D J. Type 2 (non-insulin-dependent) diabetes mellitus：the thrifty phenotype hypothesis[J]. Diabetologia, 1992, 35 (7)：595-601.

[8] McCance D R, Pettitt D J, Hanson R L, et al. Birth weight and non-insulin dependent diabetes：thrifty genotype, thrifty phenotype, or surviving small baby genotype[J]. BMJ, 1994, 308 (6934)：942-945.

[9] Nowotny K, Jung T, Höhn A, et al. Advanced glycation end products and oxidative stress in type 2 diabetes mellitus[J]. Biomolecules, 2015, 5 (1)：194-222.

[10] Han J L, Lin H L. Intestinal microbiota and type 2 diabetes：from mechanism insights to therapeutic perspective [J]. World J Gastroenterol, 2014, 20 (47)：17737-17745.

[11] Gibb F W, Strachan M W. Androgen deficiency and type 2 diabetes mellitus[J]. Clin Biochem, 2014, 47 (10-11)：940-949.

[12] Rao X, Patel P, Puett R, et al. Air pollution as a risk factor for type 2 diabetes[J]. Toxicol Sci, 2015, 143 (2)：231-241.

[13] 王皓，张先慧，柳红芳. 2 型糖尿病患者体质与家族遗传性的相关性研究 [J]. 国际中医中药杂志, 2014, 36 (3)：201-204.

[14] Crispim D, Canani L H, Gross J L, et al. Familial history of type 2 diabetes in patients from Southern Brazil and its influence on the clinical characteristics of this disease[J]. Arq Bras Endocrinol Metabol, 2006, 50 (5)：862-868.

[15] Thomas F, Bulkau B, Vauzelle Kervroeclan F, et al. Maternal effect and familial aggregation in NIDDM. The CODIAB Study. CODIAB-INSERM-ZENECA Study

Group[J]. Diabetes, 1994, 43 (1): 63-67.

[16] Almgren P, Lehtovirta M, Isomaa B, et al. Heritability and familiality of type 2 diabetes and related quantitative traits in the Botnia Study[J]. Diabetologia, 2011, 54: 2811-2819.

[17] NEEL J V. Diabetes mellitus: a "thrifty" genotype rendered detrimental by "progress" [J]. Am J Hum Genet, 1962, 14: 353-362.

[18] Chang Y C, Liu P H, Yu Y H, et al. Validation of type 2 diabetes risk variants identified by genome-wide association studies in Han Chinese population: a replication study and meta-analysis[J]. PLoS One, 2014, 9 (4): e95045.

[19] Manolio T A, Collins F S, Cox N J, et al. Finding the missing heritability of complex diseases[J]. Nature, 2009, 461: 747-753.

[20] Scott L J, Mohlke K L, Bonnycastle L L, et al. A genome-wide association study of type 2 diabetes in Finns detects multiple susceptibility variants[J]. Science, 2007, 316: 1341-1345.

[21] Sladek R, Rocheleau G, Rung J, et al. A genome-wide association study identifies novel risk loci for type 2 diabetes[J]. Nature, 2007, 445: 881-885.

[22] 杨文英. 中国糖尿病流行病学变迁 [N]. 中国医学论坛报, 2013-12-05.

[23] Wang G, Wang B, Ouyang F, et al. The patterns of glucose tolerance and insulin resistance among rural Chinese twin children, adolescents, and young adults[J]. Metabolism, 2010, 59 (12): 1752-1759.

[24] 刘丽梅. 特殊类型糖尿病 [M]. 上海: 上海科学技术出版社, 2011.

[25] Wang J, Osei K. Proinsulin maturation disorder is a contributor to the defect of subsequent conversion to insulin in β-cells[J]. Biochem Biophys Res Commun, 2011, 411 (1): 150-155.

[26] 李灿, 刘丽梅. 胰岛素基因突变与糖尿病关系的研究进展 [J]. 上海交通大学学报（医学版）, 2013, 33 (3): 354-358.

[27] George D C, Chakraborty C, Haneef S A, et al. Evolution- and structure-based computational strategy reveals the impact of deleterious missense mutations on MODY 2 (maturity-onset diabetes of the young, type 2) [J]. Theranostics, 2014, 4 (4): 366-385.

[28] Abbasi F, Azizi F, Javaheri M, et al. Segregation of a novel homozygous 6 nucleotide deletion in GLUT2 gene in a Fanconi-Bickel syndrome family [J]. Gene, 2015, 557 (1): 103-105.

[29] 曾玉琴, 黄贵心. 胰岛淀粉样多肽在 2 型糖尿病发病机制中的新认识 [J]. 医师进修杂

志，2005，28（2）：48-50.

[30] 孙翔，曾高峰，祁述善，等 . 短期吡格列酮干预对急性冠脉综合征合并 2 型糖尿病患者血浆 SAA 和 CRP 及 IL-1β 水平的影响 [J]. 医学临床研究，2009，26（3）：381-383.

[31] 李果 . 胰淀粉样蛋白与糖尿病 [J]. 上海医学，2006，29（4）：252-253.

[32] Daniele G, Eldor R, Merovci A, et al. Chronic reduction of plasma free fatty acid improves mitochondrial function and whole-body insulin sensitivity in obese and type 2 diabetic individuals[J]. Diabetes, 2014, 63（8）：2812-2820.

[33] Liang H, Tantiwong P, Sriwijitkamol A, et al. Effect of a sustained reduction in plasma free fatty acid concentration on insulin signalling and inflammation in skeletal muscle from human subjects[J]. J Physiol, 2013, 591（11）：2897-2909.

[34] 劳美铃，郎江明 . 胰高血糖素分泌失常与 2 型糖尿病 [J]. 药品评价，2012，9（19）：22-24.

[35] Godoy-Matos A F. The role of glucagon on type 2 diabetes at a glance [J]. Diabetol Metab Syndr, 2014, 6（1）：1-5.

[36] D'Alessio D. The role of dysregulated glucagon secretion in type 2 diabetes [J]. Diabetes Obes Metab, 2011, 13（Suppl 1）：S126-S132.

[37] 曹鹏 . 胰岛素抵抗与相关因素的研究 [J]. 医学综述，2008，14（19）：2911-2914.

[38] 周晓磊，薛承锐 . 慢性胰腺炎肝脏胰岛素信号转导异常的研究进展 [J]. 医学综述，2010，16（5）：761-764.

[39] 张研，袁莉 . β 细胞胰岛素受体信号系统与 β 细胞功能 [J]. 国外医学（内分泌学分册），2005，25（4）：259-261.

[40] 刘德敏，张纬，祁艳斌，等 . 2 型糖尿病患者胰岛素受体胰岛素结合域基因突变的研究 [J]. 天津医药，2001，29（5）：265-267.

[41] Khardori R. Changing paradigms in type 2 diabetes mellitus[J]. Indian J Endocrinol Metab, 2013, 17（Suppl 1）：S68-S71.

[42] 李雁，李融 . 二肽基肽酶 4 抑制剂治疗 2 型糖尿病的研究进展 [J]. 山东医药，2014，54（12）：94-96.

[43] Hess G P, Fonseca E, Scott R, et al. Pharmacogenomic and pharmacogenetic-guided therapy as a tool in precision medicine：current state and factors impacting acceptance by stakeholders[J]. Genet Res（Camb），2015, 97：e13.

[44] Klonoff D C. Precision medicine for managing diabetes[J]. J Diabetes Sci Technol, 2015, 9（1）：3-7.

第八章

四维医学模式与肺癌

肺癌指的是肺部组织内细胞生长失去控制的疾病。这种细胞生长可能会造成转移，就是侵入相邻的组织和渗透到肺部以外。绝大多数肺癌是肺部恶性上皮细胞肿瘤，是由上皮细胞病变造成的。

按照四维医学模式的定义，肺癌是指在环境和／或遗传(损伤性和保护性)因素的综合作用下，肺组织内细胞生长稳态维持（免疫监视）功能相对和／或绝对不足而导致的肺部组织细胞生长失去控制而导致的疾病。

肺癌是造成癌症相关死亡的最主要原因。全球每年有130万人死于肺癌[1]。最常见的症状包括呼吸急促、咳嗽（咯血）和体重减轻[2]。

一、肺癌的流行病学

世界范围内，肺癌是最普遍的癌症，无论是发病率还是病死率。2008年全球新增161万肺癌病例，当年由于肺癌死亡的人数为138万人。欧洲和北美的发病率最高[3]。肺癌的易发人群为有吸烟史的50岁以上人群。相比于男性的肺癌病死率从20年前开始下降，女性病死率在近10年内上升并于最近趋于稳定。在美国，男性肺癌的累积发病率为8%，女性为6%[2]。

二、肺癌的病因

（一）环境因素

1. 吸烟

目前认为吸烟是肺癌的最重要的高危因素，烟草中有超过3000种化学物质，其中多链芳香烃类化合物（如苯并芘）和亚硝胺均有很强的致癌活性。吸烟的时间（年数）越长，每天的吸烟量愈多，则罹患肺癌的危险性也愈大[4]。在发达国家，吸烟造成近90%的肺癌患者死亡（男性为90%，女性为85%）[5]。在男性吸烟者中，一生肺癌发病的风险为17.2%，女性吸烟者为11.6%。而不吸烟者的男性肺癌发病风险为 1.3%，女性为 1.4%。与吸烟者相比，风险小得多[6]。

二手烟的危害可能超过吸烟者。不吸烟的人吸入吸烟者吐出的烟，会增加罹患肺癌的危险性（约 1.3 倍）。吸烟者的配偶虽然本身不吸烟，比起不吸烟者的配偶，会增加 25%～30% 罹患肺癌的危险性。

2. 空气污染

空气污染可能直接诱导肺癌的发生。例如，工业污染地区的发病率高于工业不发达地区，城市的发病率高于农村，均可证明环境污染对肺癌的发生有明显的相关性。发达国家肺癌的发病率高，主要原因与工业和交通发达地区石油、煤和内燃机等燃烧后和沥青公路尘埃产生的含有苯并芘致癌烃等有害物质污染大气有关。大气污染与吸烟对肺癌的发病可能具有相互促进和协同作用。

美国癌症学会的研究直接把肺癌和暴露在空气中的悬浮粒子相关联。比如，空气中粒子浓度只增加 1%，肺癌发病风险增加 14%[7-8]。进一步的研究已经确认粒子大小也很重要，如超细微的粒子能侵入肺的更深处[9]。

另外，局部环境污染更为重要，特别是放射性氡和甲醛等对肺癌潜在的诱发作用。在美国，室内放射性氡是导致肺癌的第二个主要原因。氡是除吸烟外引起肺癌的第二大原因[10]。

3. 职业和环境接触

肺癌是职业癌中最重要的一种。估约 10% 的肺癌患者有环境和职业接触史。现已证明以下几种职业环境致癌物增加肺癌的发生率：铝制品的副产品、砷、石棉、铬化合物、焦炭炉、芥子气、含镍的杂质、氯乙烯。长期接触铍、镉、硅、福尔马林等物质也会增加肺癌的发病率。

4. 病毒感染

研究显示，女性肺癌的发生可能与人乳头瘤病毒（HPV 16/18 型）的感染有关，特别是对从未吸烟的女性。已知多种病毒会造成动物的肺癌[11, 12]，最近的证据也表明人乳头瘤病毒（HPV）、JC 病毒、猴空泡病毒 40（SV40）、BK 病毒及巨细胞病毒（CMV）等很有可能会导致人类肺癌。主要原因在于这些病毒可能影响了细胞生命周期，阻碍细胞凋亡，从而使细胞分裂失控[13-15]。

5. 电离辐射

肺脏是对放射线较为敏感的器官。电离辐射致肺癌的最初证据来自Schneeberg-joakimov矿山的资料，该矿内空气中氡及其子体浓度高，诱发的多是支气管小细胞癌。美国曾有报道，开采放射性矿石的矿工70%～80%死于放射引起的职业性肺癌，以鳞癌为主，从开始接触到发病时间为10～45年，平均时间为25年，平均发病年龄为38岁。将小鼠暴露于这些矿山的气体和粉尘中，可诱发肺肿瘤。在对广岛原子弹爆炸幸存者终身随访时发现，距爆心越近，死于肺癌者明显增加。

6. 代谢异常

脂肪代谢的增加与肺癌的死亡呈正相关。研究发现在摄取高脂肪和高胆固醇的人群中，肺癌的发生率较高。也有研究发现，每人每天的蔬菜摄入量从150克增至400克，患肺癌的危险性可降低50%。因此，代谢、内分泌功能失调等也可能在肺癌的发病中具有重要的作用[16-17]。

（二）遗传因素

遗传因素在肺癌的发生中起重要作用。许多研究证明，遗传因素可能在对环境致癌物易感的人群和／或个体中起重要作用。肺癌家族仅表现为一种遗传倾向，是由多基因共同作用的一种疾病。例如，父母之一患肺癌者，则其子女患肺癌的危险性增加5倍以上。

日本的一项研究显示，对102 255例随访者（男性48 834人，女性53 421人）历时13年追踪，791例诊断出肺癌。其中具有肺癌发病史的直系亲属的肺癌发病率明显增加，特别对于女性和从不吸烟者这种关系更明显[18]。事实上，有15%～40%的肺癌发生在不吸烟者身上，这些患者常常发生EGFR基因的突变。因此，使用酪氨酸酶抑制剂（EGFR-TKI）有较好的疗效。此外，肺腺癌细胞中也发现K-ras和Herz/neu基因突变。

另外，女性在肺癌的发生上有别于男性，这与雌激素在肺癌发病中的作用可能有密切的关系。研究显示，较早年龄停经的妇女，肺腺癌发生的危险性明显下降。使用雌激素加黄体酮进行激素替代治疗的绝经妇女，其患肺腺癌的危险性明显增加[19]。在美国进行的有16 608名绝经期妇女参加的一项大型随机、对照、双盲、多中心的临床试验发现，激素替代治疗可能使女性肺癌患者的生存率下降[20]。

已经有大量的研究发现肺癌的发生和遗传因素相关。目前，肺癌遗传易感性已成为研究热点，对肺癌易感基因单核苷酸多态性（SNP）的分析已成为后基因组时代的主要研究内容之一。这方面的研究主要集中在以致癌物代谢酶基因异常、DNA 修复基因多态性及抑癌基因突变与肺癌易感性的关系为主线[21]。但是，目前为止，对于何种基因可以致癌、致癌的可能性有多大、具体的致癌机制如何还不清楚。

（三）稳态维持因素

处于同样的危险环境因素下，有同样的基因变异，但是并不是所有的人均会出现肺癌。其中非常重要的一点就在于不同的人除具有相同的致癌因素外，却具有不完全相同的稳态维持系统，即为临床工作中所说的"异质性"，因而也具有不同的肺部组织细胞的稳态维持能力。对于稳态维持能力较弱的个体，同样的损伤性因素最终会导致其罹患肺癌。一般而言，稳态维持系统的异常主要表现在如下 3 个方面。

1. 免疫功能低下，异常细胞的清除障碍

机体免疫系统的功能在于清除进入体内的外来异物，以及体内异常的或坏死的细胞等。但是在某些情况下，由于免疫系统的功能下降，或者肿瘤细胞并不具有明显的异常细胞的特征（稳态维持功能绝对不足），导致机体的免疫系统不能准确识别并清除突变的细胞，突变细胞的大量增殖即导致癌症的出现。例如，动物新生期切除胸腺、化疗药物、放射线、肾上腺皮质激素或抗淋巴细胞球蛋白等均可抑制机体的免疫状态，从而使病毒诱发肿瘤和肿瘤异种移植获得成功。同时，还存在着一类患者，其免疫监视功能是正常的，但是却发生了肺癌，其主要机制在于机体的肺癌细胞促进效应强于细胞稳态维持功能（免疫监视功能），是后者的相对不足造成的。

研究表明，免疫系统对肿瘤存在特异性和非特异性应答，其机制十分复杂，涉及多种免疫细胞及其分泌的产物，包括 T 淋巴细胞、NK 细胞、NC（Natural cytotoxicity）细胞和巨噬细胞等免疫细胞介导的特异或非特异的细胞免疫，抗体介导的体液免疫及补体、细胞因子的抗肿瘤作用，它们相互影响，相互调节，相辅相成，共同完成免疫监视功能。然而，尽管机体有如此

多样的抗肿瘤免疫效应，但肿瘤仍可在体内发生、发展，且随着其进展，反过来可抑制机体的免疫功能，其机制包括：诱导抑制性细胞的产生；诱导体液抑制因子的分泌；肿瘤细胞自身分泌一些具有免疫抑制作用的产物，甚至侵犯其引流的淋巴结导致机体局部（早期）乃至全身（晚期）的免疫功能低下等 [22-24]。

2. 癌基因表达调控异常，细胞生长的抑制失控

研究发现很多的癌基因表达增加，如大鼠肉瘤基因、ras 基因等的表达增加可以导致肺癌，这主要是由于机体细胞生长的稳态维持功能的相对不足 [25-26]。而抑癌基因，如表皮生长因子受体、EGFR 等的表达降低导致细胞的异常生长，并最终出现肺癌 [27-28]，则主要是由于机体细胞生长的稳态维持功能的绝对不足造成的。

（四）时间因素

随着年龄的增长，罹患肺癌的危险性也随之增加。潜在的原因可能是随着年龄的增长，环境损伤因素和／或遗传损伤因素对人体的损伤在增加并不断地积累；同时，随着年龄的增长，机体的免疫功能在不断地下降，这也是一个非常重要的原因。

一般而言，发病年龄越小，说明机体所具有遗传损伤因素和／或环境损伤因素越强，和／或者其稳态维持因素的功能越低下。

另外，对于肺癌本身，也要依据时间因素进行区分。例如，肺癌的分期是评估癌症从其原发地扩散的程度，是肺癌预后和可能治疗方法的重要因素。非小细胞肺癌的分期为从 IA（预后最佳）到 IV（预后最差）[29]。小细胞肺癌如果局限于胸腔一侧，在一次放疗范围内则为局限期，其他则为广泛期 [30]。在发病过程中的不同时间点，疾病本身也具有很大的差别，如癌细胞的数量不同、基因的表达不同、人体的反应不同、机体的内分泌和免疫系统也不同。因此，要更好地了解疾病本身，也需要进行动态的观察和研究。

三、肺癌的症状

肺癌的常见症状主要包括如下几个方面。

（一）呼吸系统症状

呼吸系统症状包括呼吸急促、咯血、长期咳嗽、喘鸣等。

（二）全身性症状

全身性症状包括体重减轻、发烧、全身无力、胃口不好、杵状指等。

（三）局部压迫

局部压迫包括胸口痛、骨痛、吞咽困难等 [31]。

很多肺癌的症状，如骨头痛、发热和体重减轻并不特别明显；在老年人中，这些症状可能是一些并发症 [32]。很多患者在注意到症状并寻求治疗的时候，其癌症已经扩散。远端转移通常出现在脑、骨头、肾上腺、另一侧肺、心包和肾脏等 [33]。约 10% 的患者在诊断出肺癌的时候没有症状，而是在常规肺部摄片时意外发现 [2]。

事实上，并不是所有的患者均会出现这些症状。不同的患者肺癌出现的部位不同，同样，不同的患者发病时所具有的感觉也是不同的。有的自觉症状明显，可能早期就可以发现；有的则很不明显，直到肺癌晚期。这方面的差异不但与疾病发生的时间长短、肿瘤所在的部位、大小等有关，同时也与个体的体质有关。其实，这个所谓的体质差异我们认为其本质就是机体的稳态维持系统的差异，也正是因为这个稳态维持系统的差异造成了患者有不同的临床症状和体征。试想一下，如果机体的稳态维持系统足够强大，在出现异常增殖细胞的早期即被机体的免疫监视系统发现并清除，那么就不可能出现肺癌。

四、肺癌的发病机制

从四维医学模式的角度去分析，肺癌的发生，不外乎是由于癌基因的激活和／或抑癌基因的丧失活性相对强于机体的稳态维持系统，或机体稳态维持系统的功能下降或缺陷使得机体的稳态维持系统的功能绝对下降，或二者兼而有之。

（一）癌基因的激活和／或抑癌基因丧失活性

研究发现，和其他许多癌症类似，肺癌的发生源于癌基因的激活和／或抑癌基因的丧失活性[34]。癌基因指的是那些使人容易得癌症的基因。通常认为原癌基因在环境中致癌物质的作用以后会变成癌基因[35]。大鼠肉瘤蛋白（ras）原癌基因的基因突变造成 10% ～ 30% 肺腺癌[36-37]。表皮生长因子受体（EGFR）控制着细胞的分裂、凋亡，抑制血管生成和肿瘤侵蚀等。EGFR 基因突变和扩增在非小细胞肺癌中很常见，因此成为采用 EGFR 抑制剂的治疗基础。染色体损伤会导致基因杂合缺失。这可造成抑癌基因丧失活性[36]。在小细胞肺癌中，经常见到 3p、5q、13q 和 17p 染色体损伤。60% ～ 75% 的病例在 17p 染色体上 p53 抑癌基因受影响[38]。其他经常发生突变和扩增的基因有原癌蛋白（c-met）、甲状腺转录因子基因 -1（NKX2-1）和磷脂酰肌醇 -3- 激酶催化亚基 α（PIK3CA）等[36]。

（二）机体稳态维持系统功能相对和 / 或相对不足

多种基因多态性与肺癌有关，包括白细胞介素 -1[39]、细胞色素 P450[40]、细胞凋亡的促进因子（如 Caspase-8）[41] 和 DNA 修复分子（比如 XRCC1）[42]。有这些基因多态性的人在接触致癌物质后更容易得肺癌。最近的研究发现鼠双微基因（Murine double minute 2，MDM2）309G 也是亚洲人得肺癌的一个风险因素[43]。事实上，这些基因突变本身并不是癌基因的激活，而可能是导致机体稳态维持系统功能下降的主要原因。如前所述，正常情况下可以清除的细胞突变和可以控制的细胞异常增生，在稳态维持系统功能下降的或缺陷时则无法完成，因此，导致了肺癌的形成。

当然，如果同时存在着上述两种情况，那么机体更可能会出现肺癌，而且很可能出现得更早，预后也可能更差。

五、肺癌的诊断

目前的常规诊断路径如下：如果患者主诉的症状有可能是肺癌，则首先需要进行胸部 X 光检查。可能会看到明显的块状物、纵隔增厚（表明已发展到相应部位的淋巴结）、肺不张（肺塌陷）、肺实变（肺炎）、肺积水等。如果影像学上没有发现但怀疑可能性很大（如吸烟很多、痰中带血），支气管镜和 CT 也可能会提供有用的参考信息。支气管镜活检或 CT 通常用于确定癌症的类型[2]。痰中发现异常细胞（细胞异型性）表明肺癌的可能性增大。痰的细胞病理学检查和其他筛选检查或许可以早期发现肺癌[44]。

按照四维医学模式的方法，对于肺癌的诊断则具有完全不同的方式，因为四维医学模式注重早期预测、早期诊断。

在早期预测方面，首先可以依据个体所具有的遗传损伤因素、稳态维持因素的遗传学特征，结合其可能导致的功能变化，初步预测个体所具有的肺癌患病风险。其次，结合个体在生长发育过程中所接触的环境（损伤性和保护性）因素的变化，来确定个体所具有的肺癌患病风险，即肺癌的早期预测和评估。

在早期诊断方面，依据患者所具有的环境损伤因素、遗传损伤因素、稳态维持能力及对这些指标的动态观察，比较在不同时期这些指标的变化，依据正常参考标准去进行早期诊断。在这里，无论是稳态维持系统在肺癌时的表现还是癌细胞出现引起的各种病理性变化，除了从基因组角度，还可以从蛋白质组、代谢组、转录组等角度去观察研究。如果能将这两者和环境（损伤和保护）因素与遗传（损伤和保护）因素相结合，必然可以更好地进行肺癌的早期诊断。

六、肺癌的治疗

在肺癌的治疗上，需要考虑的是期别、患者的体能状况、可切除性（如患者本身肺功能与分期）、可手术性（患者整体生理状况能否接受手术）、治疗的意愿、经济因素等。常规的治疗主要包括手术治疗、化疗、放疗[2]，以及中医药治疗等。

从四维医学模式的角度来看，对肺癌的治疗主要从如下几个方面着手。

第一，去除环境损伤因素和增加有利的环境因素。例如，减少空气污染、吸烟等。

第二，改变遗传损伤因素。目前主要由于伦理学方面的问题，对于人类基因的修改或修饰还不能实行，但是理论上完全存在着对肺癌进行基因治疗的可能性，也可以针对异常表达的基因进行人为的干预等来对基因及基因导致的遗传学异常进行针对性的治疗。

第三，增加机体的稳态维持能力。例如，增加机体的免疫能力、增加或者恢复抑癌基因的功能等，以有效地增加机体的抵抗能力，清除癌变的细胞。

第四，在了解肺癌患者基因表达异常的基础上，在不同时期使用不同治疗方案；也可以针对其遗传学的异常和稳态维持功能方面的异常设计，开发相应的药物进行治疗。例如，开发增加或恢复抑癌基因功能的相关药物。

七、肺癌的预防

预防是抵御肺癌的最有效方法。虽然在大多数国家工业和家庭致癌物质已经被指明和禁止，吸烟依然很普遍。消除吸烟是预防肺癌的主要目标，戒烟是其中一个重要的预防措施[45]，尤其是对青少年的预防措施特别重要。

不抽烟是预防肺癌的一个方法，由于香烟中至少有 50 种以上的致癌物质，如果每天吸 1 包烟，死于肺癌的概率将是不抽烟者的 22 倍。如果每天吸 2 包烟，风险更会增加至 45 倍。因此，尽早戒烟才能降低患癌概率，不吸烟者亦要尽量避免吸入他人的二手烟。另外，空气污染或在放射性（如铀、氡）和矿物性（如石棉、焦油）及金属（如镍、砷）等致癌物环境中工作的人，应采取防护措施，尽量减少工作人员受到辐射影响。对暴露于致癌化合物的工人，必须采取各种有效的劳动防护措施，避免或减少与致癌因子的接触。而有肺部慢性疾病（如间质性肺病、肺结核）和肺癌家族史者等，都会增加患癌概率。

按照医学四维医学模式，在环境因素方面，不但要预防环境损伤因素，而且还要增加环境有利因素，如多增加处于空气清新的环境中的时间。在遗传损伤因素方面，尽可能通过各种方式减少遗传损伤因素的影响，如通过药物抑制癌基因的表达。在稳态维持系统方面可以增加机体的稳态维持能力，增加机体的免疫能力，促进抑癌基因的表达和增加机体免疫能力。这方面既可以通过中药或者化学药物，也可以通过食物、各种理疗和中医手段等进行。另外，精准预防和个体化的预防方案非常重要[46]。要依据个体的环境因素、遗传因素及稳态维持方面的特征，制订个体化的预防方案，这样既具有针对性，也具有比较好的可执行性，对患者而言也可以避免不必要的麻烦，因而具有非常重要的临床意义。

参考文献

[1] WHO. Cancer[M]. Geneva：World Health Organization，2006.

[2] Minna J D，Schiller J H. Harrison's principles of internal medicine 17th[M]. New York：McGraw-Hill，2008：551-562.

[3] Ferlay J，Shin H R，Bray F，et al. Estimates of worldwide burden of cancer in 2008：GLOBOCAN 2008[J]. International Journal of Cancer，2010，127（12）：2893-2917.

[4] Sopori M. Effects of cigarette smoke on the immune system[J]. Nature Reviews Immunology，2002，2（5）：372-377.

[5] Samet J M，Wiggins C L，Humble C G，et al. Cigarette smoking and lung cancer in New Mexico[J]. American Review of Respiratory Disease，1988，137（5）：1110-1113.

[6] Villeneuve P J，Mao Y. Lifetime probability of developing lung cancer，by smoking status，Canada[J]. Canadian Journal of Public Health，1994，85（6）：385-388.

[7] Pope C A，Burnett R T，Thun M J，et al. Lung cancer，cardiopulmonary mortality，and long-term exposure to fine particulate air pollution[J]. Journal of the American Medical Association，2002，287（9）：1132-1141.

[8] Krewski D，Burnett R，Jerrett M，et al. Mortality and long-term exposure to ambient air pollution：ongoing analyses based on the American Cancer Society Cohort[J]. J Toxicol Environ Health A，2005，68（13-14）：1093-1109.

[9] Valavanidis A，Fiotakis K，Vlachogianni T. Airborne particulate matter and human health：toxicological assessment and importance of size and composition of particles for oxidative damage and carcinogenic mechanisms[J]. J Environ Sci Health C Environ Carcinog Ecotoxicol Rev，2008，26（4）：339-362.

[10] Catelinois O，Rogel A，Laurier D，et al. Lung cancer attributable to indoor radon exposure in france：impact of the risk models and uncertainty analysis[J]. Environ Health Perspect，2006，114（9）：1361-1366.

[11] Leroux C，Girard N，Cottin V，et al. Jaagsiekte sheep retrovirus（JSRV）：from virus to lung cancer in sheep [J]. Veterinary Research，2007，38（2）：211-228.

[12] Palmarini M，Fan H. Retrovirus-induced ovine pulmonary adenocarcinoma，an animal model for lung cancer[J]. Journal of the National Cancer Institute，2001，93（21）：1603-1614.

[13] Cheng Y W，Chiou H L，Sheu G T，et al. The association of human papillomavirus 16/18

infection with lung cancer among nonsmoking Taiwanese women [J]. Cancer Research，2001，61（7）：2799-2803.

[14] Zheng H，Aziz H A，Nakanishi Y，et al. Oncogenic role of JC virus in lung cancer[J]. Journal of Pathology，2007，212（3）：306-315.

[15] Giuliani L，Jaxmar T，Casadio C，et al. Detection of oncogenic viruses（SV40，BKV，JCV，HCMV，HPV）and p53 codon 72 polymorphism in lung carcinoma[J]. Lung Cancer，2007，57（3）：273-281.

[16] 赵树艳，张丽娜，么建立. 肺腺癌患者血清游离脂肪酸水平改变的研究 [J]. 检验医学与临床，2015，17：2579-2581.

[17] 蒋梅. 预防癌症，请多素食 [J]. 肝博士，2014，6：42-43.

[18] Nitadori J，Inoue M，Iwasaki M，et al. Association between lung cancer incidence and family history of lung cancer：data from a large-scale population-based cohort study，the JPHC study[J]. Chest，2006，130（4）：968-975.

[19] Chlebowski R T，Anderson G L，Manson J E，et al. Lung cancer among postmenopausal women treated with estrogen alone in the women's health initiative randomized trial[J]. J Natl Cancer Inst，2010，102（18）：1413-1421.

[20] Chlebowski R T，Schwartz A G，Wakelee H，et al. Oestrogen plus progestin and lung cancer in postmenopausal women（Women's Health Initiative trial）：a post-hoc analysis of a randomised controlled trial[J]. Lancet，2009，374（9697）：1243-1251.

[21] 陆丽杰. 肺癌遗传易感性研究进展 [J]. 肿瘤研究与临床，2016，28（3）：203-206.

[22] Zhang D，Chen Z，Wang D C，et al. Regulatory T cells and potential inmmunotherapeutic targets in lung cancer [J]. Cancer Metastasis Rev，2015，34（2）：277-290.

[23] Domagala-Kulawik J. The role of the immune system in non-small cell lung carcinoma and potential for therapeutic intervention[J]. Transl Lung Cancer Res，2015，4（2）：177-190.

[24] Vetsika E K，Koinis F，Gioulbasani M，et al. A circulating subpopulation of monocytic myeloid-derived suppressor cells as an independent prognostic/predictive factor in untreated non-small lung cancer patients [J]. Research Journal of Immunology，2014，2014：659294.

[25] 陈锐，胡华成. K-ras 基因点突变在肺癌中的研究进展 [J]. 医学综述，2003，9（5）：277-279.

[26] 邵铭心，梁婷婷，马克威. EGFR 突变阴性 NSCLC 患者分子靶向治疗的研究现状 [J].

中国老年学，2015，35（13）：3782-3784.

[27] 周泉，李艳，童永清. 武汉地区非小细胞肺癌 EGFR 基因突变相关性研究 [J]. 职业与
健康，2016，32（5）：617-623.

[28] 李莹，田驰，王磊，等. 小分子表皮生长因子受体酪氨酸激酶抑制剂的研究进展 [J].
肿瘤药学，2016，6（2）：81-88.

[29] Mountain C F，Libshitz H I，Hermes K E. A handbook for staging，imaging，and lymph
node classification[M]. Houston：Charles P Young，2003.

[30] Collins L G，Haines C，Perkel R，et al. Lung cancer：diagnosis and management[J].
American Family Physician，2007，75（1）：56-63.

[31] Hamilton W，Peters T J，Round A，et al. What are the clinical features of lung cancer before the
diagnosis is made ? A population based case-control study[J]. Thorax，2005，60（12）：1059-1065.

[32] Vaporciyan A A，Nesbitt J C，Lee J S，et al. Cancer medicine[M]. Philadelphia：B C
Decker lnc Toronto，2000：1227-1292.

[33] Greene，Frederick L. AJCC cancer staging manual [M]. Berlin：Springer-Verlag，2002.

[34] Fong K M，Sekido Y，Gazdar A F，et al. Lung cancer • 9：Molecular biology of lung
cancer：clinical implications[J]. Thorax，2003，58（10）：892-900.

[35] Salgia R，Skarin A T. Molecular abnormalities in lung cancer[J]. Journal of Clinical
Oncology，1998，16（3）：1207-1217.

[36] Herbst R S，Heymach J V，Lippman S M. Molecular origins of cancer：lung cancer[J]. N
Engl J Med，2008，359（13）：1367-1380.

[37] Aviel-Ronen S，Blackhall F H，Shepherd F A，et al. K-ras mutations in non-small-cell lung
carcinoma：a review[J]. Clinical Lung Cancer，2006，8（1）：30-38.

[38] Devereux T R，Taylor J A，Barrett J C. Molecular mechanisms of lung cancer：interaction
of environmental and genetic factors[J]. Chest，1996，109（Suppl 3）：S14- S19.

[39] Engels E A，Wu X，Gu J，et al. Systematic evaluation of genetic variants in the
inflammation pathway and risk of lung cancer [J]. Cancer Research，2007，67（13）：6520-
6527.

[40] Wenzlaff A S，Cote M L，Bock C H，et al. CYP1A1 and CYP1B1 polymorphisms and risk
of lung cancer among never smokers：a population-based study[J]. Carcinogenesis，2005，
26（12）：2207-2212.

[41]　Son J W, Kang H K, Chae M H, et al. Polymorphisms in the caspase-8 gene and the risk of lung cancer[J]. Cancer Genetics and Cytogenetics, 2006, 169 (2): 121-127.

[42]　Yin J, Vogel U, Ma Y, et al. The DNA repair gene XRCC1 and genetic susceptibility of lung cancer in a northeastern Chinese population[J]. Lung Cancer, 2007, 56 (2): 153-160.

[43]　Tomoda K, Ohkoshi T, Hirota K, et al. Preparation and properties of inhalable nanocomposite particles for treatment of lung cancer[J]. Colloids Surf B Biointerfaces, 2009, 71 (2): 177-182.

[44]　Fan Y G, Hu P, Jiang Y, et al. Association between sputum atypia and lung cancer risk in an occupational cohort in Yunnan, China[J]. Chest, 2009, 135 (3): 778-785.

[45]　Vineis P, Hoek G, Krzyzanowski M, et al. Lung cancers attributable to environmental tobacco smoke and air pollution in non-smokers in different European countries: a prospective study[J]. Environmental Health, 2007, 6 (1): 7.

[46]　Politi K, Herbst R S. Lung cancer in the era of precision medicine[J]. Clin Cancer Res, 2015, 21 (10): 2213-2220.

第九章　四维医学模式与 AIDS

一、AIDS 概述

AIDS（Acquired immunodeficiency syndrome，获得性免疫缺陷综合征）即艾滋病，是由人类免疫缺陷病毒（Human immunodeficiency virus，HIV）引起的一种严重传染病。所谓"获得性"，是指该病不是由遗传因素决定而是后天获得的；"免疫缺陷"是指人体内抵抗感染和疾病的免疫机能出现异常。病毒特异性地侵犯并损毁 $CD4^+$ T 淋巴细胞（辅助性 T 细胞），造成机体细胞免疫功能受损或衰竭。感染初期可出现类感冒样或血清病样症状，然后进入较长的无症状感染期，继之发展为 AIDS 前期，最后出现各种严重机会性感染和恶性肿瘤等，即 AIDS[1]。

按照四维医学模式理论，影响疾病发生的因素主要有环境因素、遗传因素、稳态维持因素（包括狭义的免疫稳态维持能力和广义的机体稳态维持能力）及时间因素 4 类。AIDS 是由损伤性环境因素——HIV 病毒引起的，同时存在着机体对这种外源性损伤因素的保护能力（稳态维持能力）相对不足引起的一种疾病。是否容易感染和感染后的疾病状态（发病或者病毒携带）是受患者遗传易感性或抵抗因素、其他环境有利和不利因素及稳态维持因素（由遗传因素决定）的共同影响，并随着发病年龄和病程（时间因素）的变化，该病的进展和预后则处于动态变化之中。

自 1981 年在美国男同性恋中首次发现 HIV 以来，至 1991 年 5 月 1 日，全球艾滋病数就已累计达 35.9 万例；截至 2007 年底，全球 HIV 累计感染人数近 7000 万，AIDS 死亡人数约 3000 万[2]。截至 2015 年 1 月 31 日，我国报告现存活艾滋病病毒（HIV）感染者和 AIDS 患者共 508 864 例，其中存活 HIV 感染者 302 498 例，AIDS 患者 206 366 例，已死亡 160 288 例[3]。因此，艾滋病是继癌症后出现的又一致命性疾病。由于其传播性强，发病迅猛，病死率高，而被称为"超级癌症""世界瘟疫""金牌杀手"[4]。

二、AIDS 的病因

AIDS 的病因是一种来自于外界环境之中的病毒，这种病毒通过作用于人体而引起疾病。美国的科学家于 1981 年首先报道了一种能对人免疫系统产生破坏力的反转录病毒后，1983 年法国巴斯德研究所 Montagnier 等首先分离出一株病毒，当时命名为淋巴结病相关病毒（Lymphadenopathy associated virus, LAV）。1984 年美国 Gallo 等又从 1 名 AIDS 患者活体组织中分离出病毒，命名为嗜人 T 淋巴细胞病毒Ⅲ型（HTLV-Ⅲ），同年 Levy 又分离出 AIDS 相关病毒（ARV）。1986 年 7 月被国际病毒分类委员会将其统一命名为人类免疫缺陷病毒（HIV），又称艾滋病病毒。人类免疫缺陷病毒是 RNA 病毒，属反转录病毒科（Retroviridae）、灵长类慢病毒亚科、慢病毒属（Lentivirus）。迄今为止，已发现的人类免疫缺陷病毒有两种类型：人类免疫缺陷病毒 1 型（HIV-1）和人类免疫缺陷病毒 2 型（HIV-2）[5]。

HIV 病毒呈球形，直径为 100 ～ 120 nm，电镜下可见一致密的圆锥状核心，内含病毒 RNA 分子和酶（逆转录酶、整合酶、蛋白酶），病毒外层囊膜系双层脂质蛋白膜，其中嵌有 gp120 和 gp41，分别组成刺突和跨膜蛋白。囊膜内面为 P17 蛋白构成的衣壳，其内有核心蛋白（P24）包裹 RNA（图 9.1）[6]。

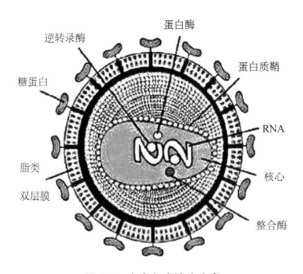

图 9.1　人类免疫缺陷病毒

HIV 基因组长 9.2～9.7 kb，含 gag、pol 和 env 共 3 个结构基因，并有至少 6 个调控基因（Tat，Rev，Nef，Vif，Vpu 和 Vpr）。在基因的 5′ 端和 3′ 端各有长末端重复序列（LTR）。HIV LTR 含顺式调控序列（元件），如启动子和增强子并含负调控区，它们控制前病毒基因的表达。

三、影响 AIDS 发病的因素

（一）环境因素

环境因素影响 AIDS 的发病。一方面，引起 AIDS 的病原体 HIV 为来自于环境中的病毒，而且环境因素对病毒本身有较大的影响。例如，56℃ 30 min 即可灭活 HIV，但是在室温保存 7 天后其仍保持活性；不加稳定剂的病毒在 −70℃ 冰冻即失去活性，而加入 35% 山梨醇或 50% 胎牛血清后，−70℃ 冰冻 3 个月其仍保持活性。另外，HIV 对消毒剂和去污剂亦敏感。例如，0.2% 次氯酸钠、0.1% 漂白粉、70% 乙醇、35% 异丙醇、50% 乙醚、0.3% H_2O_2 或 0.5% 来苏尔处理 5 min 后均能灭活该病毒；1% NP-40 和 0.5% Triton-X-100 可以灭活病毒而仍保留抗原性。但是，HIV 对紫外线、γ 射线有较强抵抗力[7]。另一方面，寒冷地区 AIDS 的发生率明显低于热带地区，正常生活方式的人低于生活方式不正常者，不存在其他感染如肺结核、EB 病毒或者人类巨细胞病毒（HCMV）感染者低于有相关病毒、细菌感染的患者等。器官移植后的患者在使用免疫抑制剂后其发生 AIDS 的概率也明显增加[8-10]。这都进一步说明了环境因素影响 HIV 的感染和 AIDS 的发生和发展。

（二）遗传因素

遗传因素对 HIV 的感染与 AIDS 的发生和发展具有重要作用。这不但体现在遗传因素的变化可以增加 HIV 感染与 AIDS 发生的可能，也体现在其可能降低 HIV 感染与发病的可能性。杀伤细胞免疫球蛋白样受体（KIR）是 NK 细胞表面一类重要的识别受体，它们通过特异性识别 HLA-I 类分子，进而调节 NK 细胞的活性，在 NK 细胞识别"自己"与"非己"及杀伤功能的调节中起着极其重要的作用，因而对病原体感染、自身免疫性疾病、骨骼移植排斥、肿瘤等疾病的发生发展有很大的影响[10-14]。

KIR 基因家族包含了 14 个功能性框架基因和 2 个假基因。功能性 KIR3DL1 框架基因编码抑制型受体，与靶细胞表面的 HLA-Bw4-80I 结合，传导抑制信号[15]。另外，KIR 及 HLA 基因复合体均具有高度多态性[16]。其分子遗传多态性主要体现在等位基因、单倍型组成、群体差异等不同层次[17]。

研究显示 KIR 及 HLA 基因是影响 HIV 感染后疾病进程的重要因素[18]。例如，有研究发现活化性基因 KIR3DS1 与 HLA-Bw4-80Ile 联合表达与延缓疾病进展相关[19]；另有研究显示联合表达抑制性基因 KIR3DL1 和 HLA-B*57（包括 HLA-Bw4-80Ile）有显著的保护作用[20]；还有研究发现 HLA-Bw4 纯合子与延缓疾病进展和维持正常水平的 CD4$^+$ T 淋巴细胞显著相关[21]。

研究也发现，一些个体尽管多次暴露于 HIV，但是这些个体并没有感染 HIV。一个奇特的现象是这类个体血液中的 NK 细胞数量明显增加。进一步的研究发现 MHC-I 类分子和 KIR3D 基因型与 AIDS 的进展速度明确相关[22]。其中激活的 NK 细胞受体 KIR3DS1 纯合子可能会促进 NK 细胞的功能活性，并能增强个体对 HIV 感染的抵抗能力[23-24]。孙峥嵘等[25]首次对中国 HIV/AIDS 患者的 HLA-I 类分子等位基因与 HIV-1 感染相关性进行研究后发现：中国 HIV 感染者 HLA-B35 的等位基因频率明显高于正常对照，经校正后差异仍有显著性，这可能与 HIV 感染的易感性有关。提示等位基因 HLA-B35 可能是 HIV-1 感染的易感基因或与致病基因连锁。这些研究表明一些基因的变化会减缓 AIDS 的发生和发展[26]。

但是，与上述的研究结果相反，一些遗传因素对 AIDS 的进展速度具有不良影响。例如，某些 MHC 单倍型可能较早发生获得性免疫缺陷综合征[27]。

总之，遗传因素对 HIV 的发病起着非常重要的作用。而且遗传因素既存在着有利于 HIV 感染的方面，也存在着不利的方面；同时，遗传因素既涉及 HIV 的靶细胞，也和其他非直接相关的细胞及系统相关。

（三）稳态维持因素

正常情况下，机体的免疫系统自主而有序地清除那些进入体内的外来物，体内也不存在 HIV。但是，在外源性 HIV 通过某种途径如血液等进入体内时，为了维持人体正常的生理环境和稳态，保护免疫系统的正常功能，人体将会出现一系列的功能性变化以消灭和拦截 HIV 病毒。在此过程中，人体维持稳态维持系统的反应强烈程度、迅速程度、能力强弱、持续时间都将是人体能否完成对 HIV 清除的重要方面。

HIV 是人类 AIDS 的病原体，其感染机体后造成的主要免疫病理改变包括：CD4$^+$ T 淋巴细胞数量下降、功能改变及机体异常免疫激活。CD4$^+$ T 淋巴细胞的大量丢失，是 HIV 感染发病机制的主要原因之一，这使得机体免疫系统没有足够数量的辅助性 T 细胞参与抵抗机会性感染和肿瘤的发生[28-29]。近年来，大量的临床研究发现经典的 CD4$^+$ T 淋巴细胞减少研究模型学说已不能完全解释 AIDS 免疫发病机制[30]。进一步的研究发现过度的免疫活化是 HIV 感染的第二个重要的发病机制。

免疫激活源于各种外源性抗原物的刺激，包括 HIV、其他病原微生物及其产物等。许多研究证实细胞免疫激活不仅是引起 AIDS 相关免疫功能障碍发生的主要原因，还会增加 HIV 感染者特别是 CD4$^+$ T 淋巴细胞 < 200 个 /μL 初治患者非 HIV 相关疾病的发病风险[30-31]。

为了抑制过度的免疫激活，体内存在着一类调节性 T 细胞（CD4$^+$CD25$^+$Foxp3$^+$T 细胞，Treg 细胞），这是一种能够抑制过度免疫活化的细胞，对机体免疫稳态的维持发挥有利的作用。例如，双阴性 T 细胞（Double-negative T cells，DNT），这是体内存在的一类既不表达 CD4$^+$ 分子也不表达 CD8$^+$ 分子的细胞，其调节性 T 细胞的功能已经在自身免疫和移植的小鼠模型中得到了证实[32-33]。最近的研究表明：SIV 感染白眉猴后，DNT 细胞能够补偿 CD4$^+$ 辅助性 T 细胞，使得感染 SIV 的白眉猴保持不发病[34-35]。梁骑等[36] 研究发现低水平的 DNT 细胞对 HIV 感染后疾病进展没有保护作用。HIV-1 感染中 DNT 细胞比值和 CD4$^+$ 细胞计数呈负相关，DNT 细胞比值在病毒载量高组患者中明显高于病毒载量低组患者，提示 DNT 细胞与疾病进展呈负相关。但是到目前为止，DNT 细胞在 HIV 感染中的作用机制尚不完全清楚。除此之外，金鑫等[37] 的研究发现 NKT 细胞高表达 CCR5（C-C chemokine receptor type 5），其所占 T 淋巴细胞的百分率在急性 HIV 感染期显著减少，且随疾病进展数量不断下降。中国 HIV/AIDS 患者 NKT 细胞数量在疾病末期显著下降，与疾病进展相关。而中国缓慢进展者维持高水平 NKT 细胞数量可能为其疾病缓慢进展的原因之一。这提示可能是中国人群特定的遗传背景可以使得 NKT 细胞能长时间维持较高的水平，导致了这种变化，但是具体情况还不清楚。

因此，正常的免疫激活与免疫应答是机体针对外源性感染和非我识别重要机制，是机体维持自我平衡和免疫稳态的一种代偿性调节（稳态维持）机制。而过度的免疫激活与免疫应答则可能会起相反的作用。越来越多的研究表明，免疫激活与免疫应答在整个 AIDS 免疫发病机制和疾病进程中发挥着重要作用。这进一步体现了机体免疫稳态维持在 HIV 感染及 AIDS 形成中的重要作用。这是狭义的稳态维持，只是针对 HIV 而形成的免疫稳态维持。事实上，当 HIV 的侵入和组织损伤达到一定程度时，局部的和免疫系统本身的稳态维持已经无济于事，必须整个机体被动员起来，才有可能维持机体的稳态。一旦整个机体的稳态维持系统也无法维持机体的稳态时，将可能会出现机体稳态的丧失和崩溃，最终导致机体严重的病理性变化，直至死亡。

（四）时间因素

目前国内外关于 HIV 感染者疾病进展影响因素的相关研究，大都涉及年龄因素。已有的研究发现感染 HIV 时的年龄在艾滋病疾病进展过程中起到重要作用。国外研究显示，感染 HIV 时的年龄与疾病进展呈正相关，具体表现在 HIV 感染时的年龄越大，AIDS 的发病危险越大，相应的潜伏期就越短，生存期也越短[38]。Kholoud 等[39]对感染时的年龄进行量化，将 HIV 感染者分为 16 ～ 19 岁、20 ～ 29 岁、30 ～ 39 岁、40 ～ 49 岁、50 岁及以上 5 个组，发现年龄越大，AIDS 快速进展者越多，且年龄是影响 AIDS 进程的独立影响因素。感染后 5 年的发病率分别为 4.2%、16.9%、20.6%、31.9%、36.2%。欧洲的一项研究[40]显示，HIV 感染者血清阳转年龄为 15 ～ 24 岁时，其中位潜伏期为 11.0 年，中位生存时间为 12.5 年；而年龄为 45 ～ 54 岁时，其中位潜伏期为 7.7 年，中位生存时间为 7.9 年。可见，感染 HIV 时年龄（时间因素）是影响潜伏期和生存时间的重要因素。而病程对疾病的影响则不言而喻，时间越长死病率越高，直至全部死亡[41-42]。

因此，时间因素是 HIV 感染和 AIDS 形成中非常重要的因素。对 HIV 感染和 AIDS 发病机制的研究，必须考虑时间因素即年龄和病程等的影响，结果才可能更可靠，才可能在 AIDS 的诊断、治疗、预后和预防中做出准确、有效的判断。

四、AIDS 的发病机制

HIV 感染后的发病机制可归纳如下：① HIV 侵入人体后首先与细胞表面含有 CD4 受体的 CD4⁺ T 淋巴细胞结合，进入细胞然后进行复制，部分整合于细胞染色体 DNA 中成为潜伏型；②机体细胞免疫和体液免疫对 HIV 的抵抗作用，使感染初期的 HIV 低水平复制；③在其他因素的影响下，如使用免疫抑制剂等造成机体的抵抗能力下降时，潜伏的 HIV 被激活而大量复制，广泛侵入 CD4⁺ T 淋巴细胞，使 CD4⁺ T 淋巴细胞、单核－巨噬细胞、B 淋巴细胞、CD8⁺ T 淋巴细胞和 NK 细胞等功能受损，导致整个免疫功能缺陷，最终发生一系列顽固性机会感染和肿瘤的发生[43-44]。

在这个过程中，存在着外源性的 HIV 及其他环境（损伤性和保护性）因素、遗传因素（易感基因和保护基因）及机体的抵抗能力（狭义的和广义的稳态维持能力）3 种因素，这 3 种因素将随着第 4 种因素（时间因素）的变化而处于动态变化之中。与此相对应，在 AIDS 发病的过程中，则存在着机体免疫能力（机体免疫稳态维持能力和整个机体的稳态维持能力）相对强于、相似于及相对弱于病毒的侵袭能力，而在临床上则表现为未感染状态（感染后病毒被人体完全清除或体液中检测不到病毒复制）、无症状携带者（病毒有低水平复制，但是局限在一定范围且并不发病）及发病状态（在某些诱因条件下，病毒大量复制），下面将分别进行阐述。

（一）机体免疫稳态维持能力相对强于病毒的侵袭能力

如果感染 HIV 病毒后人体的免疫能力很强大，则 HIV 病毒会被人体完全清除或体液中根本检测不到 HIV 病毒的复制。当然如果出现这种情况，我们无法证明其感染了 HIV 病毒。除非进行人体试验，但是这是不符合医学伦理学的。事实上，既然那么多的 AIDS 患者，如果一接触病毒即感染，那么估计全世界的 AIDS 患者不可能就几千万这么少了[2]。当然，这种情况包括接触的病毒极少和 / 或机体的免疫能力极其强大 3 种可能性。

正常情况下，人体的免疫稳态维持能力的强弱是由遗传因素决定的。例如，有些研究发现某些基因或基因型有助于增加人体对 HIV 的抵抗力，或者说可以使得机体感染 HIV 的概率下降。近来的一项研究发现一些牛皮癣患者存在着一些基因变异，这些基因变异对患者感染 HIV-1 具有保护作用，即可以减少 HIV 的感染 [45]。而有些个体的某些遗传变异则导致其对 HIV 的抵抗力下降。这种因素虽然可能是机体某种异常所导致的免疫能力增加或减弱，但是也从侧面反映了不同人免疫能力完全可以存在明显的差别。因此，如果免疫能力足够强大，那么同样是可以防止 HIV 感染的。因而对遗传因素在免疫能力方面的作用要给予足够的重视。

另外，良好的或者不良的环境因素也对 HIV 感染与否有很大的有益或者不良的影响。结合遗传因素和稳态维持因素，其综合结果的相对强弱决定了人体是清除 HIV 保持健康状态还是感染 HIV 并逐渐发展为 AIDS。

（二）机体免疫稳态维持能力相似于病毒的侵袭能力

机体感染 HIV 的初期，HIV 致敏淋巴细胞后，可产生特异性细胞毒性 T 细胞（CTL），表达 HIV 抗原成分的细胞可被 CTL 破坏，HIV 被杀伤或清除；NK 细胞可在 HIV 抗体的介导下，通过抗体依赖性细胞的毒性细胞（ADCC）的作用来破坏表达 HIV 的细胞。这样免疫反应就可清除血循环中部分感染细胞的 HIV，并限制 HIV 感染新的细胞，使 HIV 感染者长期处于无症状状态。在此阶段，机体免疫稳态维持能力相似于病毒的侵袭能力，体内的 AIDS 保持低水平复制状态，细胞和组织可能会受到轻微的损伤，但是损伤并没有占主要地位 [46]。理论上，这种损伤虽然暂时是轻微的，但是长期损伤的累积所造成的后果也是很严重的，尤其是随着环境和年龄等的变化，机体的免疫能力下降时，将存在着 HIV 暴发并进入 AIDS 期的潜在的巨大危险。

（三）机体免疫稳态维持能力相对弱于病毒的侵袭能力

如果机体免疫稳态维持能力相对弱于病毒的侵袭能力，即机体免疫稳态维持能力与病毒的侵袭能力相互作用的结果是病毒取得了相对的优势，主要表现在机体的免疫稳态维持能力下降和 / 或病毒致病能力的增强 3 个方面，则可能导致 HIV 感染和 AIDS 的形成，其具体机制如下。

1. 机体免疫稳态维持能力下降

（1）HIV 感染引起的免疫抑制

HIV 对 CD4 细胞（包括辅助性 T 细胞、单核细胞及巨噬细胞等）有特殊的亲嗜性。HIV 借助 gp120 与靶细胞表面的 CD4 分子结合，在 gp41 的协助下进入细胞内，使细胞受到感染。感染后，辅助性 T 细胞的功能异常或缺乏，白介素（如 IL-2）等细胞因子产生减少，对同种异型抗原的反应性减低及对 B 细胞的辅助功能减低等。正是由于这种免疫抑制作用，使得机体的免疫能力下降，才可能导致出现各种细菌和病毒感染及免疫监视功能异常导致出现肿瘤[47-48]。

（2）HIV 感染致 CD4+ 辅助性 T 细胞减少

T 细胞的数量异常主要是 CD4+ 辅助性 T 细胞的数量减少，当 CD4+ T 细胞数量减少至 $200 \times 10^{6[47-48]}$/L 以下时，则易发生机会性感染或肿瘤[49-50]。根据已知的研究结果，HIV 感染导致 CD4 细胞减少的机制可能有如下几种[51-53]。

①免疫反应性损伤：由于 HIV 感染的主要是 CD4+ T 细胞，当 HIV 感染引起的免疫反应（包括 CTL、ADCC 等）持续存在或过强时，即可导致 CD4+ T 细胞减少以至耗竭。

② HIV 的直接致细胞病变作用：HIV 感染可通过其直接致细胞病变作用，导致细胞死亡。当受染的 CD4+ T 细胞的 HIV-env 基因呈高表达时，通过包膜糖蛋白（gp120 和 gp41）的介导，与邻近正常的 CD4+ T 细胞融合，形成多核巨细胞即合胞体细胞。合胞体细胞一般在形成后 48 小时内死亡和溶解。胸腺及外周血 T 细胞前体也可由于 HIV 感染而不能增殖及补充成熟 T 细胞群致后者数量减少。

③细胞凋亡：大量研究证实，HIV 及其产物均可诱导产生细胞凋亡。gp120/gp41 可增加活化的 CD4+ T 细胞的凋亡率。包膜蛋白通过 CD4 受体的信号传递诱导 T 细胞凋亡。通过辅助受体 CXCR4 的信号传递也可诱导其凋亡，这可能是通过 p38 依赖的信号传递而触发的。

④超抗原效应：一个病毒蛋白可能刺激并最终耗竭大量带有特异 T 细胞受体的 CD4+ T 淋巴细胞。

⑤无辜伤害：游离的 gp120 与未感染的 CD4+ T 细胞表面的 CD4 分子结合，使其受免疫攻击，而被无辜伤害。

⑥产生减少：HIV 感染造血干细胞或 HIV 感染致胸腺功能耗损，而引起 CD4+ T 细胞产量减少。

（3）HIV 感染对其他免疫细胞的影响

HIV 感染所致免疫功能的损害，不仅是 CD4+ T 淋巴细胞被破坏，其他免疫细胞也不同程度地受到影响[54-56]。

①单核巨噬细胞：因其表面也具有 CD4 受体，所以也易被 HIV 侵犯，但其感染率远远低于 CD4⁺ T 淋巴细胞。研究发现被 HIV 感染的单核巨噬细胞有播散 HIV 感染的作用，它可以携带 HIV 进入中枢神经系统。在脑细胞中受 HIV 感染的主要是单核－巨噬细胞，如小胶质细胞。HIV 感染的单核－巨噬细胞释放毒性因子可以损害神经系统。当一定数量的单核－巨噬细胞功能受损时，就会导致机体抗 HIV 感染和其他感染的能力降低。另外，CD4⁺ T 淋巴细胞功能受损，也和单核－巨噬细胞功能损害有关。

② CD8⁺ T 淋巴细胞：CD8⁺ T 淋巴细胞有对 HIV 特异的细胞溶解能力。在 HIV 感染初期，具有抑制病毒复制和传播作用，当 CD8⁺ T 淋巴细胞功能受损时 HIV 感染者病情开始发展。在 HIV 感染的进展期，HIV-1 特异的 CTL 的数目进行性减少，说明 CD8⁺ T 淋巴细胞对 HIV 特异的细胞溶解活力丧失，可能与 CTL 减少有部分关系。HIV 选择性变异和由于 CD4⁺ T 淋巴细胞的破坏也是促使 HIV 特异性细胞溶解活力丧失的原因。

③ B 淋巴细胞：HIV 感染后，可通过多克隆抗体激活 B 淋巴细胞，使外周血液中 B 淋巴细胞数量增加，分泌免疫球蛋白，使 IgG 和 IgM 的水平增高。同时，B 淋巴细胞对新抗原刺激的反应性降低。因此，在 HIV 感染进展时，化脓性感染增加，而对流感 A 病毒疫苗和乙肝疫苗的抗体反应降低。HIV 感染后，B 淋巴细胞多源活化的机制不明，可能是由于缺乏正常 T 细胞的调节，B 淋巴细胞被 Epstein-Barr 病毒激活，或 HIV 直接激活 B 淋巴细胞。

（4）其他因素的影响

如果机体的免疫能力足够强大，那么 HIV 感染常潜伏多年而不发展成 AIDS。一旦机体受到某些环境因素的影响，如 HCMV、EB 病毒或其他的病毒感染，或吸食毒品后，淋巴细胞及单核－巨噬细胞被激活，其内的前病毒即开始转录和复制，造成大量的 CD4⁺ T 淋巴细胞及其他免疫细胞损伤和耗竭，从而影响机体的免疫稳态维持能力。

此外，遗传因素也可影响 HIV 发展成 AIDS 的速度。例如，某些 MHC 单倍型可能较早发生 AIDS，这些 MHC 连锁的基因簇就可能是 AIDS 发病机制中的一个重要影响因素[17]。

2. 病毒致病能力增加

HIV 抗原变异及毒力变异对 AIDS 的发病具有非常重要的影响。由于整合在宿主细胞染色体内的前病毒需借助于宿主细胞的转录和翻译体系进行转录和翻译，因而子代病毒极易发生变异。尤其是病毒的外膜区域。由于 HIV-1 的复制速度非常快，每天有 $10^{10} \sim 10^{12}$ 个病毒释放入血。据估计每 10 000 次转录中有 1 次错配，则每日约产生 10^7 个变异的病毒颗粒。HIV 变异株能逃避特异的体液及细胞免疫的攻击[57]。

此外，在感染过程中变异株的毒力也在变，毒力不同可能影响疾病的进程及严重性。在感染早期，HIV 复制缓慢，不诱生合胞体，系低毒力变异株。而在感染后期，虽然仍无症状，但 T 细胞数量逐渐减少，且可见到复制快、诱生合胞体的高毒力变异株[58]。

总之，无论是 HIV 变异导致免疫逃避还是毒力增加，最终结果都是 HIV 致病能力的增加并超过了机体的免疫稳态维持能力，从而导致 HIV 感染和 AIDS 的形成。

五、AIDS 的病理变化

AIDS 的病理变化呈多样性、非特异性，主要表现为机会性感染引起的病变、淋巴结病变及中枢神经系统病变。其病理变化的主要原因与免疫能力相对低下有关，而免疫能力低下则主要是由于环境因素、遗传因素、机体的代偿性调节（机体稳态维持能力）因素决定。不同时间点和不同程度的免疫力低下会出现不同的病理表现。例如，早期可能主要是机会性病原体感染，而晚期或者长期的免疫力低下可能会导致肿瘤等严重的组织损伤，如淋巴结的反应性病变和肿瘤性病变（卡波齐肉瘤及其他淋巴瘤等）、中枢神经系统的胶质细胞增生、灶状坏死、血管周围炎性浸润、合胞体形成及脱髓鞘现象等[59-61]。这些病理现象的出现是发病机制的微观及宏观体现，并与之相对应。而内在的根本性决定因素则在于环境因素、遗传因素、稳态维持因素与时间因素这"四维"的具体特征。也就是说，AIDS 的病理变化是按四维医学模式的方式运行的，"四维"因素的变化决定了 AIDS 的病理特征。

六、AIDS 的临床表现

AIDS 患者是否出现症状与体征、出现什么样的症状与体征，是 HIV 进入人体后，由 HIV 与人体各系统尤其是免疫系统及机体的稳态维持系统相互斗争的结果决定的。也就是说 AIDS 患者出现什么样的临床表现是由外源性的 HIV 病毒、其他环境与遗传不利因素和有利因素及机体稳态维持系统功能的强弱共同决定的。

HIV 本身并不会引发任何疾病，但是当免疫系统被 HIV 破坏后，人体由于抵抗能力过低，从而罹患多种感染性疾病及肿瘤等。在发展成为艾滋病患者以前，可以没有任何症状，发展后则会由于实际感染的病原体等不同，临床表现多种多样。

HIV 感染人体后，部分病例产生类似单核细胞增多症的表现；部分成为带病毒者，无临床症状；部分经 6 个月至 4 年或更长潜伏期进展成为典型的 AIDS 患者。

潜伏期的长短依据感染者的年龄（时间因素），感染途径、感染病毒量及种类（环境因素），抵抗能力的大小（稳态维持能力），是否易感（遗传损伤因素和保护因素），以及其他环境因素（环境损伤因素和有利因素）等的不同而有明显差别，一般是 2 ～ 15 年，平均为 8 ～ 10 年。儿童的潜伏期相对较短，平均为 12 个月 [62]。

根据临床进展及预后指标，将 HIV 感染分为 4 个阶段：急性 HIV 感染期、无症状 HIV 感染期、获得性免疫缺陷综合征前期及获得性免疫缺陷综合征期。与这 4 个阶段相应地存在着 4 种不同的环境因素、遗传因素、机体代偿性调节（稳态维持因素）和时间因素（病程与年龄等）。如果能应用四维医学模式理论对临床表现进行分析必将能对 AIDS 临床表现有更准确的把握度。

（一）急性 HIV 感染期

急性 HIV 感染期的症状为非特异性。感染 HIV 后 1 ～ 6 周，53% ～ 93% 的感染者出现急性症状，主要临床表现有发热、乏力、肌痛、厌食、恶心、腹泻和无渗出性咽炎，部分患者出现头痛、畏光和脑膜刺激征。1/4 ～ 1/2 的感染者躯干出现皮疹，可以是斑丘疹、玫瑰疹或荨麻疹。少数感染者可出现脑炎、周围神经炎和急性多发性神经根炎。颈、腋、枕部淋巴结肿大，偶有肝脾肿大，个别患者有口腔、食管溃疡或念珠菌感染。症状多在 1 个月内消失。出现症状后 2 ～ 4 周，机体 HIV 抗体逐渐阳转。从感染到血清阳转的时间，称为"窗口期"，一般为 4 ～ 8 周。

在此期，人体主要是针对 HIV 进行初步的代偿性对抗反应和稳态维持反应。HIV 侵犯免疫细胞和免疫系统，机体的免疫细胞为维持机体的稳态则会通过如 NKT 细胞等进行病毒清除和抗原递呈，进一步引起体液免疫反应。这个过程中涉及免疫细胞的破坏和单核细胞等的增多，因而会出现一些相应的症状和体征[63-65]。

（二）无症状 HIV 感染期

无症状 HIV 感染期的特点为症状缺如，但少数感染者有持续性全身淋巴结肿大，常为对称性，以颈、枕和腋部多见，淋巴结直径 > 1 cm，无自觉痛和压痛。感染者的病毒载量稳定在较低水平，CD4$^+$ T 淋巴细胞数进行性减少。成人无症状感染期一般为 7 ～ 10 年，此期 HIV 抗体阳性。

由于人体产生了对 HIV 的代偿性调节作用，HIV 在短期内并不能完全战胜人体的抵抗能力，人体在维持着对 HIV 的免疫反应[66]。但是由于大部分情况下，HIV 存在着高度变异的可能性；相反，人体遗传因素决定的已有的抵抗能力、代偿性调节能力已经先天决定因而不可以产生突破自身限制的增强性变异，而且似乎环境和遗传因素中的损伤性因素总是多于保护性的因素（也许这样才可能会出现 AIDS），其结果只能是 HIV 的胜利。换句话说，HIV 更具有活力和更强的生存能力。相反，人体已经被先天决定而能力有限，后天缺乏更强程度的调节能力，最终结果只能是病毒取得胜利。而且，在 HIV 与人体的斗争过程中，人体的免疫系统和相关细胞不断地被破坏、消耗，长期累积以后，最终也必然产生二者实力的逆转，人体的失败似乎是注定的。除非有特异的手段和药物等能杀伤 HIV 或者增强人体的免疫能力与机体的稳态维持能力，才有可能使机体长期处于无症状期或痊愈。

（三）AIDS 前期

感染者出现持续或间断性的全身症状和"轻微"的机会性感染，即表现为 AIDS 相关综合征（AIDS related complex，ARC）。ARC 指 HIV 阳性患者出现一系列相关的症状（如淋巴结肿大、盗汗、发热、腹泻等），但其程度还够不上诊断为 AIDS。此时感染者血浆病毒载量开始上升，CD4$^+$ T 淋巴细胞数目减少速度明显加快，往往降至 200/μL 以下[67]。此期的出现，意味着人体已经开始在与 HIV 的斗争中处于相对弱小的地位了，致病因素越来越强，而人体的抵抗能力则越来越弱，除非有更强的环境、遗传因素可以杀伤病毒和 / 或引起人体抵抗能力增加，否则疾病的进一步发展恶化是必然的结果。

（四）AIDS 期

AIDS 期患者血液中 HIV 病毒载量大于数万 /mL，$CD4^+$ T 淋巴细胞明显下降，细胞免疫功能严重缺失，造成致死性机会性感染和恶性肿瘤的发生，也可有消耗综合征和痴呆。主要包括革兰阳性或阴性菌、结核杆菌及鸟 - 胞内分枝杆菌等细菌性感染；单纯疱疹病毒、水痘 - 带状疱疹病毒、EB 病毒、巨细胞病毒和肝炎病毒等病毒性感染；卡氏肺孢子虫、念珠菌、隐球菌和组织胞浆菌等真菌感染。其中，卡氏肺孢子虫肺炎是艾滋病患者死亡的常见原因之一。恶性肿瘤主要有卡波西肉瘤、淋巴瘤、侵袭性宫颈癌等 [68-70]。

HIV 感染发展到这个阶段，对于 HIV 而言，适合的环境必然会产生无休止的繁殖和生长。这里只存在自然选择的规则，即按照四维医学模式理论中所提出的环境因素、遗传因素与机体稳态维持因素的综合强弱来确定结果，并依据时间的变动而动态呈现。事实上，真正的规则是强者为尊，适者生存，直至人体死亡，HIV 生存环境的消失。

七、AIDS 的诊断

对于已经发展至 AIDS 阶段的患者的诊断，已经有明确的诊断标准。例如，凡出现长期不明原因发热、全身不适、腹泻、关节肌肉疼痛等症状；红斑样皮疹、全身淋巴结肿大等体征；或出现常人不易感染的疾病及淋巴细胞亚群检查显示 $CD4^+$ T 淋巴细胞减少，CD4/CD8 细胞比例倒置时，应结合患者的流行病学资料、病原学检查等，本病不难诊断 [71]。

至于早期诊断，由于本病是外源性感染，是单个致病因素导致的疾病，因此，只要结合病史和病原学检查，可以很好地进行早期诊断。

八、AIDS 的治疗原则与策略

目前认为，对急性 HIV 感染和无症状 HIV 感染无须抗 HIV 药物治疗，只需注意休息，加强营养和劳逸结合，但要避免传染他人。对于艾滋病患者的综合性治疗主要包括以下方面：针对病因的抗病毒化疗，主要采用高效抗逆转录病毒治疗（Highly active antiretroviral therapy，HAART），即鸡尾酒疗法；重建机体免疫的免疫治疗及使用治疗性疫苗；治疗艾滋病相关的并发症（机会性感染、肿瘤等）；支持治疗和护理、心理咨询等[72-74]。

通过从四维医学模式角度对 HIV 感染和 AIDS 发病机制进行分析后可以明确，AIDS 的发生和发展是由于机体的代偿性调节能力低于 HIV 的感染和致病能力所致。因此，在该病的治疗中就应该针对这两个方面设计治疗原则和选择治疗药物。具体则要按照四维医学模式去进行。

第一，要注意增加环境有利因素和减少环境不利因素。第二，由于无论是遗传有利因素还是遗传不利因素均已经先天决定，那么如何更大限度地促进遗传有利因素的作用而抑制遗传不利因素的作用就很重要。例如，抑制不利基因的表达而促进有利基因的表达等。这里强调的不但是要重建免疫系统，而且要过表达免疫系统，强化免疫系统的功能。第三，还要注意怎样才能更有效地增加机体的代偿性调节能力（稳态维持能力）。例如，促进 NKT 细胞的增加、抗原的快速递呈和抗体的有效产生等。第四，针对不同年龄阶段和不同疾病发展阶段，依据 HIV 的特征而采用不同的药物和治疗手段。尤其是在疾病发病的早期阶段，并不能如现在的一些认识，即"对 HIV 慢性感染者，一般认为，应该结合感染者的病毒载量、CD4 细胞计数和临床表现而定""CD4 细胞计数 ≤ 350/μL 时应开始治疗"[75-76]，而是应该在疾病的早期尽可能地增加机体免疫系统的抵抗能力和代偿性调节能力，并保持免疫系统对于 HIV 的高压状态，使得机体的免疫系统一直处于绝对的优势状态，从而全面压制 HIV 病毒的复制，并尽可能地将 HIV 消灭在早期阶段。

AIDS 的病死率之所以极高，一个非常重要的原因是 HIV 侵犯的是机体的免疫系统，而且 HIV 变异极大，而更重要的方面则在于人体基因的相对稳定和不可变（即使改变也主要是基因表达量的一些代偿性调节）。如何才能对人类特定基因的表达进行人为的自由的控制，是治疗此类疾病非常关键的一步。因此，在治疗药物方面，除了目前所用的中药、西药和疫苗等外，基因治疗可能将是一个非常重要的方向。主要是针对 HIV 开发出抑制性的和针对人体的免疫系统开发出促进性的基因药物，才有可能对 HIV 进行有效的治疗和控制。

总之，要从疾病发生的环境因素、遗传因素、稳态维持因素这 3 个方面着手，考虑并结合时间因素的变化，最大限度地防止 HIV 感染加重及其引起的一系列并发症，才能达到延缓疾病的发展和延长生命的目的。

九、AIDS 的预后

AIDS 病情险恶，病死率高。在出现症状一定时间内，几乎 100% 死亡。据统计在确诊后 1 年内死亡者为 36%，2 年内死亡者为 51%，3 年存活率为 4.2%，4 年存活率仅 1.4%。并发肾脏病变者，病情发展更为迅速，可迅速死亡。抗原检测阳性及血培养 HIV 阳性者预后均差。实际上有不少患者在确诊前即已死亡 [77]。

近年来，AIDS 患者自感染至症状出现经过的时间不断延长，这可能与诊断技术提高，患者发现越来越早有关。

AIDS 患者存活时间方面，不同研究在不同地区调查所得的结果不完全相同。一般而言，存活时间的长短与卫生保健水平、感染时间、最初诊断疾病有关 [78-79]。另外，为了能最大限度地改变 AIDS 患者的预后，应该尽量从四维医学模式所提供的 4 个方面，增加有利于机体恢复健康和抵抗力及对 HIV 不利的因素，减少不利于机体恢复和抵抗力及对 HIV 有利的因素，这不但对于疾病的治疗有利，而且对于改善预后和延长患者存活时间也起着重要的作用。

十、AIDS 的预防

我国目前 AIDS 的发现登记情况还只是冰山一角，不容乐观。大多数艾滋病病毒感染者隐匿在正常人群中有意或无意地传播艾滋病病毒。早发现、早干预可以防止或减少二代传播，早期治疗可控制并维持 HIV 的低复制，延缓或防止其破坏免疫系统，大大延缓艾滋病的发病和死亡。

由于 AIDS 主要通过性接触、注射、血或血制品及围产期等途径传播，尤以注射吸毒和性传播更为严重。因此，预防原则首先是避免直接接触 HIV 感染者的血液、唾液、泪水、乳汁、尿液、粪便、精液及阴道分泌物等，从而防止病毒的直接接触 [80]。其次，增强体质和身体的抵抗能力，对于免疫能力较为低下的人群和年老体弱的人群，一定要加倍注意防范。最后，要注意减少各种有可能会降低身体抵抗能力的环境因素。

参考文献

[1]　殷大奎. 中国艾滋病流行与防治对策 [J]. 中国艾滋病性病，1998（4）：145-147.

[2]　李文军，蒋雪梅，刘新泳. 全球艾滋病最新流行状况 [J]. 中华传染病杂志，2009，27（8）：506-508.

[3]　中国疾病预防控制中心性病艾滋病预防控制中心性病控制中心. 2015 年 1 月全国艾滋病性病疫情及主要防治工作进展 [J]. 中国艾滋病性病，2015（3）：549.

[4]　林鹏. 艾滋病流行病学 [J]. 华南预防医学，2004，30（1）：65-68.

[5]　Ndour M，Sow P S，Coll-Seck A M，et al. AIDS caused by HIV1 and HIV2 infection：are there clinical differences？Results of AIDS surveillance 1986-1997 at Fann Hospital in Dakar，Senegal[J]. Trop Med Int Health，2000，5（10）：687-691.

[6]　金宁一. HIV 基因结构及其疫苗研究 [J]. 中国病毒学，1997（4）：285-294.

[7]　曾毅. 艾滋病毒及其有关病毒 [M]. 天津：南开大学出版社，1999.

[8]　Bruchfeld J，Correia-Neves M，Källenius G. Tuberculosis and HIV Coinfection[J]. Cold Spring Harb Perspect Med，2015，5（7）：a017871.

[9]　Aramă V，Mihăilescu R，Rădulescu M，et al. Clinical relevance of the plasma load of cytomegalovirus in patients infected with HIV：a survival analysis[J]. J Med Virol，2014，86（11）：1821-1827.

[10]　Miró J M，Blanes M，Norman F，et al. Infections in solid organ transplantation in special situations：HIV-infection and immigration[J]. Enferm Infecc Microbiol Clin，2012，30（Suppl 2）：76-85.

[11]　郭晓明，陈阿梅. 杀伤细胞免疫球蛋白样受体 [J]. 内蒙古医科大学学报，2005，27：36-38.

[12]　Boulet S，Kleyman M J，Kamya P，et al. A combined genotype of KIR3DL1 high expressing alleles and HLA-B*57 is associated with a reduced risk of HIV infection[J]. Aids，2008，22（12）：1487-1491.

[13]　陈鸥，崔晨，赵彬，等. 杀伤细胞免疫球蛋白样受体基因多态性与艾滋病疾病进程关系 [J]. 免疫学杂志，2013（3）：234-238.

[14]　陈达香，邓志辉，喻琼. KIR3DL1 分子遗传多态性及其与疾病关联的研究进展 [J]. 实

验与检验医学，2014（4）：405-408.

[15] 蔡金洪，田伟，李立新，等．中国人群 HLA-Cw、KIR2D 受体基因多态性分析 [J]．中华医学遗传学杂志，2008，25（3）：343-347.

[16] Jamil K M，Khakoo S I．KIR/HLA interactions and pathogen immunity[J]．J Biomed Biotechnol，2011，2011：298348.

[17] Albrecht C，Malzahn D，Brameier M，et al．Progression to AIDS in SIV-infected Rhesus macaques is associated with distinct KIR and MHC class I polymorphisms and NK cell dysfunction[J]．Front Immunol，2014，5：600.

[18] Jennes W，Verheyden S，Mertens J W，et al．Inhibitory KIR/HLA incompatibility between sexual partners confers protection against HIV-1 transmission[J]．Blood，2013，121（7）：1157-1164.

[19] Khakoo S I，Rajalingam R，Shum B P，et al．Rapid evolution of NK cell receptor systems demonstrated by comparison of chimpanzees and humans[J]．Immunity，2000，12（6）：687-698.

[20] Moffett-King A，Entrican G，Ellis S，et al．Natural killer cells and reproduction[J]．Trends Immunol，2002，23（7）：332-333.

[21] Arnheim L，Dillner J，Sanjeevi C B．A population-based cohort study of KIR genes and genotypes in relation to cervical intraepithelial neoplasia [J]．Tissue Antigens，2005，65（3）：252-259.

[22] López-Vázquez A，Rodrigo L，Martínez-Borra J，et al．Protective effect of the HLA-Bw4I80 epitope and the killer cell immunoglobulin-like receptor 3DS1 gene against the development of hepatocellular carcinoma in patients with hepatitis C virus infection[J]．J Infect Dis，2005，192（1）：162-165.

[23] Hsu K C，Keever-Taylor C A，Wilton A，et al．Improved outcome in HLA-identical sibling hematopoietic stem-cell transplantation for acute myelogenous leukemia predicted by KIR and HLA genotypes[J]．Blood，2005，105（12）：4878-4884.

[24] Boulet S，Sharafi S，Simic N，et al．Increased proportion of KIR3DS1 homozygotes in HIV-exposed uninfected individuals[J]．AIDS，2008，22（5）：595-599.

[25] 孙峥嵘．HIV-1 生物学特性及宿主遗传背景与疾病进展关系的研究 [D]．沈阳：中国医科大学，2003.

[26] Seich Al Basatena N K, Macnamara A, Vine A M, et al. KIR2DL2 enhances protective and detrimental HLA class I-mediated immunity in chronic viral infection [J]. Plos Pathogens, 2011, 7 (10): e1002270.

[27] Gao X, Nelson G W, Karacki P, et al. Effect of a single amino acid change in MHC class I molecules on the rate of progression to AIDS[J]. N Engl J Med, 2001, 344 (22): 1668-1675.

[28] 李太生, 邱志峰, 王爱霞, 等. HIV 感染和 AIDS 患者 T 淋巴细胞免疫病理改变的研究 [J]. 中华医学杂志, 2002, 82: 1391-1395.

[29] 骆成榆, 黄琴, 陈良, 等. 艾滋病的免疫病理和分子生物学 [J]. 世界感染杂志, 2003 (4): 337-342.

[30] 寇惠娟, 李太生. 艾滋病细胞免疫激活研究进展 [J]. 中华内科杂志, 2011, 50 (12): 1071-1073.

[31] 潘柳吟, 赵应斌, 蒋鸿昆. 105 例 HIV+/AIDS 患者 T 淋巴亚群检测结果分析 [J]. 中国医药指南, 2013 (8): 572-573.

[32] 张竹虚. αβ-TCR⁺CD3⁺CD4⁻CD8⁻ 双阴性 T 细胞: 一种新发现的免疫调节 T 细胞 [J]. 现代免疫学, 2004, 24 (1): 5-8.

[33] 刘晗, 张金巧. 双阴性 T 细胞的研究进展 [J]. 河北医药, 2013, 35: 1886-1888.

[34] Mir K D, Mavigner M, Wang C, et al. Reduced simian immunodeficiency virus replication in macrophages of sooty mangabeys is associated with increased expression of host restriction factors[J]. Journal of Virology, 2015, 89 (20): 10136-10144.

[35] Sundaravaradan V, Saleem R, Micci L, et al. Multifunctional double-negative T cells in sooty mangabeys mediate T-helper functions irrespective of SIV infection[J]. PLoS Pathog, 2013, 9 (6): e1003441.

[36] 梁骑. HIV 感染过程中 DNT 细胞的动态变化研究 [D]. 南充: 川北医学院, 2013.

[37] 金鑫. 中国 HIV-1 感染者 NKT 细胞与疾病进展的相关性研究 [D]. 沈阳: 中国医科大学, 2008.

[38] Babiker A G, Peto T, Porter K, et al. Age as a determinant of survival in HIV infection[J]. Journal of Clinical Epidemiology, 2001, 54 (12): S16-S21.

[39] Kholoud P. The AIDS incubation period in the UK estimated from a national register of HIV seroconverters. UK Register of HIV Seroconverters Steering Committee[J]. AIDS, 1998,

12：659-667.

[40] Anon. Time from HIV-1 seroconversion to AIDS and seath before widespread use of highly-active antiretroviral therapy：a collaborativere-analysis1Collaborative Group on AIDS Incubation and HIV Survival including the CASCADE EU Concerted Action. Concerted Action on SeroConversion to AIDS and Death in Europe[J]. Lancet, 2000, 355：1131-1137.

[41] 张尚文，李惠珍. 年龄对老年艾滋病患者存活的影响 [J]. 国际老年医学杂志, 1993 (5)：37.

[42] 唐振柱，蓝光华，陈世鹏，等. 艾滋病潜伏期研究进展 [J]. 应用预防医学, 2011, 17 (5)：315-318.

[43] Gasper M A, Kunwar P, Itaya G, et al. Natural killer cell and T-cell subset distributions and activation influence susceptibility to perinatal HIV-1 infection[J]. AIDS, 2014, 28 (8)：1115-1124.

[44] 利维. 艾滋病病毒与艾滋病的发病机制 [M]. 北京：科学出版社，2000.

[45] Chen H, Hayashi G, Lai OY, et al. Psoriasis patients are enriched for genetic variants that protect against HIV-1 disease[J]. PLoS Genet, 2012, 8 (2)：e1002514.

[46] 冯晏萌，张晨，芮宝玲，等. MSM HIV 感染者外周血中 ADCC 反应水平与 HIV-1 感染早期病毒载量的关系 [J]. 中国艾滋病性病, 2013, 19 (6)：396-398.

[47] 于晓琳，杨铭. HIV 进入宿主细胞的分子机制及相关药物研究进展[J]. 中国新药杂志，2004, 13：1084-1088.

[48] 叶建涛，刘德育. 趋化因子及其受体在 HIV 感染中的作用 [J]. 中药材，2003, 26：130-134.

[49] 陈志强，梁良，李保军，等. 艾滋病患者机会性感染与 CD4$^+$T 细胞计数的关联分析 [J]. 河北医药，2009, 31 (19)：2552-2553.

[50] 李育芬，申峰. HIV 感染者和 AIDS 患者 CD4$^+$T 淋巴细胞的临床意义 [J]. 中国公共卫生管理, 2011 (6)：630-631.

[51] Naif H M. Pathogenesis of HIV Infection. Infect Dis Rep[J]. 2013, 5 (Suppl 1)：e6.

[52] Onabajo O O, Mattapallil J J. Expansion or depletion of T follicular helper cells during HIV infection：consequences for B cell responses[J]. Curr HIV Res, 2013, 11 (8)：595-600.

[53] Kumar A, Abbas W, Herbein G. HIV-1 latency in monocytes/macrophages[J]. Viruses, 2014, 6 (4)：1837-1860.

[54] Huang X, Stone D K, Yu F, et al. Functional proteomic analysis for regulatory T cell

surveillance of the HIV-1-infected macrophage[J]. J Proteome Res，2010，9（12）：6759-6773.

[55] 谢静，李太生. HIV 感染的 CD4$^+$T 淋巴细胞损伤机制 [J]. 中国病毒病杂志，2011（3）：167-170.

[56] 董成琳，华颖坚. 153 例 HIV 感染者首次 CD4$^+$T 淋巴细胞检测结果 [J]. 皮肤病与性病，2013，35：114.

[57] 朱君娜. HIV 基因分型以及耐药性的研究进展 [J]. 中国临床医生，2014（11）：21-22.

[58] 王硕，吴尊友. MSM 中 HIV 阳性者性行为特征及其影响因素的研究进展 [J]. 中国艾滋病性病，2010（2）：204-206.

[59] 卫淑华，姜枫，张荣欣. 河南地区 HIV/AIDS 患者常见口腔病变的辨治分型 [J]. 中医学报，2008，23（2）：5-6.

[60] 庞俊，黄绍标，李浩，等. HIV/AIDS 患者合并宫颈癌及癌前病变与 CD4$^+$T 淋巴细胞水平的相关性 [J]. 右江民族医学院学报，2013，35（6）：782-783.

[61] 沈银忠，潘孝彰. 艾滋病的神经系统病变 [J]. 中华全科医学，2007，5：248-250.

[62] 李建卓，康殿民. 艾滋病潜伏期及其影响因素 [J]. 预防医学论坛，2009（8）：727-730.

[63] 吴焱，徐克沂，王玉光，等. 急性期 / 早期 HIV-1 感染的临床研究进展 [J]. 中国艾滋病性病，2011（3）：372-375.

[64] 王莉琳，张永宏，陈新月. HIV-1 急性感染期的分期及病毒学与免疫学特点 [J]. 中国艾滋病性病，2011（1）：88-91.

[65] 王凝芳. 急性 HIV 原发感染 [J]. 传染病信息，1999（4）：148-149.

[66] 郭会军，王丹妮. 探析无症状 HIV 感染期持续时间 [J]. 中国中医基础医学杂志，2007，13（1）：62-63.

[67] 谢静，邱志峰，李太生，等. 263 例人类免疫缺陷病毒感染者 / 艾滋病患者免疫病理改变特点研究 [J]. 中华医学杂志，2006，86：965-969.

[68] 谭春梅. 艾滋病人常见的机会性感染疾病 [J]. 应用预防医学，2008，14（S1）：31-33.

[69] 蒋玉娥，李灼琴. HIV 感染相关性肿瘤研究进展 [J]. 医学综述，2014，20（8）：1404-1406.

[70] 夏咸军，刘保池. 艾滋病与恶性肿瘤 [J]. 上海医药，2013（16）：11-14.

[71] 徐建青，邵一鸣. 艾滋病诊断研究进展 [J]. 中国医刊，2006，41（7）：50-52.

[72] 曹韵贞，阴宁，李莉，等. AIDS 治疗及其策略新进展 [J]. 中国艾滋病性病，2003，

9（2）：111-113.

[73] 陆珍珍，符林春.实现艾滋病功能性治愈的策略 [J].中国艾滋病性病，2015（3）：253-256.

[74] 吴涛.试论健康教育在预防艾滋病中的作用及策略 [J].药物与人，2015（1）：410.

[75] 王爱霞，王福祥，毛青，等.艾滋病诊疗指南 [G].中华医学会第五次全国艾滋病、病毒性丙型肝炎暨全国热带病学术会议论文汇编，2011.

[76] 欧强.病毒载量基线和治疗依从性对 CD4 细胞计数 ≥ 200 个 /μL HIV 感染者生存率的影响 [J].世界感染杂志，2006，6（5）：485.

[77] 朱秋映，刘伟.艾滋病流行状况与监测 [J].内科，2009，4（4）：599-602.

[78] 孙雅芬.早期诊断艾滋病 HIV 携带者可延长艾滋病的存活期 [J].黑龙江医学，1994（11）：43-44.

[79] 栾承，刘民.影响 AIDS 患者生存时间的因素研究 [J].中国艾滋病性病，2007，13（5）：489-491.

[80] 王昕.艾滋病预防干预的"主、客位"视角及其实践操演 [J].云南师范大学学报（哲学社会科学版），2015，253（2）：77-82.

一、帕金森病简介

帕金森病（Parkinson's disease，PD）又称"震颤麻痹"，是一种常见的神经退行性疾病。1817 年英国医生 James Parkinson 首先对此病进行了详细的描述。临床上，PD 多见于老年人，平均发病年龄为 60 岁左右，40 岁以下起病的青年较少见。我国 65 岁以上人群 PD 的患病率大约是 1.7%。大部分帕金森病患者为散发病例，仅有不到 10% 的患者有家族史 [1]。其临床表现主要包括静止性震颤、运动迟缓、肌强直和姿势步态障碍；同时可伴有抑郁、便秘和睡眠障碍等非运动症状。PD 最主要的病理改变是中脑黑质多巴胺（Dopamine，DA）能神经元的变性死亡，由此而引起纹状体 DA 含量显著性减少而致病。目前，导致这一病理改变的确切病因仍不清楚 [2]。

依据四维医学模式，PD 的定义是，在环境和 / 或遗传（损伤性和保护性）因素的综合作用下，机体的相关稳态维持功能相对或绝对不足，导致纹状体 DA 含量减少而引起的纹状体功能异常所致的综合征。

临床上，PD 可以分为特发性 / 散发性 PD、家族性 / 遗传性 PD、继发性 PD 和帕金森综合征等。家族性 PD 的遗传类型包括常染色体显性遗传、常染色体隐性遗传及其他不确定遗传类型 [1]。

二、PD 发病的影响因素

PD 的确切病因至今未明，一般简单地区分为环境因素和遗传因素 [3-5]，对应于一个为来自于外部的外因，而另一个则是来自于内部的内因。按照四维医学模式理论，为了更好地理解和研究疾病，可以将影响 PD 发生和发展的因素区分为环境因素（包括环境损伤因素和环境保护因素）、遗传因素（包括遗传损伤因素和遗传保护因素）、稳态维持因素（包括狭义的稳态维持因素和广义的稳态维持因素）和时间因素（包括年龄和病程等）四大类。其中，狭义的稳态维持主要指的是机体对某一生理指标（如血液的 pH、血压、血液中的各种离子浓度等）的稳态的维持，而广义的稳态维持则指的是对整个人体的稳态的维持。下面将分别进行叙述。

（一）遗传因素

遗传因素在 PD 发病机制中的作用越来越受到学者们的重视。自 20 世纪 90 年代后期第一个 PD 致病基因 α- 突触核蛋白（α-synuclein，SNCA）被发现以来，目前至少有 6 个致病基因与家族性帕金森病相关。但帕金森病中仅 5% ～ 10% 有家族史，大部分还是散发病例[6-7]。遗传因素也只是 PD 发病的因素之一。

近年来，遗传学研究已经发现了 SNCA、富含亮氨酸重复序列激酶 2（Leucine-rich repeat kinase 2，LRRK2）、泛素羧基末端水解酶同工酶 −L1（Ubiquitin carboxyl-terminal hydrolases L1，UCH-L1）、对酸性鞘磷脂酶 1（Sphingomyelin phosphodiesterase1，SMPD1）、葡萄糖脑苷脂酶基因（Glucocerebrosidasegene，GBA）、泛素蛋白连接酶 E3（E3 ubiquitin protein ligase，UBPL）、毛球族假性激酶 −3（Tribbles pseudokinase 3，TRIB3）、丝氨酸 / 苏氨酸蛋白激酶（Serine/threonine-protein Kinase，STK）、磷酸酶及张力蛋白同源基因诱导的假性激酶 1（PTEN-induced putative kinase 1，PINK-1）、DJ-1（Parkinson protein7，PARK7）、阳离子转运 ATP 酶 13A2（Cation-transporting ATPase 13A2，ATP13A2）等许多 PD 易感基因，并且发现这些基因的突变与左旋多巴敏感的帕金森综合征有关[8-18]。

PD 有明显的家族聚集现象[19-20]，一级亲属的患病率约为正常人的 2 倍[21-24]。对双生子的研究发现，早发性 PD 单卵双生子患病一致率大大高于双卵双生子[25-26]。流行病学显示，10% 左右的 PD 患者有家族史[27]。在已经发现的与 PD 相关的 16 个染色体定位中，包含 11 个致病基因[28-40]，其中 4 个遗传方式为常染色体显性遗传，6 个为常染色体隐性遗传，一个与迟发性 PD 有关。另外，UCH-L1、LRRK2、SNCA 和 GIGYF2（Grb10-Interacting GYF Protein-2，又名 TNRC15）等与常染色体显性遗传性 PD 相关，而 Parkin、DJ-1、PINK1 和 ATP13A2 与常染色体隐性遗传性 PD 相关，高温热激需求蛋白 A（High temperature requirement A，HtrA）则与迟发性 PD 相关。

邵明等 [41] 研究发现，PD 患者组醌氧化还原酶 1（Quinone oxidoreductase 1，NQO1）基因 T 等位基因频率高于对照组，带 T 等位基因的个体患 PD 的危险性是带 C 等位基因的 1.5 倍。而携带有突变 T 等位基因的个体（C/T 和 T/T 基因型）患 PD 的危险性是不带突变 T 等位基因个体的 3.8 倍。该研究提示 NQO1 基因 cDNA 609T 等位基因可能是 PD 发病的危险因素之一。其原因可能是带有 NQO1 cDNA 609T 等位基因的个体，其 NQO1 酶的活性低下或缺乏，使黑质多巴胺氧化过程中产生的自由基不能被清除及 NADPH 的消耗增多，最终使神经元胞浆内过氧化氢增多，造成神经元变性死亡。同时，该研究还发现，70% 的正常人 NQO1 基因带有 T 突变的等位基因，但却未发病，这说明该因素并不是唯一的危险因素，它可能和个体的其他遗传缺陷如外源性解毒酶 CYP2D6 基因的多态性及参与多巴胺代谢的其他酶如儿茶酚胺 -O- 甲位转移酶基因和单胺氧化酶 -B 基因的多态性，共同构成 PD 的遗传易患性。另外，Tian J Y 等 [42] 对 SNCA、LRRK2、UCHL1、HtrA2、GIGYF2 的一些基因多态性位点进行研究后发现，在中国人中，这些基因的多态性位点可能与 PD 没有明确的相关性，至少不是 PD 发病的主要原因。但是由于存在着样本量和人群选择的偏倚，这还需要进一步研究。

总之，理论上，遗传因素应该对 PD 的发病具有一定的影响，而已有的研究已经发现遗传因素确实对于 PD 的发生和进展具有重要的作用。但是，由于目前的研究还比较少，只是发现一些基因是 PD 的易感基因外，具体这些基因是如何影响 PD 的发病和病情进展的，以及详细的信号通路等，还不得而知。一个值得注意的问题是，既然存在着 PD 的易感基因，那么是否还存在着一些可以降低 PD 发病风险的保护性基因呢？目前，这方面已经有了一些相关的研究结果 [43-46]，但是还属于比较初级的阶段。因此，为了进一步阐明遗传因素在 PD 发生和发展中的作用，这方面还需要设计良好的、大样本的临床研究，并结合基础研究的成果，才可能得出比较可靠的结果。

（二）环境因素

20 世纪 80 年代，美国学者 Langston 等 [47] 发现一些吸毒者会快速出现典型的帕金森病样症状，且对左旋多巴制剂有效。进一步的研究发现吸毒者吸食的合成海洛因中含有一种 1- 甲基 -4 苯基 -1，2，3，6- 四氢吡啶（MPTP）的嗜神经毒性物质。该物质在脑内转化为高毒性的 1- 甲基 -4 苯基 - 吡啶离子 MPP^+，并选择性地进入黑质多巴胺能神经元内，抑制线粒体呼吸链复合物 I 活性，促发氧化应激反应，产生活性氧，活性氧会造成大量的蛋白质、脂质和 DNA 的氧化，从而导致多巴胺能神经元的变性死亡[48-50]。在随后的研究中，进一步证实了原发性 PD 患者线粒体呼吸链复合物 I 活性在黑质内有选择性的下降。由于一些除草剂、杀虫剂的化学结构与 MPTP 相似，因此，环境中一些类似 MPTP 的化学物质，如 6- 羟基多巴胺和鱼藤酮，有可能是 PD 的环境致病因素之一[51]。

但是，在众多暴露于 MPTP 的吸毒者中，仅少数人发病，这提示 PD 可能是多种因素共同作用的结果。国内叶晓来等[52] 的研究发现，既往有农药接触史、抑郁症史及油脂摄入较多的患者发病年龄偏早；吸烟、油脂摄入较多者易以震颤起病，而饮酒者略少；饮绿茶者较少以强直 - 少动起病；体质指数（BMI）高者易以混合型起病，而喜食油炸食品者较少以混合型起病，但以上因素不影响病程进展。

此外，其他环境因素如感染、脑力劳动、头部外伤、长期的抑郁状态和应激等均与 PD 的发病有关，均能增加 PD 的发病风险[53]。

除对 PD 的发生起促进作用的因素外，初步的研究也发现存在一些环境因素等对 PD 的发病具有保护作用，如饮用绿茶（10 杯 / 周）和吸烟（10 支 / 天）都可以降低 PD 风险。由于吸烟危害很大，是否真正对人体有益，还需要进一步深入研究。另外，研究也发现 26～35 岁的剧烈体力活动（5～10 小时 / 周）可以降低 PD 风险[54]。

总之，环境因素对 PD 的发病具有一定的作用。而环境因素也可以分为有保护作用的环境因素和有损伤作用的环境因素。在 PD 的发病研究中都要注意考虑，才可能比较全面地理解 PD 的病理机制。

（三）稳态维持因素

运动中的宇宙及其自然万物都"道法自然"地具有自发地朝着有序的自我稳定状态运动发展的趋向[55]。由于人体是一个整体的系统，这个系统具有自稳维持功能。也就是说机体要存在，必须维持自稳态，这种自稳态的存在是正常情况下机体能稳定存在的生物学基础[56]。在疾病状态下，由于各种机体内、外因素的影响，机体由于无法维持自稳态而导致出现这样或那样的异常，从而表现为各种各样的疾病。如果是将某种具体的因素确认为致病因素，那么，对抗或保护机体稳态的或与之直接或间接相关的各种因素，我们则称为稳态维持因素，相应的功能称为稳态维持功能，相应的系统则称为稳态维持系统。

PD 患者黑质 DA 能神经元变性丢失、黑质 – 纹状体 DA 通路变性及纹状体 DA 含量显著降低（>80%），可使得胆碱能系统功能相对亢进，是导致肌张力增高、动作减少等运动症状的生化基础。正常情况下，机体能维持纹状体中 DA 含量的稳定，因而并不会产生由于 DA 减少而出现的静止性震颤、运动迟缓、肌强直和姿势步态障碍等症状和体征。当由于各种原因，如由于环境有害因素的损伤作用、年龄增大而出现的生理性功能下降，以及 DA 的分解消除增加，均会造成纹状体 DA 的绝对或相对不足，从而导致 PD 的出现[57]。

事实上，在 PD 的发病过程中，PD 患者已经出现了稳态维持反应，如多种代偿性反应。研究表明，PD 患者处于氧化应激状态，脑黑质中过氧化物比正常人高 10 倍，血清 MDA 增加；黑质纹状体中谷胱甘肽过氧化物酶（GSH-Px）及超氧化物歧化酶（SOD）水平显著增高，这种改变可能是一种代偿性反应。但是随着病程的延长，机体丧失代偿能力或代偿能力相对不足时则可能会出现 GSH-Px 及 SOD 水平下降[58]。SPECT 检查发现，PD 早期，纹状体（尤其是壳核）D2 受体的数量明显上调，而对于病程较长或经过替代治疗后，壳核区 D2 受体显像正常，而尾状核区 D2 受体下调，这表明 D2 受体在 PD 早期的上调可能是一种机体的代偿反应[59]。周宇等[60]应用快速周期伏安法（FCV）在体监测电刺激内侧前脑束（MFB）诱发的正常和 PD 大鼠健侧及损毁侧纹状体（Str）内 DA 的释放，并结合高效液相色谱电化学检测法（HPLC-ECD）测定 Str 内 DA 及其代谢产物的含量，从在体和离体水平分别对 PD 大鼠健侧及损毁侧 Str 区 DA 的释放及代谢进行了观察及评价。结果表明：①在 PD 大鼠损毁侧，用 FCV 技术几乎不能监测到 DA 的释放，而在健侧 Str 区监测到的 DA 释放量远大于正常对照（$P<0.01$）；② PD 大鼠健侧 Str 区 DA、DOPAC 和 HVA 的含量均在正常范围内，但 DA 的更新率与正常大

鼠相比升高（$P<0.05$）。损毁侧 Str 内 DA 及其代谢产物的含量均降低（以 DA 的减少最明显），而 DA 的更新速度加快（$P<0.01$）。这表明 6-OH DA 单侧损毁的 PD 大鼠损毁侧 DA 能系统的功能性改变对健侧有影响。

　　DA 递质减少程度与患者症状严重程度一致，病变早期通过 DA 更新率增加（突触前代偿）和 DA 受体失神经后超敏现象（突触后代偿），临床症状可不明显（代偿期）。随着疾病的进展逐渐出现典型 PD 症状（失代偿期）。基底节其他递质或神经肽，如去甲肾上腺素（NE）、5-羟色胺（5-HT）、P 物质（SP）、脑啡肽（ENK）、生长抑素（SS）也有变化[61-62]。康德智等[63]采用基于血氧水平依赖（BOLD）的 fMRI 技术进行静息态磁共振扫描，统计分析 PD 组与正常对照组受试者低频振幅（ALFF）图和局部一致性（ReHo）图的差异及 PD 组患者脑区 ALFF 值、ReHo 值与帕金森综合评分量表（UPDRS Ⅲ）评分、Hoehn-Yahr 分级的相关性，结果发现与正常对照组相比，PD 组患者 ALFF 值减低的脑区为左侧丘脑，ALFF 值增加的脑区为边缘叶、右侧海马旁回、右颞中极。PD 组患者小脑后叶、小脑扁桃体区 ALFF 值与 UPDRS Ⅲ 评分呈正相关，左额上回 ALFF 值与 Hoehn-Yahr 分级呈负相关。与正常对照组比较，PD 组患者 ReHo 值减低的脑区为左罗兰氏岛盖部、左颞上回、岛叶；ReHo 值增加的脑区为左侧额上回、右额上回、左额中回、BA9 脑区、额内侧回。PD 组患者右颞上回、右岛叶，ReHo 值与 UPDRS Ⅲ 评分呈负相关，额内侧回、边缘叶、前扣带回、额内侧眶部、额上回中部、BA32 脑区、BA10 脑区 ReHo 值与 Hoehn-Yahr 分级呈正相关。这表明 PD 患者脑功能确实存在着异常，其中 ReHo、ALFF 改变与非运动症状及脑连接环路的异常有关，而脑功能的增强可能是一种代偿性反应。

　　因此，在 PD 的发病过程中，存在着多种多样的代偿性反应，这种代偿性反应是机体稳态维持的一种表现形式。事实上，无论是在临床工作中还是在基础研究中均可以看到，环境损伤因素也好，遗传损伤因素也好，即使具有很多的损伤因素，在大部分的个体身上均不能直接导致 PD 的出现，其中的主要原因就是除损伤因素本身外，还存在着对 PD 发病起更为重要的保护性作用的因素，以及机体的稳态维持因素。正是因为机体要维持自身的稳态，对于意图破坏其稳态的因素存在着一种天然的抵抗能力，也存在着先天性的和继发性的保护措施。这在 PD 的发病方面体现为防止了 PD 的发生和发展，而在机体的生存方面，则表现为自身稳态的维持。同样的环境损伤因素，类似的遗传易感基因，以及相同的年龄，其 PD 发病与否及预后相关很大，其主要的原因就在于机体对 DA 稳态的维持能力不同。因此，在疾病的发病中，尽管稳态维持因素是由遗传因素决定的，但是对其在 PD 发病的作用而言，则务必要将遗传损伤因素、遗传保护性因素和稳态维持因素分开进行分析和讨论，才有可能得到可靠的结论。

（四）时间因素

PD 的发病率和患病率均随着年龄的增加而增加。PD 多在 60 岁以上发病，这提示衰老与发病有关[64]。研究发现，随年龄增长，正常成年人脑内黑质多巴胺能神经元会渐进性减少，且年龄每增长 10 年，DA 能神经元丢失率可达 5%～10%，但具体机制仍不清楚[65]。除此之外，随着年龄的增长，人体的防御机制逐渐老化，而氧化应激损伤则累积增强。目前公认 SOD 活力的高低反映机体清除氧自由基的能力，而丙二醛（MDA）的高低又间接反映了机体细胞受自由基攻击的严重程度。通常认为，SOD 的含量高，则清除自由基的能力强；MDA 的含量高，机体受自由基损害的程度较重。有研究表明[66]，不同年龄的正常人血液中 SOD 和 GSH-Px 随年龄的增长而降低，且以 SOD 为明显。Starke-Reed P. E. 等[67]研究发现在 80 岁左右的人群中，体内 50% 左右的蛋白都存在不同程度的氧化应激损伤。氧化应激产生活性氧，导致 DNA 损伤、蛋白质崩解，酶及脂质物质破坏，从而引起神经细胞的凋亡。在动物研究中，Mansour H. 等[68]发现老年鼠体内的星形胶质细胞存在着一个与年龄相关的突触损伤机制。在星形胶质细胞衰老的同时，神经保护作用减弱。另外，小胶质细胞也随着年龄的增长而导致染色体端粒不断缩短，最终使得细胞裂解。但目前多认为年龄增长只是 PD 的一个诱发因素，因为正常的神经系统老化并不能直接引起 PD 样的运动障碍，65 岁以上老年人中 PD 的患病率并不高，所以年龄介导的神经元衰老机制仍需进一步研究。

总之，PD 是多个具有损伤性作用和保护性作用的遗传因素和环境因素相互作用，并在机体稳态维持因素共同作用下的结果，随着时间的变化而体现出不同的表现和临床特征。因此，对 PD 的把握必须从环境因素、遗传因素、稳态维持因素和时间因素这 4 个方面着手。

三、PD 的病理生理变化

正常情况下，纹状体内存在着满足生理需要的 DA，后者可以对纹状体的功能进行生理性调整，从而抑制过度的运动，维持人体正常的运动状态。当多种内、外环境损伤因素作用于人体，即可引起 DA 能神经元的损伤等，使得 DA 生成、释放和功能异常等。而稳态维持系统则通过自身的多种机制对损伤性因素进行对抗，并对损伤的 DA 能神经元进行修复，调节 DA 生成、释放和功能异常等，以维持 DA 生成和 DA 能神经元的稳态。这是一个动态的变化过程。临床上，PD 突出的病理生理性改变是中脑黑质 DA 能神经元的变性死亡、纹状体 DA 含量显著性减少及黑质残存神经元胞质内出现嗜酸性包涵体，即路易小体（Lewy body）。出现临床症状时黑质多巴胺能神经元死亡至少在 50% 以上，纹状体 DA 含量减少在 80% 以上。

除多巴胺能系统外，PD 患者的非多巴胺能系统也有明显的受损。例如，Meynert 基底核的胆碱能神经元、蓝斑的去甲肾上腺素能神经元、脑干中缝核的 5- 羟色胺能神经元，以及大脑皮质、脑干、脊髓、外周自主神经系统的神经元等。纹状体多巴胺含量显著下降与 PD 运动症状的出现密切相关。中脑 - 边缘系统和中脑 - 皮质系统多巴胺浓度的显著降低与 PD 患者出现智能减退、情感障碍等密切相关 [69]。

四、PD 的发病机制

正常情况下，纹状体满足生理需要的 DA 含量可以对纹状体的功能进行调整，从而抑制过度的运动。从 PD 发病时的病理生理变化来看，则是因为纹状体没有足够的 DA 能效应所引起的。这主要体现在 DA 的合成、分泌、结合和清除等异常导致的 DA 能效应绝对或相对不足所引起的症状和体征。一般而言，这主要体现在 3 个方面：①中脑黑质多巴胺能神经元功能异常导致的 DA 合成和分泌不足；②传递与结合异常；③清除异常。那么，为什么会出现这种情况呢？大量的研究发现，PD 的出现主要是由于各种因素导致的中脑黑质多巴胺能神经元损伤，并因而引起其功能异常导致的 DA 合成和分泌不足 [70]。而 DA 的传递、结合与清除异常方面，目前还没有相关的研究报道，但是理论上是应该存在的。

总体而言，PD 的出现主要是由于遗传和 / 或环境损伤性因素的作用绝对或者相对强于遗传和 / 或环境因素的保护作用，以及机体的稳态维持系统不能维持纹状体中 DA 稳定的含量而导致的纹状体正常功能失调所引起的综合征。

目前，对神经变性方面的研究已经取得了一致的结果，即线粒体功能失调、蛋白质降解异常、α− 突触核蛋白聚集成神经毒性寡聚体、氧化和内质网应激及神经炎症等，这些均与神经黑色素有关[71]。多巴胺转化为神经黑色素（Neuromelanin, NM）似乎具有双重作用，即保护作用和毒性作用[72]，这主要依赖于细胞环境的不同而异。DA 氧化为多巴胺 −O− 邻苯醌、胺色素（Aminochrome）和 5，6− 吲哚醌类（5，6-indolequinone，IDQ）在 PD 患者的神经变性中具有很重要的作用，这是因为它可以诱导线粒体和蛋白质降解异常、神经毒性 α− 突触核蛋白原纤维的形成和氧化应激。然而，保护性作用则是在囊泡单胺转运体 −2（Vesicular monoaminergic transporter-2，VMAT-2）的介导下、神经黑色素形成、丢失 2 个电子及谷胱甘肽 S 转移酶 M2-2（Glutathione S-transferase M2-2，GSTM2）介导的 GSH 结合来完成对 DA 的摄入，而这可以防止 DA 氧化为对 DA 能神经元有毒性的物质。

大量研究已经发现了一些 DA 能神经元损伤的具体机制，如氧化应激损伤、兴奋性神经毒性作用、免疫炎性反应、线粒体功能缺陷、细胞凋亡与自噬作用、内质网应激及年龄等，下面将进行详细阐述。

（一）氧化应激损伤

大量动物实验发现，氧化应激在 PD 中起着重要作用。人类大脑组织内含有大量的磷脂和多链不饱和脂肪酸（PUFAs），这些成分都易受活性氧自由基损伤。氧化损伤后，细胞内蛋白质和脂质双分子层结构发生改变[73]，从而影响正常的生理过程及细胞结构，最终导致细胞功能障碍和损害。在体研究也发现氧化应激损伤在 PD 发病机制中占主要作用。例如，尸检发现，PD 患者黑质内的氧化标志物明显升高，提示黑质中的细胞处于氧化应激状态[74]。需要注意的是，正常细胞中存在着 GSH-Px 及 SOD 等氧化还原酶类，这些酶可以快速清除组织和细胞中的活性氧及自由基，从而防止组织和细胞受损。那么，氧化应激时是活性氧等的生成过多（环境损伤因素过强），氧化还原酶功能绝对障碍（遗传保护因素不足），机体代偿性调节功能不足（稳态维持因素绝对或相对不足），抑或兼而有之？目前还没有可靠的结果。但是细胞和组织中的氧化还原功能稳态失调则是氧化应激损伤的最根本原因。

（二）兴奋性神经毒性

谷氨酸作为哺乳动物中枢神经系统最重要的兴奋性神经递质，在各种神经系统疾病中均起到重要作用。但是，为防止神经系统的过度兴奋，神经系统中也存在着抑制性神经递质如 γ － 氨基丁酸、甘氨酸等 [75-76]，通过兴奋和抑制双重作用来维持神经兴奋性的稳态和平衡，以防止过度的谷氨酸能活化引起神经兴奋性毒性和氧化应激。在某些环境和 / 或遗传因素的作用下，谷氨酸含量明显增加并超过清除速度时，中枢神经过度兴奋，导致神经兴奋性的稳态不能维持。谷氨酸会过度活化 N － 甲基 － D － 天冬氨酸（NMDA）受体，使得突触后膜持续去极化，钙离子内流，改变细胞内生理环境，最终引起 DA 能神经元损伤或死亡 [77]。

（三）免疫炎性反应

1. 炎症反应

中枢神经系统炎症反应主要是通过激活吞噬细胞和胶质细胞，分泌免疫调节因子介导神经元损伤来完成的。目前认为暴露于毒素、病原体等促炎物质（外源性环境损伤因素）是导致 PD 的主要因素之一 [78]。如果遗传易感因素较低且遗传保护性因素较高，和 / 或遗传因素决定的稳态维持因素足够强大，那么毒素和病原体会被清除而不留下任何后遗症。相反，如果环境等损伤性因素过度强大和 / 或稳态维持因素绝对或相对不足，胶质细胞的过度活化和级联性的炎症反应会引起神经元变性和死亡，从而导致 PD 的出现。早在 20 年前研究者们就通过尸检发现 PD 患者颅内存在大量活化的人类白细胞抗原（HLA）DR 阳性的小胶质细胞 [79]。这提示炎症反应在 PD 发病中的作用。但是，由于炎症反应本身即为机体稳态维持系统对毒素、病原体等的正常反应，可见机体对外源性损伤因素的稳态维持失衡才是 PD 发生的根本原因。

2. 神经免疫反应

无菌性免疫反应在神经退行性疾病中的作用近年来也逐渐受到关注。α-突触核蛋白是一种在中枢神经系统突触前及核周表达的可溶性蛋白质，在脑内的含量比较丰富。正常情况下，它参与正常突触功能的维持，如抑制多巴胺神经递质的释放、调节突触膜的囊泡释放、抗细胞凋亡作用、参与学习记忆等。而其错误折叠、降解异常等又与各种神经退行性疾病如 PD 有关[80]。

正常情况下，中脑没有 α- 突触核蛋白的异常沉积。研究发现[81]，PD 中的无菌性免疫反应是由异常沉积的 α- 突触核蛋白激活星形胶质细胞来启动的。星形胶质细胞分泌大量细胞因子、化学因子激活小胶质细胞，活化的小胶质细胞会进一步释放大量神经炎症介质、趋化因子，募集白细胞以清除异常沉积的 α- 突触核蛋白，维持局部生理性稳态。如果最终通过免疫反应使得 α- 突触核蛋白完全清除而没有细胞神经元损伤，则局部生理性稳态得以维持，不会出现 PD；相反，如果稳态不能维持，α- 突触核蛋白未被正常清除，活化的星形胶质细胞则会激活氧化应激作用损伤 DA 神经元；同时，活化的小胶质细胞产生基质金属蛋白（MMP），调节血脑屏障的通透性，使得大量外周 T 细胞通过血脑屏障被募集至中枢神经系统内，T 细胞分泌的 IFN-γ、TNF-α 等生长因子进一步激活小胶质细胞，这会进一步加重对 DA 神经元的损伤作用。另外，外界刺激也会激活颅内的补体系统，产生补体 3a 和 4a，刺激机体产生膜攻击蛋白（MAP）从而直接造成神经损害[82]。

总之，由于遗传因素、环境因素等原因造成 α- 突触核蛋白的异常表达、沉积和结构异常，如果机体的稳态维持系统由于功能绝对或相对不足而无法清除过多的或者结构异常的蛋白，这将会进一步导致该蛋白的沉积，因此保持该蛋白稳定的含量及正常的结构和功能是防止 PD 极为重要的一个方面。

（四）线粒体功能缺陷

线粒体能量代谢障碍导致 ATP 产生减少，使得细胞结构破坏、功能下降。神经元细胞对于缺氧损伤较其他组织更加敏感，因此线粒体功能障碍对于中枢神经系统的损伤更加显著。研究表明[83]，线粒体功能障碍可导致 DA 能神经元损害。正常情况下，线粒体存在持续的分裂和融合行为，最终形成不同形态、大小、数目及内容物的线粒体，其功能也随之改变[84]。而在病理情况下，氧化损害发生累积并引起线粒体正常形态改变，形成呼吸功能受损和能量转移障碍的球形线粒体[85]。

线粒体的异常既可能是由于其自身的遗传因素导致的结构和功能异常，

也可能是由于外源性的其他损伤因素的作用而导致的线粒体结构和功能障碍，使得线粒体稳定的结构、数量和功能不能正常维持[86-87]。正是由于线粒体这种生理性稳态不能维持，才导致 DA 能神经元损害，并出现 PD[88]。因此，如何维持线粒体生理和功能稳态，对于线粒体在 PD 发病中的作用具有决定性影响。

（五）细胞凋亡与自噬作用

PD 的主要病理改变是中脑黑质致密部的 DA 能神经元进行性变性丢失。凋亡和自噬都是细胞内的基本生理过程，在维护机体平衡的过程中起着十分重要的作用。细胞凋亡过程中存在两种特殊物质：DRP1 促进线粒体细胞色素 C 释放，而 OPA1 抑制细胞色素 C 释放。当它们之间的平衡被打破时，大量凋亡因子、细胞色素 C 被释放激活细胞凋亡过程[88]。细胞凋亡激活后，形态上发生改变，经历阿米巴样改变、细胞膜出泡、细胞骨架崩塌、细胞质凝结、核固缩、染色体凝集或破碎，细胞膜折叠形成凋亡小体，然后迅速被巨噬细胞或邻近细胞吞噬，最终引起细胞死亡。研究发现凋亡过程是内在或外在的刺激因子通过活化配体激活神经元细胞完成的[89]。

事实上，人体细胞稳态的维持，一方面是细胞的凋亡，另一方面是细胞的重新分裂和生长。不但过度的细胞生成和 / 或凋亡不足会导致组织器官异常，而过度的凋亡和 / 或新细胞的生成不足也可以导致细胞的数量不足而引起相应的症状和体征。对于中脑黑质 DA 能神经元而言，凋亡过多而生成不足则必然导致 PD 的出现[90]。因此，保持细胞正常的生长和凋亡平衡是功能稳态的前提条件。

（六）内质网应激

内质网（ER）是蛋白质修饰、折叠和钙存储的场所，各种刺激都可能会干扰 ER 的功能导致未折叠和错误折叠蛋白的蓄积引发 ER 应激（ERS）。ERS 不仅可以启动只有保护作用的未折叠蛋白反应（UPR）和 ER 相关的降解（ERAD），还可以触发 ERS 相关的细胞凋亡。

大量的研究发现[91]，一旦在内质网腔中积累大量错误折叠的蛋白质后，内质网应激感受器就会启动未折叠蛋白质反应以恢复正常的内质网功能。如果应激持续时间太长或适应性调节反应失败，就可能会产生神经细胞的凋亡及死亡。因此，错误折叠的 α- 突触核蛋白的聚集可能是 PD 发病机制的一个重要环节。进一步的研究发现 [92]，唑尼沙胺（Zonisamide）对神经细胞具有保护作用，其中的部分原因是因为这种药物可以改善内质网应激，这也从另一个方面验证了内质网应激的功能。因此，处理内质网中未折叠蛋白反应可能是避免神经变性的一个有效方法 [93]。

（七）年龄

研究发现 [94-95] 年轻人很少患 PD，但是随着年龄的增加，PD 的发病率逐渐增加。其主要原因不但在于环境损伤性因素对 DA 能神经细胞损伤的不断累积，最后量变引起质变，导致 DA 能神经元大量死亡而引起 PD，而且 DA 能神经细胞或者其他相关功能的易感性也随着年龄的增长而增加。另外，随着年龄增加，稳态维持因素的功能也逐渐出现绝对和相对不足。因此，年龄也是 PD 发病中一个不可或缺的因素。

总之，无论是以上的线粒体机制还是内质网机制，也无论是炎症反应还是氧化应激损伤，均存在着环境损伤性因素、遗传性损伤异常因素及机体自身的稳态维持因素对损伤性因素的代偿性调节功能相对或绝对不足，因而不能维持机体中 DA 的生成、清除及 DA 能神经元的正常功能，最终出现 DA 不足的症状和体征，进展为 PD。

五、PD 的临床表现

PD 起病隐袭，进展缓慢。首发症状通常是一侧肢体的震颤或活动笨拙，进而累及对侧肢体。临床上主要表现为静止性震颤、运动迟缓、肌强直和姿势步态障碍。这些临床表现都与 PD 的发病机制相一致。即在早期，环境损伤性因素和遗传损伤性因素不断地对 DA 能神经元进行损伤，而稳态维持因素则持续地进行代偿性调节，以维持 DA 能神经元的稳态及 DA 分泌的稳态。随着时间的推移，三者之间相互斗争的结果则决定了 DA 能神经元的细胞数量正常还是被损伤的数量已经低于 50%，不同的 DA 能神经元细胞数量和功能也就意味着出现不同的症状和体征，而且这种表现也会随着时间的变化而不断地变化。

近年的研究发现，中脑 - 边缘系统和中脑 - 皮质系统 DA 含量显著减少可能会导致智能减退、行为情感异常、言语错乱等高级神经活动障碍，以及抑郁、便秘和睡眠障碍等非运动症状，这也是 PD 患者常见的主诉，其对患者生活质量的影响甚至超过运动症状 [96]。这些症状的出现可能是 DA 能神经元其他功能的部分体现。当然，这与 PD 的发病机制是一致的。

六、PD 的诊断

PD 的诊断主要依靠病史、临床症状及体征。根据 PD 隐袭起病、逐渐进展，单侧受累进而发展至对侧，表现为静止性震颤和行动迟缓等特点，排除非典型帕金森病样症状即可做出临床诊断。对左旋多巴制剂治疗有效则更加支持诊断。常规血、脑脊液检查多无异常。头部 CT、MRI 也无特征性改变。嗅觉检查多可发现 PD 患者存在嗅觉减退。以 18F- 多巴作为示踪剂行多巴摄取功能 PET 显像可显示多巴胺递质合成减少。以 125I-β-CIT、99mTc-TRODAT-1 作为示踪剂行多巴胺转运体（DAT）功能显像可显示 DAT 数量减少，在疾病早期甚至亚临床期即可显示降低，可支持诊断 [97]。

但是，现在的问题是如何进行早期的诊断？我们认为可以结合四维医学模式中的 4 个影响因素即环境因素（损伤性因素与保护性因素）、遗传因素（易感基因或基因组检测）、稳态维持因素（非易感基因的基因组测序）及时间因素（年龄和病程）等进行全面检测和评估。由于 PD 是一个动态的变化过程，DA 神经元细胞是逐渐受到损伤的。因此，对于相关的血浆蛋白质等指标和遗传学指标进行早期的高通量检测，并进行纵向比较（与自身相比）和横向比较（与其他人群相比），不但具有早期诊断价值，而且对于阐明 PD 的发病机制也具有极为重要的作用。由于目前的条件所限，还不能实施。但是，这种策略是未来的研究方向。

七、PD 的治疗原则

（一）综合治疗

按照 PD 诊断和治疗指南 [98]，药物治疗是 PD 最主要的治疗手段。左旋多巴制剂仍是最有效的药物。手术治疗是药物治疗的一种有效补充。康复治疗、心理治疗及良好的护理也能在一定程度上改善症状。目前应用的治疗手段主要是改善症状，但尚不能阻止病情的进展。

用药原则方面，一般用药宜从小剂量开始逐渐加量。以较小剂量达到较满意疗效，不求全效。用药在遵循一般原则的同时也应强调个体化。根据患者的病情、年龄、职业及经济条件等因素采用最佳的治疗方案。药物治疗时不仅要控制症状，也应尽量避免药物不良反应的发生，并从长远的角度出发，尽量使患者的临床症状能得到较长期的控制。

按照四维医学模式理论，疾病的发生有其背后环境、遗传、稳态维持及时间因素的影响。因此，对于包括 PD 在内的任何疾病的治疗也同样要从这几个方面入手。对环境损伤因素的积极预防，对遗传损伤因素针对性治疗，增强机体的稳态维持能力，并随着时间的变化和病程的进展进行观察和调整。如果能按照这几个方面进行治疗，必然是个体化治疗和精准医学的极大体现。

（二）手术治疗

手术方法主要有两种：神经核毁损术和脑深部电刺激术（DBS）。神经核毁损术常用的靶点是丘脑腹中间核（Vim）和苍白球腹后部（PVP）。以震颤为主的患者多选取丘脑腹中间核，以僵直为主的患者多选取苍白球腹后部作为靶点。神经核毁损术费用低，且也有一定疗效。因此，在一些地方仍有应用。脑深部电刺激术因其微创、安全、有效，已作为手术治疗的首选。

手术与药物治疗一样，仅能改善症状，而不能根治疾病，也不能阻止疾病的进展。术后仍需服用药物，但可减少剂量。继发性帕金森综合征和帕金森叠加综合征患者手术治疗无效。早期 PD 患者，药物治疗效果好的患者不适宜过早手术[99]。

按照四维医学模式理论，DA 能神经元稳态的维持是 PD 治疗的关键。那么，不但要注意通过手术毁损以减少 DA 的需求，也要通过手术刺激来增加 DA 的供应。毕竟，毁损必然导致部分细胞功能的丧失。

八、PD 的预后

PD 是一种慢性进展性疾病，具有高度异质性。不同患者疾病进展的速度是不同的[100]。这主要在于不同人出现 PD 的原因和发病机制存在着很大的不同，如有的患者以感染为主要病因，有的是外伤，有的则可能是由于免疫能力低下。病因不同，采用的治疗方案不同，效果必然存在着不同。因而在具体的临床表现（表型）方面可能相似，但是预后方面可能存在着很大的不同。

PD 目前尚不能治愈。其不能治愈的主要原因一方面在于每个具体患者特异性的病因和发病机制还不清楚，另一方面则在于治疗手段和方案的不够科学和完善。目前，早期患者通过药物治疗多可很好地控制症状，至疾病中期虽然药物仍有一定的作用，但常因运动并发症的出现导致生活质量的下降。疾病晚期由于患者对药物反应差，症状不能得到控制，患者可全身僵硬，生活不能自理，甚至长期卧床，最终多死于肺炎等并发症。相信随着对 PD 发病机制的深入了解和思维方式的改变，对于 PD 的治疗会改变，预后也会越来越好的。

九、PD 的预防

目前，尚无有效的预防措施可以阻止 PD 的发生和进展，主要原因是由于对 PD 的发病机制了解得还不够清楚。而正是由于发病机制还不清楚，就谈不上有效的预防和阻止疾病的发生和发展。当患者出现临床症状时黑质多巴胺能神经元死亡至少在 50% 以上，纹状体 DA 含量减少在 80% 以上。因此，早期发现临床前患者，并采取有效的预防措施阻止多巴胺能神经元的变性死亡，才能阻止疾病的发生与进展。如何早期发现临床前患者已成为帕金森病研究领域的热点之一[101]。

快速动眼睡眠行为障碍、嗅觉减退等 PD 的非运动症状可出现在运动症状出现之前数年，它们可能是 PD 发生的早期临床标志。多个临床标志和生物标记物的共存有可能预示着罹患 PD 的高度风险。有关多巴胺能神经元的保护性药物目前尚在研究之中。流行病学证据显示每天喝 3 杯绿茶可以降低患帕金森病的风险。维生素 E、辣椒、辅酶 Q10、鱼油及浆果等可能对神经元有一定的保护作用[102-107]。但是，由于流行病学研究所得到的证据难免缺乏个体化特性和精准性差，因此要在流行病学研究的基础上按照四维医学模式，对影响疾病发生发展的四大要素进行早期的检测，并制订个体化的预防方案，才有可能真正地实施对 PD 的有效预防。

参考文献

[1]　陈生弟. 帕金森病 [M]. 北京：人民卫生出版社，2006.

[2]　卢芳，刘树民，杨婷婷. 帕金森病的最新国内外研究进展 [J]. 中国老年学，2009，29（9）：1171-1174.

[3]　林剑霞，潘瑶，李妍. 帕金森病的研究进展 [J]. 吉林医药学院学报，2015（2）：144-147.

[4]　余资江，许庭良. 帕金森氏病的病因学研究进展 [J]. 四川解剖学杂志，2003，11（4）：31-33.

[5]　陈彪，刘焯霖，梁秀龄，等. 帕金森病病因研究 [J]. 中山大学学报（医学科学版），1991（2）：143-147.

[6]　唐北沙，郭纪锋. 帕金森病的遗传因素 [J]. 临床内科杂志，2006，23（6）：369-372.

[7]　王雪梅，陈彪. 表观遗传机制及其在帕金森病中的作用 [J]. 中华神经科杂志，2005，38（11）：723-724.

[8]　李志明. 帕金森病相关基因的筛查和检测 [D]. 厦门：厦门大学，2013.

[9]　Chen Y，Wei Q Q，Ou R，et al. Genetic variants of SNCA are associated with susceptibility to parkinson's disease but not amyotrophic lateral sclerosis or multiple system atrophy in a Chinese population [J]. PLoS One，2015，10（7）：e0133776.

[10]　Bialecka M，Hui S，Klodowska-Duda G，et al. Analysis of LRRK 2 G 2019 S and I 2020 T mutations in Parkinson's disease[J]. Neurosci Lett，2005，390（1）：1-3.

[11]　Gan-Or Z，Orr-Urtreger A，Alcalay R N，et al. The emerging role of SMPD1 mutations in Parkinson's disease：implications for future studies[J]. Parkinsonism Relat Disord，2015，21（10）：1294-1295.

[12]　Kiferle L，Giuntini M，Bonuccelli U，et al. Imaging in glucocerebrosidase-associated Parkinsonism：current status and implications for pathophysiology[J]. Neurodegener Dis，2015，15（5）：271-280.

[13]　Guo J F，Dong X L，Xu Q，et al. Exon dosage analysis of parkin gene in Chinese sporadic Parkinson's disease[J]. Neuroscience Letters，2015，604：47-51.

[14]　Aimé P，Sun X，Zareen N，et al. Trib3 is elevated in Parkinson's disease and mediates death in Parkinson's disease models [J]. J Neurosci，2015，35（30）：10731-10749.

[15]　Halder T，Raj J，Sharma V，et al. Novel P-TEN-induced putative kinase 1（PINK1）

variant in Indian Parkinson's disease patient[J]. Neurosci Lett，2015，605：29-33.

[16] Luk B，Mohammed M，Liu F，et al. A physical interaction between the dopamine transporter and DJ-1 facilitates increased dopamine reuptake[J]. PLoS One，2015，10（8）：e0136641.

[17] Park J S，Blair N F，Sue C M. The role of ATP13A2 in Parkinson's disease：clinical phenotypes and molecular mechanisms[J]. Mov Disord，2015，30（6）：770-779.

[18] Liu Z，Guo J，Li K，et al. Mutation analysis of CHCHD2 gene in Chinese familial Parkinson's disease[J]. Neurobiol Aging，2015，36（11）：3117.e7-e8.

[19] Sveinbjörnsdottir S，Hicks A A，Jonsson T，et al. Familial aggregation of Parkinson's disease in Iceland [J]. New England Journal of Medicine，2000，343（24）：1765-1770.

[20] Payami H，Zareparsi S，James D，et al. Familial aggregation of Parkinson disease：a comparative study of early-onset and late-onset disease[J]. Arch Neurol，2002，59（5）：848-850.

[21] Marder K，Levy G，Louis E D，et al. Familial aggregation of early- and late-onset Parkinson's disease[J]. Ann Neurol，2003，54（4）：507-513.

[22] Marder K，Tang M X，Mejia H，et al. Risk of Parkinson's disease among first-degree relatives：a community-based study[J]. Neurology，1996，47（1）：155-160.

[23] Rybicki B A，Johnson C C，Peterson E L，et al. A family history of Parkinson's disease and its effect on other PD risk factors[J]. Neuroepidemiology，1999，18（5）：270-278.

[24] Elbaz A，Grigoletto F，Baldereschi M，et al. Familial aggregation of Parkinson's disease：a population-based case-control study in Europe. EUROPARKINSON Study Group[J]. Neurology，1999，52（9）：1876-1882.

[25] Duvoisin R C，Johnson W G. Hereditary Lewy-body parkinsonism and evidence for a genetic etiology of Parkinson's disease[J]. Brain Pathol，1992，2（4）：309-320.

[26] Tanner C M，Ottman R，Goldman S M，et al. Parkinson disease in twins：an etiologic study[J]. JAMA，1999，281（4）：341-346.

[27] Marras C，Tanner C M. Epidemiology of Parkinson's disease[M]//Watts R L，Koller W C. Movement disorders：neurological principles and practice. 2nd ed. New York：McGraw-Hill Companies，Inc，2004.

[28] Payami H，Zareparsi S. Genetic epidemiology of Parkinson's disease[J]. J Geriatr Psychiatry

Neurol, 1998, 11 (2)：98-106.

[29]　Leroy E, Boyer R, Auburger G, et al. The ubiquitin pathway in Parkinson's disease[J]. Nature, 1998, 395 (6701)：451-452.

[30]　Paisán-Ruíz C, Jain S, Evans E W, et al. Cloning of the gene containing mutations that cause PARK8-linked Parkinson's disease[J]. Neuron, 2004, 44 (4)：595-600.

[31]　Lautier C, Goldwurm S, Dürr A, et al. Mutations in the GIGYF2 (TNRC15) gene at the PARK11 locus in familial Parkinson disease[J]. Am J Hum Genet, 2008, 82 (4)：822-833.

[32]　Kitada T, Asakawa S, Hattori N, et al. Mutations in the parkin gene cause autosomal recessive juvenile parkinsonism[J]. Nature, 1998, 392 (6676)：605-608.

[33]　Bonifati V, Rizzu P, van Baren M J, et al. Mutations in the DJ-1 gene associated with autosomal recessive early-onset parkinsonism[J]. Science, 2003, 299 (5604)：256-259.

[34]　Valente E M, Abou-Sleiman P M, Caputo V, et al. Hereditary early-onset Parkinson's disease caused by mutations in PINK1[J]. Science, 2004, 304 (5674)：1158-1160.

[35]　Bonifati V. Genetics of Parkinson's disease[J]. Minerva Med, 2005, 96 (3)：175-186.

[36]　Strauss K M, Martins L M, Plun-Favreau H, et al. Loss of function mutations in the gene encoding Omi/HtrA2 in Parkinson's disease[J]. Hum Mol Genet, 2005, 14 (15)：2099-2111.

[37]　Paisan-Ruiz C, Bhatia K P, Li A, et al. Characterization of PLA2G6 as a locus for dystonia-parkinsonism[J]. Ann Neurol, 2009, 65 (1)：19-23.

[38]　Lohmann E, Coquel A S, Honoré A, et al. A new F-box protein 7 gene mutation causing typical Parkinson's disease[J]. Mov Disord, 2015, 30 (8)：1130-1133.

[39]　Singleton A B, Farrer M, Johnson J, et al. alpha-Synuclein locus triplication causes Parkinson's disease[J]. Science, 2003, 302 (5646)：841.

[40]　Chartier-Harlin M C, Kachergus J, Roumier C, et al. Alpha-synuclein locus duplication as a cause of familial Parkinson's disease[J]. Lancet, 2004, 364 (9440)：1167-1169.

[41]　邵明, 刘焯霖, 陶恩祥, 等. 依赖还原型辅酶 I/II 醌氧化还原酶基因多态性与帕金森病遗传易患性的关系 [J]. 中华神经科杂志, 1999, 32 (1)：10-12.

[42]　Tian J Y, Guo J F, Wang L, et al. Mutation analysis of LRRK2, SCNA, UCHL1, HtrA2 and GIGYF2 genes in Chinese patients with autosomal dorminant Parkinson's disease[J]. Neurosci Lett, 2012, 516 (2)：207-211.

[43] Goudarzian M，Khaligh A，Fourozan R，et al. The rs1572931 polymorphism of the RAB7L1 gene promoter is associated with reduced risk of Parkinson's disease[J]. Neurol Res，2015，37（11）：1029-1031.

[44] Li N N，Tan E K，Chang X L，et al. MCCC1/LAMP3 reduces risk of sporadic Parkinson's disease in Han Chinese[J]. Acta Neurol Scand，2013，128（2）：136-139.

[45] Sharma M，Ioannidis J P，Aasly J O，et al. A multi-centre clinico-genetic analysis of the VPS35 gene in Parkinson disease indicates reduced penetrance for disease-associated variants[J]. J Med Genet，2012，49（11）：721-726.

[46] Corti O，Lesage S，Brice A. What genetics tells us about the causes and mechanisms of Parkinson's disease[J]. Physiol Rev，2011，91（4）：1161-1218.

[47] Langston J W，Ballard P，Tetrud J W，et al. Chronic Parkinsonism in humans due to a product of meperidine-analog synthesis[J]. Science，1983，219（4587）：979-980.

[48] Essa M M，Subash S，Dhanalakshmi C，et al. Dietary supplementation of walnut partially reverses 1-methyl-4-phenyl-1，2，3，6-tetrahydropyridine induced neurodegeneration in a mouse model of Parkinson's disease[J]. Neurochem Res，2015，40（6）：1283-1293.

[49] Mounsey R B，Mustafa S，Robinson L，et al. Increasing levels of the endocannabinoid 2-AG is neuroprotective in the 1-methyl-4-phenyl-1，2，3，6-tetrahydropyridine mouse model of Parkinson's disease[J]. Exp Neurol，2015，273：36-44.

[50] 王光辉. 多巴胺能神经元线粒体的氧化损伤与帕金森病 [J]. 生命的化学，2014（2）：193-199.

[51] Segura-Aguilar J，Kostrzewa R M. Neurotoxin mechanisms and processes relevant to Parkinson's disease：an update[J]. Neurotox Res，2015，27（3）：328-354.

[52] 叶晓来，张璟，王瑛，等. 帕金森病的相关因素及临床特征分析[J]. 老年医学与保健，2006，12（4）：218-220.

[53] 王洵，刘燕，肖艳，等. 环境和生物因素在帕金森病发病中的作用 [J]. 临床神经病学杂志，2011，24（3）：231-233.

[54] 李晓红，曲艳. 对帕金森病起保护作用的影响因素分析 [J]. 中外健康文摘，2012，10（47）：38-39.

[55] 王儒飞. 有序自稳态运动趋向普存规律 [J]. 中外健康文摘，2011，8（47）：119-122.

[56] 董承统. 人体自稳态 [J]. 自然杂志，1987（8）：51-55，82.

[57] 曹肖航. 抗帕金森病药物治疗的现状与进展 [J]. 临床神经病学杂志, 1996 (3)：190-192.

[58] Yuan Y, Tong Q, Zhang L, et al. Plasma antioxidant status and motor features in de novo Chinese Parkinson's disease patients.[J]. International Journal of Neuroscience, 2015, 126 (7)：1-22.

[59] 苏敬敬, 刘虎文, 谢惠君, 等. 早期帕金森病患者脑多巴胺 D2 受体 ^{131}I-epidepride SPECT 显像 [J]. 中华核医学与分子影像杂志, 2004, 24 (3)：158-159.

[60] 周宇, 谢俊霞. PD 大鼠健侧纹状体多巴胺能系统的功能性改变 [J]. 中国神经科学杂志, 2002, 18 (1)：438-441.

[61] Levy R, Vila M, Herrero M T, et al. Striatal expression of substance P and methionin-enkephalin in genes in patients with Parkinson's disease [J]. Neurosci Lett, 1995, 199 (3)：220-224.

[62] Eve D J, Nisbet A P, Kingsbury AE, et al. Selective increase in somatostatin mRNA expression in human basal ganglia in Parkinson's disease [J]. Brain Res Mol Brain Res, 1997, 50 (1-2)：59-70.

[63] 康德智, 王芳玉, 陈富勇, 等. 帕金森病患者静息态功能磁共振的研究 [J]. 中华神经医学杂志, 2015, 14 (2)：136-140.

[64] 李政, 徐运. 帕金森病病因及发病机制的进展研究 [J]. 国际神经病学神经外科学杂志, 2014, 41 (4)：345-348.

[65] Pan P Y, Yue Z. Genetic causes of Parkinson's disease and their links to autophagy regulation[J]. Parkinsonism Relat Disord, 2014, 20 (Suppl 1)：S154-S157.

[66] 陈瑾. 血清 T-SOD、GSH-Px、MDA、NO、NOS 水平与衰老的关系及康寿益胶囊的干预作用 [D]. 重庆：重庆医科大学, 2003.

[67] Starke-Reed P E, Oliver C N. Oxidative modification of enzymes during aging and acute oxidative stress [J]. Basic Life Sci, 1988, 49：537-540.

[68] Mansour H, Chamberlain C G, Weible M W, et al. Aging-related changes in astrocytes in the rat retina：imbalance between cell proliferation and cell death reduces astrocyte availability [J]. Aging Cell, 2008, 7 (4)：526-540.

[69] 于会艳, 晁宁, 秦斌. 帕金森病危险症状期的概念及临床意义 [J]. 中华神经科杂志, 2013, 46 (5)：337-339.

[70] 潘天虹. 多巴胺及多巴胺转运蛋白与帕金森病 [J]. 中国细胞生物学学报, 2001, 23 (3)：

166-168.

[71] Paris I, Lozano J, Perez-Pastene C, et al. Molecular and neurochemical mechanisms in PD pathogenesis[J]. Neurotox Res, 2009, 16 (3)：271-279.

[72] Segura-Aguilar J, Paris I, Muñoz P, et al. Protective and toxic roles of dopamine in Parkinson's disease[J]. J Neurochem, 2014, 129 (6)：898-915.

[73] Zhou C, Huang Y, Przedborski S. Oxidative stress in Parkinson's disease：a mechanism of pathogenic and therapeutic significance[J]. Ann N Y Acad Sci, 2008, 1147 (1)：93-104.

[74] Jenner P, Olanow C W. The pathogenesis of cell death in Parkinson's disease[J]. Movement Disorders, 2007, 22 (17)：S335-S342.

[75] 雷娜, 鲁亚平. γ-氨基丁酸生理机理研究进展 [J]. 清远职业技术学院学报, 2011, 4 (3)：9-11.

[76] 谷俊朝, 马涛, 王宇. 甘氨酸保护作用机制与相关疾病探讨 [J]. 北京医学, 2005, 27 (9)：560-563.

[77] Oster S, Radad K, Scheller D, et al. Rotigotine protects against glutamate toxicity in primary dopaminergic cell culture[J]. European Journal of Pharmacology, 2014, 724 (1)：31-42.

[78] Walsh S, Finn D P, Dowd E. Timecourse of nigrostriatal neurodegeneration and neuroinflammation in the 6-hydroxydopamine-induced axonal and terminal lesion models of Parkinson's disease in the rat[J]. Neuroscience, 2011, 175 (10)：251-261.

[79] Tansey M G, McCoy M K, Frank-Cannon T C. Neuroinflammatory mechanisms in Parkinson's disease：potential environmental triggers, pathways, and targets for early therapeutic intervention[J]. Exp Neurol, 2007, 208 (1)：1-25.

[80] 熊中奎, 胡雅儿. α-突触核蛋白的生物学功能及其在帕金森病中的作用 [J]. 中国病理生理杂志, 2010, 26 (9)：1855-1858.

[81] 张巍. 小胶质细胞和星形胶质细胞在多巴胺能神经元变性和保护中的可塑性变化 [D]. 大连：大连医科大学, 2004.

[82] More S V, Kumar H, Kim I S, et al. Cellular and molecular mediators of neuroinflammation in the pathogenesis of Parkinson's disease[J]. Mediators of Inflammation, 2013, 2013 (3)：952375.

[83] Nunnari J, Suomalainen A. Mitochondria：in sickness and in health[J]. Cell, 2012, 148 (6)：

1145-1159.

[84] Westermann B. Bioenergetic role of mitochondrial fusion and fission[J]. Biochim Biophys Acta, 2012, 1817 (10)：1833-1838.

[85] Itoh K，Nakamura K，Iijima M，et al. Mitochondrial dynamics in neurodegeneration[J]. Trends Cell Biol, 2013, 23 (2)：64-71.

[86] 王柠. 线粒体的功能异常及其与疾病的相关性研究 [C]// 第六届全国神经遗传病学术进展学习班暨学术交流会. 2007.

[87] 冯娅. 线粒体功能异常在帕金森病发病机制中的研究进展 [J]. 国际神经病学神经外科学杂志, 2014, 41 (4)：349-352.

[88] Zuo L，Motherwell M S. The impact of reactive oxygen species and genetic mitochondrial mutations in Parkinson's disease[J]. Gene, 2013, 532 (1)：18-23.

[89] Itoh K，Nakamura K，Iijima M，et al. Mitochondrial dynamics in neurodegeneration[J]. Trends Cell Biol, 2013, 23 (2)：64-71.

[90] 李政，徐运. 帕金森病病因及发病机制的进展研究 [J]. 国际神经病学神经外科学杂志, 2014, 41 (4)：345-348.

[91] 吴亮，张颖冬. 内质网应激在帕金森病中的作用 [J]. 中风与神经疾病, 2014, 31 (8)：760-762.

[92] Tsujii S，Ishisaka M，Hara H. Modulation of endoplasmic reticulum stress in Parkinson's disease[J]. Eur J Pharmacol, 2015, 765：154-156.

[93] Placido A I，Pereira C M，Duarte A I，et al. Modulation of endoplasmic reticulum stress：an opportunity to prevent neurodegeneration[J]. CNS & Neurological Disorders Drug Targets, 2015, 14 (4)：518-533.

[94] Chinta S J，Lieu C A，Demaria M，et al. Environmental stress，ageing and glial cell senescence：a novel mechanistic link to Parkinson's disease[J]. J Intern Med, 2013, 273 (5)：429-436.

[95] 郭玉璞. 帕金森病的临床表现 [J]. 中国实用内科杂志, 1999 (6)：324-325.

[96] 董青，李焰生. 帕金森病非运动症状的研究进展 [J]. 临床神经病学杂志, 2008, 21 (4)：1032-1036.

[97] 冯涛. 帕金森病的诊断和治疗策略 [J]. 中华老年心脑血管病杂志, 2010, 12 (9)：863-864.

[98] 王铭. 帕金森病的药物治疗 [J]. 中国医药指南, 2014 (1)：48-49.

[99]   邵明.帕金森病的手术治疗 [J].中国现代神经疾病杂志,2011,11(1):51-53.

[100]   王雪梅,冯涛,顾朱勤,等.临床异质性的早期帕金森病患者睡眠障碍分析 [J].中国综合临床,2015(2):103-106.

[101]   蔡增林,吴方萍,周芯羽,等.早期帕金森病患者的临床与 ^{18}F-FDG PET 影像学特征研究 [J].中国现代医药杂志,2010,12(2):61-63.

[102]   李宏建.绿茶提取物可能对帕金森病具有神经保护作用 [J].国际中医中药杂志,2002,24(4):252-253.

[103]   张永军.维生素 E 有助于防治帕金森氏病 [J].中国保健食品,2005(11),10.

[104]   张骁.辣椒可降低患帕金森病风险 [J].中国保健食品,2014(12):8.

[105]   李熙东,张萍,闫连秋,等.辅酶 Q10 对帕金森病大鼠黑质细胞损伤的保护作用 [J].辽宁医学院学报,2009,30(3):210-211.

[106]   刁欢.多不饱和脂肪酸对 LPS 诱导的多巴胺能神经元损伤的作用及机理研究 [D].西安:第四军医大学,2010.

[107]   莫英杰.浆果能够降低罹患帕金森症的风险 [J].中国食品学报,2011(1):248-249.

第十一章　四维医学模式与精准医学

临床医学的发展，不外乎是对疾病的早期诊断、有效治疗和精准预防。而对个体而言，个体化的诊断、治疗和预防则为最高境界。但是，目前的临床医学这些方面均存在着很大的问题，尤其是多因素、多基因复杂疾病。因此，本章主要讨论多因素、多基因复杂疾病。

一、现行医学的缺陷

在疾病的诊断方面，现行医学还无法有效地进行疾病的早期预测和早期诊断。一些研究者依据基因多态性和遗传学标记对某些疾病的发病进行了预测，这是相对而言比较"早"的阶段了。但是，由于基因多态性等信息处于疾病发生的上游，而且发病与否的影响因素并不是遗传因素一种，因此依赖于遗传信息进行的早期诊断和早期预测很不可靠。目前的诊断基本上都是出现了症状或者体征时才可能进行诊断，因而不是早期诊断 [1]。

在疾病的治疗方面，由于目前绝大部分疾病的发病机制并没有完全搞清楚，治疗方面的针对性比较差。比如对于某种疾病，只能是针对已知发病机制试验性地应用一些药物。有用的继续用，没有作用的或者不良反应太大的换药或者无药可用 [2]。

在疾病的预防方面，临床上主要依赖于一些大型的临床试验或者流行病学结果对疾病进行主动预防。遗憾的是，这些预防只是对所有人进行的一种没有选择的普及式预防，其主要目标是针对一些与疾病相关的危险因子进行预防 [3]。至于这些预防措施是不是真正对于每个人都有益，则根本没有去研究或者根本没有考虑去研究。这造成了很大一批人被迫进行降压、清淡饮食、食用加碘盐、放弃吸烟（有些人大量吸烟 50 年，也没有得肺癌。当然吸烟即使对个体无害，也可能危害他人，因此并不提倡吸烟，这里只是做一个例子）。而事实上，这些所谓的"危险因素"对于这些人而言并不危险，也没有致病。

由于巨大的个体差异，群体研究所得到的正常参考范围中所包含的结果在应用于具体个体时必然会对相当多的一部分个体产生很大的不良影响。结果导致真正的患者可能被诊断为疾病，而可能是特异体质的、不该被诊断为患者的个体也同样被诊断为患者（比如血压划分为收缩压 140 mmHg，和/或舒张压为 90 mmHg，结果身高 1.49 米的男性被诊断为高血压，而身高 2.26 米的男性也被诊断为高血压）；该治疗的患者受到了治疗，而不该治疗的个体也无辜地"被"治疗了（身高 1.49 米的个体应该降压治疗，而身高 2.26 米的个体却并不一定需要降压治疗）[4]。

因此，为了能治疗那些该治疗的患者，为了能准确地选择治疗药物和选择那些应该治疗的真正患者，精准医学应运而生。

二、精准医学的定义

2011 年，在"人类基因组计划"完成近 10 年后，精准医学这一概念由美国著名基因组学家 Olson 博士在其参与起草的美国国家智库报告《走向精准医学：建立生物医学与疾病新分类学的知识网络》中被首次提出。自从 2015 年 1 月 20 日美国总统奥巴马在国情咨文演讲中宣布启动"精准医学计划（Precision Medicine Initiative）"以来[5]，全球范围内掀起一股精准医学热潮。尤其是在中国，如雨后春笋般地成立了大量的精准医学研究中心（据统计仅相关的公司就有 200 多家）。有国家层面的，也有省市级的。同时，在各个医疗研究机构、医院和大学中也建立了很多的精准医学研究中心。由于精准医学模式在概念上集合了诸多现代医学科技发展的知识与技术体系，并在一定程度上体现了未来医学科学发展的新趋势，也代表了临床实践发展的方向。因此，它可能对未来的医疗模式产生重大影响[6-7]。

那么，什么是精准医学？美国国立卫生研究院（NIH）主任 Francies S. Collins 在一篇论文中阐明了"精准医学"计划的概念，描述了其主要研究内容、未来工作及发展策略[8]。他提出该计划的核心目标是要整合人类基因组学及技术、第二代测序技术、计算机生物学分析、医学信息学、临床信息学、疾病特异性动态标志物和网络、精准药物研发、毒性敏感监测、疗效依赖性治疗及预测预后，从而可以精准促进个体健康。例如，肺癌的精准医学，它需要掌握并理解肺癌基因组学、蛋白质组学、代谢组学、表观遗传学及肺癌患者临床表型（包括症状、体征、生化、影像）等方面的信息；同时，还要验证药物治疗的机制、效果，制订出标准而有效的治疗方案，最终广泛应用于临床 [9]。

目前，比较完整的精准医学定义是，以个体化医疗为基础，随着基因组测序技术快速进步及生物信息与大数据科学的交叉应用而发展起来的新型医学概念与医疗模式，其本质是通过基因组、蛋白质组、代谢组学、转录组学及表型组学等组学技术和医学前沿技术，对于大样本人群与特定疾病类型进行生物标记物的分析与鉴定、验证与应用，从而从分子层面为精确寻找到疾病的原因和治疗的靶点提供信息，并对一种疾病不同状态和过程进行精确亚分类，最终实现对疾病和特定患者进行个体化精准治疗的目的，提高疾病诊治与预防的效益 [10]。

三、精准医学的医学价值

精准医学在时间上是承接人类基因组计划的，而在本质上是对现行的以药物治疗为主体的医疗进行的根本改革，因而将影响和改变未来的医疗、药物研发和临床使用等。

奥巴马在宣布"精准医学计划"时对其作了解释，即"基于患者的基因或生理来定制治疗方案"。唯一一位既参加起草 1987 年"人类基因组计划"报告，也参与了"精准医学计划"报告撰写的科学家——华盛顿大学的 Olson 博士认为，精准医学就是强调个性化，这实际上是医学实践的正常形式，分子水平信息的正确使用会使医学更加精准 [11]。因而精准医学是"一种考虑人群基因、环境、生活方式和个体差异的促进健康和治疗疾病的新兴方法"。

由于新生儿即存在着巨大的差异，此时，环境对他们的影响相对还比较小，最根本的差异是在遗传因素方面。这也正是各个种族、各个物种存在着巨大差别的根本原因。这意味着基于每个独立个体的基因差异而进行的个体化治疗在某种程度上是更有效的，因而称为"精准医学"。正如要根据一个人的身高和体重来量体裁衣才能制作出合身的衣服一样 [12]。针对性越强的、越精准的医学，越具有临床价值。

四、精准医学存在的问题

精准医学虽然理论上综合了一切已有疾病的相关证据，可以为个体化治疗的进一步发展提供基础的依据和分子水平的信息。但是，多年来，人们对疾病的研究已经证实，目前已知的所有疾病相关的证据包括遗传信息即使再详细，也不能解释多因素、多基因复杂疾病[13]。即使是单基因疾病，其解释的程度也是相当的有限。因此，一个不得不提出的问题是：精准医学真的可以为个体化治疗提供依据吗？这些依据的价值有多大？

其实在回答这个问题之前，我们首先需要解决的是疾病的发生机制是什么。如果不能准确地说明疾病本身的发生机制，那么我们治疗什么疾病？怎么治疗疾病？治疗疾病的什么呢？怎么精准？因此，从西医角度而言（中医的本质决定了它与精准无缘），我们首先要做的是搞清楚病因和疾病的发病机制，然后再针对疾病的发病机制去治疗。比如对高血压的治疗，我们首先要明确的是血压升高了，而其机制可能是血管紧张素Ⅱ分泌过多，血管张力过高[14]；也可能是由于患者食物中食盐的相对摄入量太高引起的盐敏感性高血压[15]。这时候，如果采用扩血管的药物或者限制食盐的摄入，那么就可能会产生很好的降压效果。对于2型糖尿病而言，是因为胰岛素的分泌相对不足引起的。那么，如果能补充足够胰岛素，就可能会达到很好的降糖效果[16]。相反，如果根本没有搞清楚疾病的发病机制，环境与遗传因素之间有无相互作用、作用有多大也没有搞清楚，那么如何对所得到的遗传信息在疾病层面进行分析和整合？

其次，在疾病的治疗方面，检测药物代谢基因等相关组学信息就可以精准治疗了吗？从临床角度来讲，药物的不良反应并不仅仅是由药物代谢相关的基因（组）决定的，而药物代谢相关酶如细胞色素P450超家族（Cytochrome P450 proteins, CYP）等也并不能完全决定个体对药物有效还是无效，这是因为个体的全基因组特征、环境有利与不利因素及它们之间的相互作用也可能具有非常重要的作用。同时，患者并发疾病、年龄、性别等也具有重要的作用。比如，基因检测发现某高血压患者对钙离子拮抗剂作用比较好，也没有局限性水肿等反应，那么这个患者就可以用钙离子拮抗剂了吗？恐怕还不行，这还要由患者是否存在着心率过快、心动过缓或传导阻滞（多见于非双氢吡啶类钙拮抗剂）、心功能等情况决定能否应用。再比如，基因检测认为某患者可能存在对抗凝药拮抗或代谢过快与该基因突变相关，那么，就可以使用或者不使用某种药物了吗？恐怕也不合理。并不能简单认为某患者可能存在对抗凝药拮抗或代谢过快与CYP2C9相关，就决定使用或不使用某种药物。这需要全基因组的扫描，并结合患者的环境因素、并发疾病、年龄、性别等才可能做出准确的判断。比如，如果患者存在着肝硬化或者是高代谢状态，那么即便检测出了基因异常，也不能简单地停用或者使用某种药物，必须结合临床具体情况才能决定。很明显，目前已经完成的所有的研究和对相关的临床数据处理都不能做到这一点。因此，单从这一点谈精准还为时过早。有专家提出精准策略没有给大多数患者带来好处，精准治疗可能仅仅是一个待证明的假说[17]。这虽然是一种悲观的说法，但是也有一定的道理。

第三，人体基因差异似乎还在可接受范围以内，但是人与人之间从体态、外貌到个性，差异极为巨大。即使是同卵双生子，其身体形态上也还是有差别的，性格上也存在着很大的不同。因此，虽然转录组、蛋白质组、代谢组等组学信息可以提供大量的信息。但是，由于不同的人在出生以后正常的成长过程中，本来就不是主要由于基因、蛋白质和核酸"质"的差别，而在于其"量"的"时""空"表达差异。疾病状态时更是如此。同时，差别的原因除基因组本身外，环境因素的影响使得个体的差异进一步扩大，疾病表型上更加复杂。另外，疾病本身也存在异质性。例如，肿瘤异质性，即同一个患者的肿瘤细胞有多个突变株，治好了一部分细胞，另一部分又长出来了[18]。因此，在这种复杂情况下，企图靠测量一些信息就希望能精准治疗难免是一种愿望。

第四，现有的生物信息学分析方法还存在着很大的缺陷。高通量测序等可以获得海量的数据，而临床上也获得了大量的数据，大数据时代已经来临。对于高通量测序等所得到的各种结果目前还缺乏有效的处理手段。海量的基因组数据也需要更好的分析方法。因此，如何应用这些资料和信息，将是一个非常关键的问题。如果不能将这些有用的信息应用于疾病的诊断、治疗和预防，那么等于是空守宝山而不自知，因而也产生不了实际的临床价值。其主要原因在于患者的个体基因信息距离疾病的发生还有非常遥远的距离，分子水平的特征要反映疾病的发生与否并不是线性相关的，而是一个极其复杂的、非线性关系[19]。因此，对于个体基因组等组学信息在疾病的诊断、治疗和预防中的作用还是需要大量系统的、长期的、艰苦的研究工作。

第五，医学模式需要与时俱进，才能协调一致地发展。令人遗憾的是目前的医学模式还专注于生物－心理－社会医学模式。毋庸置疑，该医学模式在社会大变革时期将心理因素提到非常重要的位置上具有重要的意义。但是，目前困扰人类的医学问题已经出现了很大的变化，医学技术的发展也已经进入到了大数据时代，我们需要一种新的、能与新时代相适应的医学模式，才能对目前我们无法理解、也无法解释的多因素、多基因复杂疾病进行更好的分析、理解、研究，然后才能谈到早期诊断、个体化治疗、精准预防。

总之，综合患者全面的临床资料，结合环境的、遗传的和机体自身调节的（机体稳态维持）及其他并发疾病等因素的综合考虑，才可能是全面的、科学的，随后的诊断、治疗和预防才可能是精准的。否则，将基因组序列等分子信息研究得再清楚也对临床工作没有太多的指导意义，最多只是增加了一些分子水平的信息而已。那么，如何才能将患者个体的全基因组等分子水平的信息更好地整合到疾病的发生、发展、治疗和预后方面呢？目前的理论和技术方法还不能做到这一点。要做到这一点，还需要借助于一种新的医学模式才可能真正发挥人体分子水平信息在临床工作中的价值，即我们提出的四维医学模式。

五、四维医学模式对精准医学的影响

按照我们提出的四维医学模式理论，影响疾病的基本因素可以分为环境因素、遗传因素和机体稳态维持因素3类，这3类因素决定了疾病的发生和发展，并随着第四类因素——时间因素的变化而处于动态变化之中[4]。其中，环境损伤因素增加了疾病出现的外在可能性，环境有利因素降低了疾病出现的外在可能性；遗传损伤因素增加了疾病出现的内在可能性，遗传有利因素降低了疾病出现的内在可能性；作为机体内环境稳态的维持系统，稳态维持系统决定于机体稳态控制中枢所接受到的各种信息，其绝对或相对强弱（与环境因素和/或遗传因素的综合作用相比）则体现了机体稳态维持能力的强弱及疾病是否会出现及可能的预后；而时间因素则描述了各因素的动态变化并展示了机体的稳态维持状况与结果。每个个体是否会患病及患病过程均可通过这4个参数进行准确描述。因此，疾病的出现，是在外界环境（有利和不利）因素、内在遗传（有利和不利）因素作用下，机体稳态维持系统功能相对或绝对不足的情况下，机体稳态失衡，出现的机体生理结构或者功能的异常，这些因素将随着时间的变化而处于动态的变化之中[20-21]。

四维医学模式并不是一个解决具体临床问题的方法，但是要正确地、科学地、全面地解决临床问题却离不开该模式。其主要原因在于该模式提供了一种比较全面的思维方式和解决临床问题的形式上的方法。

目前对于多因素、多基因复杂疾病，已有的环境危险因素和遗传易感因素的"二元论"并不能给出完善的解释。大量的研究尤其是 GWAS 研究也仅仅提供了遗传基因在疾病发生中的功能和作用的初步线索[22]。精准医学所要进行的个人基因组序列测定也只提供了进一步的比较完整的基因等分子水平的信息，对疾病的发生机制并没有产生根本性的影响。也就是说基因等分子水平的信息只是分析的资料，并不能完全解释疾病的发生、发展过程。即使结合环境信息，也存在着同样的问题。而且，DNA 的序列是上游的遗传信息，其后所发生的 RNA、蛋白质修饰等的变化及"时空"表达方面的差异仍然在疾病的发生中具有非常重要的意义[23]。如果假设有 20 种环境因素，而这些环境因素在作用于不同的个体时它们之间存在着不同的组合方式；同样，人类有 1.9 万个基因[24]，人类的遗传基因等分子差异在不同的个体中也存在着类似的组合方式；更为复杂的是不同组合的环境因素与不同组合的遗传因素之间存在着交互作用[25]，那么要将这种相互作用搞清楚几乎是不可能实现的任务。即使将来真有可能实现了，花费巨大的费用、时间、人力也是得不偿失的。另外，不但存在着不利于机体的损伤性的环境因素和遗传因素，同时还存在着有利的保护性因素。如果不能将其作用进行准确的归类并进行合理的、符合实际的整合和分析，那么它们将是非常重要的混杂因素，对于搞清楚环境、遗传与疾病的关系将产生致命的影响。因此，测序、蛋白质组、代谢组等最多只是阐明疾病复杂机制中很小的一部分而已[26-28]。如何搞清楚某类因素（环境因素和遗传因素）的单个及组合在不同组合方式下产生的不同后果是一个很艰难的过程；而搞清楚环境与遗传因素之间的相互作用，是另一个非常艰难而重要的问题；第三个则是如何将这些整合起来放到一个具体的个体身上，这才是最重要、也是最关键的一步。如果这些问题搞不清楚，最多我们只是拿到了解释疾病的所有元素，但是如何应用于解释疾病则是一个不能完成的任务。同时，由于人体是一个系统、一个整体。无论环境因素、遗传因素，也无论是有利于机体的保护性因素还是不利于机体的损伤性因素，这些因素作用于人体后最后得到的是一个经过"时空"整合的、综合的结果。如果我们将这些无数个环境因素和遗传因素作用于人体，人体经过整合最后产生了"疾病""疾病前期"还是"健康"的结果。这正是"涌现性"和"自组织性"的具体体现[29-30]。依靠目前所用的医学模式是无法解决这个问题的。

因此，基因等分子的研究是必要的，环境研究也是必要的。但是建立一种包括环境与遗传因素及其相互作用的新的疾病发病模型，用以解释疾病的发生和发展才是最关键的。同时，为了更好地解释疾病，要将导致疾病发生的因素和防止疾病发生（机体稳态维持因素和有利的遗传与环境因素）的因素区分开来。如果不加以区分地进行研究，那么永远也不可能阐明疾病的发生机制。比如，一个人具有可以导致某种异常的致病基因，而这个人同时也具有对这种异常具有抵抗作用的保护性基因，个体可能并没有出现异常，在分析研究时如果将其列入正常对照组，或者作为一个病例，那么势必会影响研究结果，从而得出不可靠的结论。

针对这个问题，我们认为应该建立一种标准的基因序列和标准的人体遗传信息模型。再依据这种标准的模型进行研究才可能得出可靠的结论。很难想象我们没有一个标准模型，而仅仅与本身就是患者的"正常"对照组进行对比能得出正确的结论。

四维医学模式的价值正是存在于这个方面。它将所有影响疾病的因素（环境因素、遗传因素、代偿性调节因素即机体的稳态维持因素及时间因素）进行分类，结合其功能（例如，促进疾病发生与防止疾病发生，由于疾病的发生在本质上就是由于疾病发生的促进因素相对强于防止疾病出现的因素造成的），再进一步进行整合，模拟疾病的发生和发展过程，从而能更准确、更全面、更科学地反映每个独立个体的发病机制。如果依据此机制进行疾病的诊断、治疗和预防，就可以更好地解释疾病。才可能真正地实现精准医学的初衷。当然，在这个过程中，包括大数据的处理等生物信息学的发展和支持是一个非常重要的前提[31]。

参考文献

[1] Wang Zuoguang, Peng Xiaoyun. Pathogenesis of essential hypertension： development of a 4-dimensional model[J]. Hypothesis, 2013, 11 (1)：e3.

[2] van Meerten E, Franckena M, Wiemer E, et al. Phase I study of cisplatin, hyperthermia, and lapatinib in patients with recurrent carcinoma of the uterine cervix in a previously irradiated area[J]. Oncologist, 2015, 20 (3)：241-242.

[3] Jansen J, McKinn S, Bonner C, et al. Systematic review of clinical practice guidelines recommendations about primary cardiovascular disease prevention for older adults[J]. BMC Fam Pract, 2015, 16 (1)：104.

[4] 王佐广, 彭晓云. 原发性高血压发病机制的四维模式 [M]. 北京：科学技术文献出版社, 2012.

[5] Terry S F. Obama's Precision Medicine Initiative[J]. Genet Test Mol Biomarkers, 2015, 19 (3)：113-114.

[6] Barlas S. Precision medicine initiative aims for a new generation of diagnostics and treatments：but is the promise of genetic targeting overinflated[J]. P&T, 2015, 40 (5)：340-352.

[7] 于军. "人类基因组计划" 回顾与展望：从基因组生物学到精准医学 [J]. 自然杂志, 2013, 35 (5)：326-331.

[8] Collins F S, Varmus H. A new initiative on precision medicine[J]. N Engl J Med, 2015, 372 (9)：793-795.

[9] Abrams J, Conley B, Mooney M, et al. National Cancer Institute's Precision Medicine Initiatives for the new National Clinical Trials Network[J]. Am Soc Clin Oncol Educ Book, 2014, 71-76.

[10] 何明燕, 夏景林, 王向东. 精准医学研究进展 [J]. 世界临床药物, 2015, 36 (6)：418-422.

[11] Ashley E A. The precision medicine initiative：a new national effort[J]. JAMA, 2015, 313 (21)：2119-2120.

[12] 张田勘. "精准医学" 的未来 [N]. 中国新闻周刊, 2015-03-06.

[13] Turner A W, Nikpay M, Silva A, et al. Functional interaction between COL4A1/COL4A2 and SMAD3 risk loci for coronary artery disease[J]. Atherosclerosis, 2015, 242 (2)：543-552.

[14] Moon J Y. Recent update of renin-angiotensin-aldosterone system in the pathogenesis of hypertension[J]. Electrolyte Blood Press, 2013, 11 (2)：41-45.

[15] Liu Y, Li H, Hong S, et al. Salt reduction and hypertension in China： a concise state-of-the-art review[J]. Cardiovasc Diagn Ther, 2015, 5 (3)：191-196.

[16] 葛均波，徐永健. 内科学 [M]. 8 版. 北京：人民卫生出版社，2013.

[17] Prasad V. Perspective：the precision-oncology illusion[J]. Nature，2016，537（7619）：S63.

[18] Tannock I F，Hickman J A. Limits to Personalized Cancer Medicine[J]. N Engl J Med，2016，375（13）：1289-1294.

[19] 李志勇，田新华. 非线性科学与复杂性科学 [M]. 哈尔滨：哈尔滨工业大学出版社，2006.

[20] Aris R M，Lester G E，Dingman S，et al. Altered calcium homeostasis in adults with cystic fibrosis[J]. Osteoporosis International，1999，10（2）：102-108.

[21] Priebe H J. The aged cardiovascular risk patient[J]. Br J Anaesth，2000，85（5）：763-778.

[22] Iyengar S K，Sedor J R，Freedman B I，et al. Genome-wide association and trans-ethnic meta-analysis for advanced diabetic kidney disease：family investigation of nephropathy and diabetes（FIND）[J]. Plos Genetics，2015，11（8）：e1005352.

[23] Kardassis D，Gafencu A，Zannis V I，et al. Regulation of HDL genes：transcriptional，posttranscriptional，and posttranslational[J]. Handbook of Experimental Pharmacology，2015，224（224）：113.

[24] Ezkurdia I，Juan D，Rodriguez J M，et al. Multiple evidence strands suggest that there may be as few as 19，000 human protein-coding genes[J]. Hum Mol Genet，2014，23（22）：5866-5878.

[25] Matejcic M，Iqbal Parker M. Gene-environment interactions in esophageal cancer[J]. Crit Rev Clin Lab Sci，2015，52（5）：211-231.

[26] Maes E，Mertens I，Valkenborg D，et al. Proteomics in cancer research：are we ready for clinical practice[J]. Crit Rev Oncol Hematol，2015，96（3）：437-448.

[27] Nives Pećina-Šlaus，Marko Pećina. Only one health，and so many omics[J]. Cancer Cell International，2015，15（1）：64.

[28] Martinez P，Vera M，Bobadilla-Fazzini R A. Omics on bioleaching：current and future impacts[J]. Appl Microbiol Biotechnol，2015，99（20）：8337-8350.

[29] 苗东升. 论系统思维（六）：重在把握系统的整体涌现性 [J]. 系统科学学报，2006，14（1）：1-5.

[30] 魏巍，郭和平. 关于系统"整体涌现性"的研究综述 [J]. 系统科学学报，2010，18（1）：24-28.

[31] Overby C L，Tarczy-Hornoch P. Personalized medicine：challenges and opportunities for translational bioinformatics [J]. Personalized Medicine，2013，10（5）：453-462.

后记

　　本书的写作是在前一本书《原发性高血压发病机制的四维模式》的基础上进行的。在完成了该书后，我的思绪并没有停止，而是在漫无目标地游荡……有一天当看到有人在抽烟时，我想，为什么抽烟的人有的得肺癌而有些人一天几包烟一抽几十年都不得肺癌呢？根据已有的知识和进一步的文献和资料查阅，我更明确了抽烟只是一个因素，一种环境因素，而癌症发生与否还有更多、更重要的因素在影响着。而这些因素是什么，还不得而知。而正是因为这个原因，对于多因素、多基因复杂疾病，临床医生是无法明确解释的，只能很含糊地说："多因素、多基因复杂疾病，以及吸烟人群肺癌发病率高。"但是，对于某一个患者是否抽烟后必然患肺癌，医生是说不准确的。事实上，目前还没有研究清楚。由于原发性高血压是一种多因素、多基因复杂疾病，而肺癌也是一种大家公认的多因素、多基因复杂疾病，那么这些多因素、多基因复杂疾病有没有相同的地方？其发病机制有没有相似之处？还有更多的多因素、多基因复杂疾病，是否也存在着类似的发病机制呢？通过大量地阅读文献，对这些疾病的研究进展和近况做了更深入的了解后，我发现这些多因素、多基因复杂疾病的发病均是以"环境因素－遗传因素－稳态维持因素－时间因素"的四维医学模式为基础的。这促使我更进一步要将四维医学模式作为一种新理论提出来，而不仅仅是将其作为原发性高血压的一种发病机制。

　　在此期间，我也一直在反思：这个理论有问题吗？这个理论有没有实际意义？这也促使我重新去阅读本书中相关的文献和资料。同时，在工作中，我也与同事们讨论了一些多因素、多基因复杂疾病方面的问题。结果我发现四维医学模式理论确实能从形式上解释疾病发病机制的问题。以前临床医生无法解释的问题，现在使用该理论可以很清楚、很全面地解释。虽然不能在目前条件下解决所有具体临床问题，但是，该理论能从形式上解决医生们长期以来一直无法准确回答的临床问题。正如所有的医学模式不是具体的疾病模型，也不是针对具体的某种疾病，而是人们在疾病的诊断、治疗、预防和研究时应该遵守的一种普遍性思维方式，是针对所有疾病的。只有以这种方式思考问题和研究疾病，我们解决疾病和健康问题的方式才可能是完整的、理性的和科学的。由于该模式所涉及的每一个组成部分并不是我首先提出来的，而是我重新组织和命名了已有的元素，有机整合后提出的新理论。因此，无论从基本要素的构成来讲，还是从其实际工作中的应用来讲，这种理论是可行的。它为医学工作者们提供了一种全新的认知模式和更强大的思维工具。

书写完了，但是，在我大量阅读和写作的过程中，我要感谢很多的人，感谢那些为人类进步做出了无法估量的贡献的人类精英，他们提出了新的理论和创造性的实践工作让我受益匪浅；感谢我的同事，在完全不知情的情况下对该理论进行验证；感谢那些网络小说写手，他们那天马行空般的思想让我很受影响；感谢我的学生李笑和靳飞对本书的文字进行了修订；也感谢我的家人对我给予的理解和默默无闻的支持。

本书是在九州出版社张万兴先生的帮助下完成的，张先生不但自己亲自阅读了书稿，而且提供了很多有建设性的意见和建议；科学技术文献出版社的周国臻主任在本书的出版过程中提供了大量的帮助，在这里一并表示深深的感谢！